# 骨盆和骶髂关节功能解剖
## ——手法操作指南

著　者　〔英〕约翰·吉本斯（John Gibbons）

主　译　朱　毅　王雪强　李长江

北京科学技术出版社

Published by agreement with Lotus Publishing and North Atlantic Books through the Chinese Connection Agency, a division of The Yao Enterprises, LLC（莲花出版社和北大西洋图书通过姚氏顾问社中国分社联系出版）

Copyright © 2017 by John Gibbons. Drawings: Amanda Williams. Photographs: Ian Taylor. Cover design: Wendy Craig.
Functional Anatomy of the Pelvis and the Sacroiliac Joint: A Practical Guide 由北京科学技术出版社进行翻译，并根据北京科学技术出版社与North Atlantic Books的协议约定出版。

**著作权合同登记号　图字：01-2017-8410号**

**图书在版编目（CIP）数据**

骨盆和骶髂关节功能解剖：手法操作指南 /（英）约翰·吉本斯（John Gibbons）著；朱毅，王雪强，李长江主译. — 北京：北京科学技术出版社，2018.9（2024.7重印）
书名原文：Functional Anatomy of the Pelvis and the Sacroiliac Joint: A Practical Guide

ISBN 978-7-5304-9783-8

Ⅰ.①骨… Ⅱ.①约…②朱…③王…④李… Ⅲ.①骨盆–人体解剖学②骶髂关节–人体解剖学 Ⅳ.①R323

中国版本图书馆CIP数据核字(2018)第175321号

**注　意**

相关从业及研究人员必须凭借其自身经验和知识对文中描述的信息数据、方法策略、搭配组合、实验操作进行评估和使用。由于医学科学发展迅速，临床诊断和给药剂量尤其需要经过独立验证。在法律允许的最大范围内，出版社、译文的原文作者、原文编辑及原文内容提供者均不对译文或因产品责任、疏忽或其他操作造成的人身及/或财产伤害及/或损失承担责任，亦不对由于使用文中提到的方法、产品、说明或思想而导致的人身及/或财产伤害及/或损失承担责任。

| | | | |
|---|---|---|---|
| **责任编辑：** 于庆兰 | | **网　　址：** www.bkydw.cn | |
| **责任印制：** 吕　越 | | **经　　销：** 新华书店 | |
| **图文制作：** 北京永诚天地艺术设计有限公司 | | **印　　刷：** 北京捷迅佳彩印刷有限公司 | |
| **出 版 人：** 曾庆宇 | | **开　　本：** 889mm×1194mm　1/16 | |
| **出版发行：** 北京科学技术出版社 | | **字　　数：** 350千 | |
| **社　　址：** 北京西直门南大街16号 | | **印　　张：** 16.5 | |
| **邮政编码：** 100035 | | **版　　次：** 2018年9月第1版 | |
| **电话传真：** 0086-10-66135495（总编室） | | **印　　次：** 2024年7月第8次印刷 | |
| 　　　　　0086-10-66113227（发行部） | | ISBN 978-7-5304-9783-8 | |

**定　　价：168.00元**

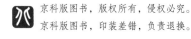

# 译者名单

主　译　朱　毅　海南医学院第二附属医院

王雪强　上海体育学院

李长江　新疆医科大学第五附属医院

副主译　廖麟荣　宜兴九如城康复医院

纪美芳　海南医学院第二附属医院

张志杰　河南省康复医院

冯亚男　河南省洛阳正骨医院（河南省骨科医院）

熊道海　新疆医科大学第五附属医院

许志生　南京医科大学第二附属医院

黄　犇　苏州瑞盛康复医院

译　者　（按姓氏拼音排序）

陈　斌　上海市养志康复医院（上海市阳光康复中心）

陈青红　宜兴九如城康复医院

陈云强　海南医学院

李为敏　海南医学院第二附属医院

刘　芳　深圳大学第一附属医院

彭梦思　上海体育学院

涂中一　华中科技大学同济医学院附属协和医院

王　维　香港复康会

王　艳　新疆医科大学第五附属医院

吴小红　浙江大学医学院附属第一医院

吴　嵋　上海体育学院

翟亚东　河南省郸城县人民医院

献给我的儿子 Thomas Rhys Gibbons，用我一生的爱和最美好的祝福愿他拥有快乐、幸福和成功的一生！

# 前　言

在我写第一本关于肌肉能量技术（MET）的书，准备将最后一章润色时，我第一次意识到身体许多部位存在的潜在肌肉无力现象需要我们重视。这种现象可引起拮抗肌的短缩和紧张。特别是在我写到屈髋肌的拮抗肌短缩（可能因为力弱或者肌肉抑制）部分时，这种意识更加强烈。关于肌肉能量技术这本书的最后一章激发了我决定写一本完整描述臀部区域的书的想法。接下来，在我写本书时，我发现在其他关于臀部区域的书籍中，骨盆带和骶髂关节的章节总是反复出现，我立刻觉得当初决定写一本专门研究骨盆和骶髂关节的书是一件多么伟大的事情。

经过数月的构思和内部讨论，我于2014年7月开始着手写作本书。由于写之前的第4本书已经花费了我大量的时间，我不确定是否还有精力继续将这本书写下去。然而，当《重要的臀肌》（*Vital Glutes*）这本书在7月的某一周出版时，于我而言就像一块巨大的敲门砖，我终于能够将所有的精力都投入到这本新书中了，我满脑子都是骨盆带和骶髂关节这个最容易被忽略的区域。

我开展骨盆带和下腰部的授课班已有多年，因为每年的课程都会增加许多材料，所以授课笔记越来越厚。我对自己说："现在是我继续写一本有关骶髂关节的书的最佳时刻，将最佳灵感赋予笔墨和纸张，写出一本有关这个特别的、令人着迷的区域的书吧！"我不禁畅想，这本特别的书将会成为物理治疗学生的核心教材，或许还会成为他们的主要参考指南。

写这本书还有另外一个原因，我的一位好朋友曾对我说，他正在大学里攻读物理治疗学学位，第一学期导师就教授了他所有与髋关节局部有关的详细内容，并被告知下一学期的课程将重点集中在腰椎。他随口询问了导师一句："那中间的区域呢?"（他指的正是骨盆和骶髂关节），他的导师答道："中间的这个区域没有活动性，所以不用管它!"

我很欣慰过去的几年理念有所更新，我们现在已经知道连接骨盆带的关节其实是能够活动的。

近几年，有的人是通过参加了我的课程，有的运动员则是到我的诊所看过病，从而知道我是位有资质的整骨治疗师。我负责任地说，这些人一定认为所有的整骨治疗师都曾花了很多年时间学习骨盆带、骶髂关节和腰椎等内容。许多到整骨诊所和整脊诊所就诊的患者有很典型的下背痛、颈痛和骨盆疼痛。虽然这些年我教授过无数整骨治疗师和整脊治疗师，但他们接受过的训练各有不同，尤其是对核心基础知识和骨盆带的理解存在差异。

我特别提及整骨治疗师们所接受的知识，是因为有些事情令我震惊和失望。记得有一次，我在牛津大学为物理治疗硕士班讲授一个为期4天的密集式授课高阶课程。那次课程主要关注的是骨盆和骶髂关节问题。有许多运动治疗师和物理治疗师，以及4位刚刚获得整骨治疗师资格的学生参与课程。随着4天课程的推进，他们都在问我评估方法和治疗技术，我示范了骨盆、骶髂关节、髋关节，甚至还有腰椎的评估方法和治疗技术，这些内容对他们来说全都是陌生的，因为在5年的专业训练中他们并没有学习过这些内容。那4位整骨治疗师来自两个不同的门派，我很惊讶地发现，他们仅仅是完成了训练中心的课程而没有学习过基本的触诊、评估及治疗技术，这同样也令我感到很沮丧。令人欣慰的是，在课程结束时，这4位整骨师以及其他治疗师对运动员和其他患者的评估和治疗技术都有了很大的提升，尤其是针对下背痛和骨盆疼痛的患者。

我希望这本书能够帮助你处理运动员和其他患者的一部分（当然不可能是全部）问题，或许还能够让你在学习骨盆和骶髂关节时有更深的理解。也许你不是一位物理治疗师读者，但如果你有下背痛或者骨盆疼痛，那么你可以通过这本书更好地了解自己为什么会有这些问题，更重要的是知道自己能做些什么。无论你应用了这本书中的哪部分内容，我都希望你能从中找到有用的东西。

John Gibbons

# 致　谢

我首先要感谢的是莲花出版社的 Jon Hutchings，感谢他对我的信任，才使我写这本书的梦想得以继续，没有他的支持，我所有的书，包括这本书在内，都不可能完成，也不可能出版，再次感谢 Jon 愿意信任我。还要感谢 Ian Taylor 花费了大量的时间与我沟通，并且编辑了本书的图片；也非常感谢 Steve Brierley 为本书审稿。没有他们的耐心付出，就没有现在的这本书。

我想列举 4 位手法治疗领域的前辈，他们是：Andry Vleeming、Diane Lee、Philip Greenman 和 Wolf Schamberger，没有他们的奉献和楷模作用，这本书也无从写起，因此我由衷地感谢他们！

我还要特别感谢肌骨物理治疗师 Gordon Bosworth 最初对我整骨训练的指导，即便我已经在之前出版的书中对他致谢，我还是想再次感谢他，因为我对骨盆带和骶髂关节区域的评估和治疗的重视全都归功于 Gordon，是他教会我领悟这个奇妙却很复杂的区域，对此我表示由衷的感谢！他是我所遇见过的最好的物理治疗师之一，是他始终如一地启发我，才成就了现在的我，万分感激 Gordon 的辛勤付出。

我必须感谢我的姐姐 Amanda Williams，还有她的先生 Philip Williams，他们的孩子 James 和 Victoria，感谢我的母亲 Margaret Gibbons，感谢他们在我创作此书期间给予我的鼓励和支持。同时还要谢谢我的儿子 Thomas Rhys Gibbons，我想要把此书献给他。我常说，Tom 就是我的生命，我希望他看到我能够完成此书，即便他不一定会成为一名作家，我还是希望他由此受到启示。很高兴能够对这些深爱我的人致以谢意，我唯一觉得遗憾的是，我的父亲 John Andrew Gibbons 没能看到这本书的出版，但我坚信他会在天堂微笑地看着我们。

在致谢部分结束时，我总会感谢一个人，这个人是除了家庭外我与之相处时间最长的人，或许应验了那句话——最重要的人总是留到最后。这个人就是我的未婚妻 Denise Thomas，写这本书的时候我们在一起已经 7 年了，与她共处的日子是我此生中最美好的时光。万分感谢你出任本书的模特及对我的支持。

John Gibbons

# 缩略语

AAJ（atlantoaxial joint）　　　　　　　　　　寰枢关节

AHC（anterior horn cell）　　　　　　　　　　前角细胞

AIIS（anterior inferior iliac spine）　　　　　　髂前下棘

ASIS（anterior superior iliac spine）　　　　　髂前上棘

ASLR（active straight leg raise）　　　　　　　主动直腿抬高

COG（center of gravity）　　　　　　　　　　　重心

CT（computerized tomography）　　　　　　　计算机断层扫描

DDD（degenerative dise disease）　　　　　　退化性椎间盘疾病

DLS（deep longitudinal sling）　　　　　　　　深层纵链

ERS（extension, rotation, side bending）　　　伸展、旋转、侧屈

FABER（flexion, abducation, external rotation）　屈曲、外展、外旋

FAI（femoroacetabular impingement）　　　　　股骨髋臼撞击

FAIR（flexion, adduction, internal rotation）　屈曲、内收、内旋

FRS（flexion, rotation, side bending）　　　　屈曲、旋转、侧弯

Gmax（gluteus maximus）　　　　　　　　　臀大肌

Gmed（gluteus medius）　　　　　　　　　　臀中肌

Gmin（gluteus minumus）　　　　　　　　　臀小肌

GTO（golgi tendon organ）　　　　　　　　　高尔基腱器

HVT（high-velocity thrust）　　　　　　　　高速冲击

ILA（inferior lateral angle）　　　　　　　　下外侧角

ITB（iliotibial band）　　　　　　　　　　　髂胫束

LLD（leg length discrepancy）　　　　　　　长短腿

L-on-L（left-on-left）　　　　　　　　　　　左 - 左运动

L-on-R（left-on-right）　　　　　　　　　　左 - 右运动

MET（muscle energy technique）　　　　　　肌肉能量技术

MR（magnetic resonance）　　　　　　　　　磁共振

MRI（magnetic resonance imaging）　　　　　磁共振成像

MTA（middle transverse axis）　　　　　中央横轴

NR（neutra，rotation）　　　　　　　　中立位、旋转

OAJ（occipitoatlantal joint）　　　　　　枕寰关节

PGP（pelvic girdle pain）　　　　　　　骨盆带疼痛

PHC（posterior horn cell）　　　　　　　后角细胞

PIIS（posterior inferior iliac spine）　　　髂后下棘

PIR（post-isometric relaxation）　　　　等长收缩后放松

PLS（posterior longitudinal sling）　　　后纵链

PSIS（posterior superior iliac spine）　　髂后上棘

QL（quadratus lumborum）　　　　　　腰方肌

RI（reciprocal inhibition）　　　　　　　交互抑制

ROM（range of motion）　　　　　　　　关节活动度

R-on-L（right-on-left）　　　　　　　　右–左运动

R-on-R（right-on-right）　　　　　　　右–右运动

SCM（sternocleidomastoid）　　　　　　胸锁乳突肌

SIJ（sacroiliac joint）　　　　　　　　　骶髂关节

SPD（symphysis pubis dysfunction）　　　耻骨联合功能障碍

SPJ（symphysis publis joint）　　　　　耻骨联合关节

STJ（subtalar joint）　　　　　　　　　距下关节

TFL（tensor fasciae latae）　　　　　　阔筋膜张肌

TMJ（temporomandibular joint）　　　　颞下颌关节

TP（transverse process）　　　　　　　横突

TVA（transversus abdominis）　　　　　腹横肌

# 目　录

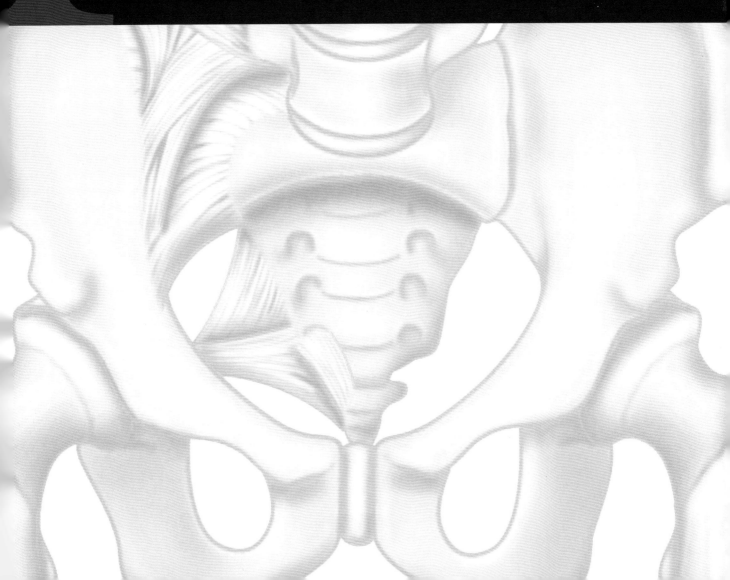

# 1

## 骨盆与骶髂关节的解剖

骨盆带是由骶骨、尾骨、髂骨、坐骨和耻骨（后三者统称为"髋骨"）组成。成人的髋部由4个关节构成：左骶髂关节、右骶髂关节（简称SIJ）、骶尾关节和耻骨联合关节（简称SPJ），如图1.1所示。

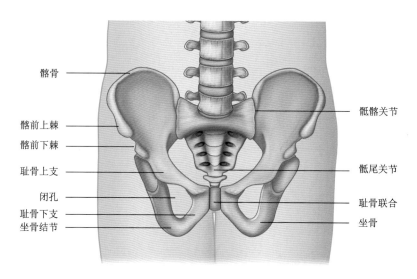

髂骨

髂前上棘

髂前下棘

耻骨上支

闭孔

耻骨下支

坐骨结节

骶髂关节

骶尾关节

耻骨联合

坐骨

图 1.1　骨盆带的骨骼，形成 4 个关节

人出生时髂骨、坐骨和耻骨是分开的，并由透明软骨连接，到青春期末，这几块骨自然融合，通常到20~25岁才完全骨化。这三块骨融合之后被统称为"无名骨"（髋骨）。髋骨的外侧是髋臼，髋臼连接股骨头形成髂股关节，也叫髋关节，如图1.2所示。

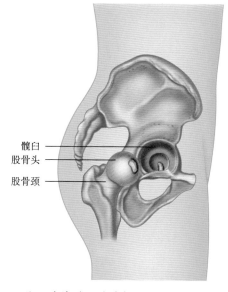

髋臼

股骨头

股骨颈

图 1.2　髂股关节（髋关节）

# 无名骨（髋骨）

## 髂骨

髂骨呈扇形，是构成髋骨的三块骨中最上端也是最大的部分，将近 2/5 呈杯状凹陷的髋臼由髂骨形成。髂骨与骶骨连接形成骶髂关节，呈"L"形，位于髂骨后上方，由一个垂直向的"短臂"（垂直平面）和一个相对横向的"长臂"（前后向平面）构成，如图 1.3 所示。

把手放在髋部时可以感觉到弧形的髂骨上缘，就是髂嵴。手指沿着髂嵴稍向下方到达髂骨的前缘，能触到一个骨性的突起，就是髂前上棘，是许多软组织的附着点（如，缝匠肌）。在髂前上棘稍向下的位置，可以触到另一个骨性突起，就是髂前下棘，股直肌的部分附着于此。沿髂骨后缘向下触摸到的骨性突起是髂后上棘，也是软组织的附着点。髂前上棘和髂后上棘常被作为评估骨盆带位置的骨性标志，如图 1.4 所示。

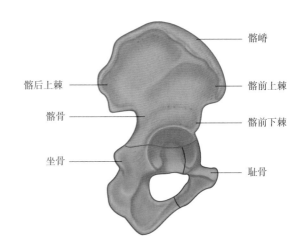

图 1.4　髂嵴、髂前上棘、髂前下棘和髂后上棘的解剖学标志

## 坐骨

坐骨比髂骨窄，位于髂骨下方和耻骨后方。坐骨有一个非常容易触及的部位，叫作"坐骨结节"（图 1.5），常被称为"用来坐的骨头"，是重要的骨性标志，腘绳肌就附着于此。这个结节状的突起与尾骨毗邻，用于承受坐位时身体的重量。坐骨是髋部三块骨骼中最强壮的部分，将近 2/5 的髋关节窝由坐骨构成。

## 耻骨

耻骨是髋部三块骨骼中最靠前也是最小的一块，将近 1/5 的髋臼由它构成。耻骨体坚硬、呈扁平状，左右两块耻骨形成耻骨联合关节，该关节由一块纤维软骨连接，是微动关节，如图 1.6 所示。耻骨上缘有一个骨性突起称作"耻骨结节"，是腹股沟韧带的附着点，也是触诊时的骨性标志。

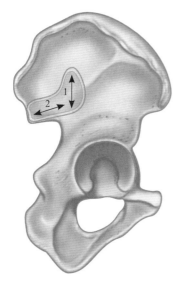

图 1.3　髂骨上 L 形关节面的短臂（1. 垂直向）和长臂（2. 水平向）

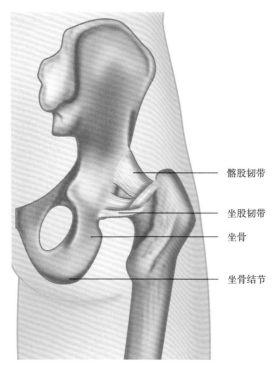

图 1.5　坐骨与坐骨结节

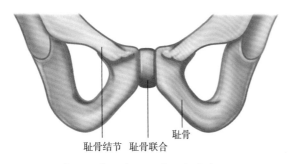

图 1.6　耻骨、耻骨结节和耻骨联合关节

## 骶骨

骶骨呈三角状，位于腰椎底部，形成骨盆腔的后面。人出生时骶骨是 5 块独立的骨骼，16～18 岁开始融合，34 岁时完全融合为一块骨骼。

骶骨的形状个体差异很大，甚至有研究表明骶骨左右两侧的结构也不尽相同。骶骨与髂骨连接处形成骶髂关节。

骶骨上缘称为"骶骨底"，由骶骨第一节构成；底部向前方成角，形成一个凹面；骶骨远端称作"骶骨尖"，由骶骨第 5 节构成（图 1.7）。骶骨自然形成的角度称为"骶骨角"，通常为 40°～44°（图 1.8）；然而一些学者对成角的度数有所争议，他们认为骶骨角在 30°～50°。骶骨有一特殊的运动模式称作"点头"样动作（nutation）（详见后面的章节），在从坐到站的姿势变化中，骶骨角的度数随着坐位时腰椎屈曲向站立位时腰椎的变化而增加。骶骨的运动使整个脊柱更好地适应直立姿势。

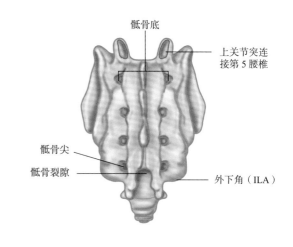

图 1.7　骶骨的解剖学标志（后面观）

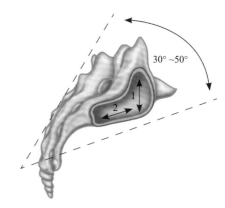

图 1.8　骶骨的短臂（垂直向[1]）和长臂（水平向[2]），以及骶骨角（侧方）

骶骨侧面位于 S1～S3 水平，称作"骶骨翼"（骶骨的翅膀），这些耳郭状"L"形区域与髂骨形成关节，例如骶髂关节。上文提到髂骨有一个垂直向的短臂和一个前后向的水平长臂，与图 1.8 所示的骶骨短臂和长臂吻合，就像拼图一样连接起来。

从另一个角度看，骶骨可视为腰椎的延续，双侧骶髂关节形似"非典型关节突关节"，可以将骶骨当作一个单独的椎体，左右两侧骶髂关节等同于关节突关节，髂骨部位就是上关节突关节，骶骨部位就是下关节突关节（图 1.11）。

## 尾骨

尾骨是整个脊柱的终端，所以称为"尾椎骨"，由 3~5 块（一般为 4 块）尾椎椎骨形成。大多数的说法是，这几块骨融合在一起，也有少数学者认为尾椎骨之间是相互分离的（图 1.9）。

有许多肌肉附着于尾骨，如盆底肌附着于尾骨前侧面，臀大肌和韧带附着于尾骨后侧面，还有骶尾韧带、骶棘韧带和骶结节的部分纤维也直接附着于尾骨。尾骨在坐位姿势下同样承担负重，与左右两侧坐骨结节共同形成三脚架式的支撑结构。

# 耻骨联合关节

耻骨联合关节是非滑液性纤维软骨微动关节，连接左右两侧耻骨。成人仅有 2mm 的移动，可能存在 1° 的旋转；孕期及产褥期的女性活动度会增加；而关节面的形状以及内收肌和腹肌的收缩也可能影响到耻骨联合关节的运动。

透明软骨覆盖了耻骨末端，并与耻骨联合中间的纤维软骨相连接，耻骨联合关节拥有强壮的上侧和下侧韧带，而后侧韧带却很薄弱（图 1.10）。

耻骨联合类似于脊柱的椎间盘，像一个纤维软骨圆盘，可以抗压负重、吸收震荡、提供被动的稳定性。正是因为这个相似点，耻骨联合的关节盘易于发生退行性变和创伤，尤其是在受到创伤性和重复性剪切力时（如，耻骨炎）。

功能上，耻骨联合关节能够对抗张力、剪切力和压应力，并且在怀孕期间有能够变宽的特性。曾经挑战过希波克拉底的解剖学家 Andreas Vesalius 在 1543 年提出了分娩时耻骨会分离的观点，这是首位认识到耻骨联合关节的人。

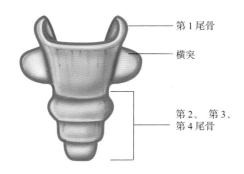

图 1.9　尾骨和单个尾骨节段

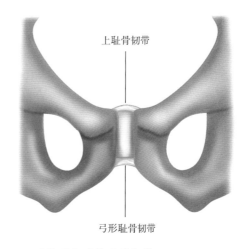

图 1.10　耻骨联合关节及其韧带

# 骶髂关节

下背痛及骶髂关节的相关记载可追溯到希波克拉底时代（公元前 460 ~ 前 377 年），那时的产科医生认为在正常情况下，骶髂关节是固定不动的。令我十分欣慰的是，近几十年人们对骨盆带，尤其是骶髂关节的角色和功能的观点基本一致，然而我敢断言，今后有一些观点还会有所改变，而这本书将来也会需要更新。

我在牛津大学教授骨盆带，包括骶髂关节的课程时，接触了上千名物理治疗师，学生中有整骨治疗师、物理治疗师、按摩师及运动治疗师等领域的工作者。我个人认为，对于我的大部分治疗师学生而言，骨盆是相当难的课题，我想原因可能是对大多数治疗师而言，骶髂关节就像是一个谜，那么向我的客户和患者解释骶髂关节就更加困难了。

大多数参加骨盆带课程的物理治疗师告诉我，他们平常接到的被认为是"骶髂关节功能紊乱"的病例都是因为表现出骶髂关节的问题而被全科医生或者其他同事直接转介过来的。

Vleeming 等人 2007 年发表过言论提出，骨盆关节的活动度很难被客观地测量，尤其是在负重位置，骶髂关节在主动和被动活动时也很难被测量。

从上面的内容可以想象，讲授这个充满魅力又着实很复杂的区域并非易事。

## 解剖

骶髂关节如图 1.11 所示，位于骶骨与髂骨之间，属于真正的滑膜关节（true synovial arthrodial joint），结构包括关节囊、滑液、关节软骨和滑膜。

骶髂关节的独特之处在于：髂骨一侧，软骨主要由纤维软骨构成；骶骨一侧，软骨由透明软骨（关节软骨）组成，骶骨侧透明软骨比髂骨侧纤维软骨厚，有 1 ~ 3mm。Kampen 和 Tillman 在 1998 年发现，成人的骶骨关节面软骨厚度 4mm，但在髂骨面不超过 2mm，或许髂骨侧缺少

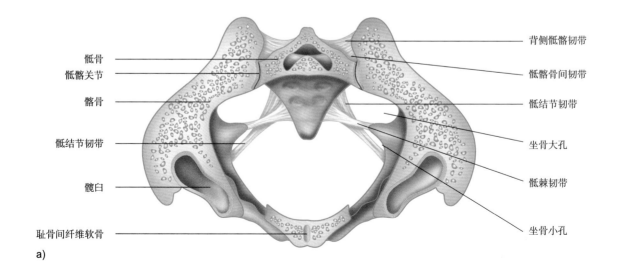

骶骨
骶髂关节
髂骨
骶结节韧带
髋臼
耻骨间纤维软骨

背侧骶髂韧带
骶髂骨间韧带
骶结节韧带
坐骨大孔
骶棘韧带
坐骨小孔

a)

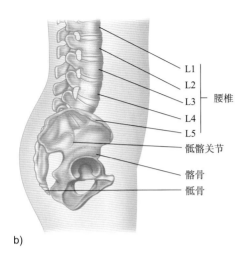

L1
L2
L3 　腰椎
L4
L5

骶髂关节

髂骨

骶骨

b)

图 1.11　骶髂关节的解剖：a）水平面；b）侧面观

软骨正是造成关节僵硬的原因之一。

　　骶髂关节呈耳状"L"形，形似肾脏，有一个短的垂直向上臂和长的水平向下臂。骶髂关节的形状存在个体差异，这已经在临床中得以证实，而且在同一个体身上左右两侧的关节形状也会存在差异。已经有确切证据证实，同一个体身上两侧骶髂关节，甚至髂后上棘一般都是不对称的，却不会表现出疼痛或者功能障碍。

　　在功能方面，骨盆能在身体的三个平面上活动：矢状面屈伸活动（向前和向后弯曲），冠状面侧屈（向两侧弯曲），水平面躯干旋转。有争议的说法是，骶髂关节能活动 2°～18°，但近期有不少临床医师举证，骶髂关节有 2°～4° 旋转和 1～2mm 平移。Egund 等人 1978 年的研究和 Sturesson 等人 1989 年、2000 年的研究表明，骶髂关节存在运动，但仅仅是微小的活动——2°～4° 的旋转和 2mm 的平移。

　　在人类自然衰老的进程中，骶髂关节的特征也是随之变化的。出生后早期骶髂关节的关节面是平的，随着我们开始走路和青春期的发育，关节面开始出现明显的凹凸面，这些凹凸面可以相互契合，这也保证了骶髂关节同时具有稳定性和活动性。

　　DeStefano 在 2011 年出版的图书《格林曼手法治疗原理》（Greenman's Principles of Manual Medicine）中提到："随着年龄增长，骶髂关节的凹面会加深，关节的活动度随之减少，而稳定性会增加。"他还说："有趣的是，腰背痛发生率最高的年龄正是骶髂关节活动度最大的年龄，即 25～45 岁之间。"

　　由于两侧骶髂关节、耻骨联合关节与髋关节的关系，无论哪一个关节出现功能障碍，都会影响到其他两个或三个关节。

## 骶髂关节的韧带

　　骶髂关节的韧带非常强壮，能够增加关节的稳定性，大大降低了关节脱位的风险。

　　骶髂关节稳定性部分是由附着在上面的韧带提供，能够保证关节的完整性和抗剪切力。直接与骶骨相连的韧带有（图 1.12）：骶结节韧带、骶棘韧带、骨间韧带和骶髂背侧长韧带。髂腰韧带影响骶髂关节稳定性的同时也影响腰椎的稳定。

### 骶结节韧带

　　骶结节韧带一端附着于髂后上棘和骶髂后韧带，另一端附着于坐骨结节，并分成了三束：外侧束从髂后上棘至坐骨结节；内侧束从尾骨至坐骨结节；上束从髂后上棘至尾骨。

　　有 4 块肌肉直接附着于骶结节韧带，并负责稳定骶髂关节：股二头肌、臀大肌、多裂肌和梨

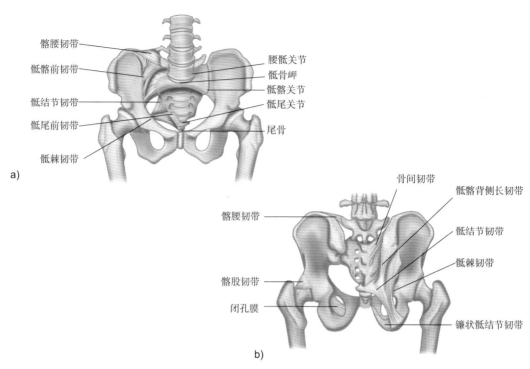

图 1.12　韧带与骶髂关节的稳定性关系：a）前面观；b）后面观

状肌。Vleeming 等人 1989 年的研究发现，接近 50% 的受试者骶结节韧带的下缘与股二头肌长头肌腱的起始端相接，股二头肌由此成为稳定骶髂关节的结构之一。

骶结节韧带的部分角色是限制骶骨前旋，也可以防止髋骨相对于骶骨向后旋转。如果骶结节韧带松弛，韧带的张力减弱将导致髋骨后旋，以及增加骶骨前旋。

### 骶棘韧带

骶棘韧带一端附着于骶骨、尾骨外侧面，另一端附着于坐骨脊，这条韧带呈薄的三角状，与骶结节韧带合并，参与形成坐骨大孔中的坐骨大切迹。骶棘韧带一方面的功能类似于骶结节韧带，防止髋骨向后旋转，同时也限制了骶骨"点头"动作。

### 骨间韧带

骨间韧带由一束短而厚的胶原纤维构成，从骶结节到髂骨呈水平走向，位于骶骨与髂骨之间的深处凹陷中，分为深层和浅层两部分。骨间韧带的主要功能是通过强有力的束缚骶骨到髂骨，从而防止骶髂关节分离，保护了骶髂关节的互锁机制。

### 背侧长韧带（骶骨后韧带）

背侧长韧带的走行是从骶骨中外侧到髂后上棘，同时与胸腰筋膜、多裂肌和竖脊肌相连，主要预防骶骨反点头和髋骨向前旋转。因此，当骶骨点头和（或）髋骨后旋时，这条韧带将会松弛。如果发生骶骨的扭转（后面的章节中会讲到）和骶骨底向后，这条韧带会受到持续的牵张，触诊时可能会有疼痛感。

Lee 在 2004 年出版的书中提到，背侧长韧带所处的位置就是腰骶部和骨盆带功能障碍的好发区域，并且这条韧带的触诊痛并不一定来自于韧带，而是源于腰椎和骶髂关节。

### 髂腰韧带

髂腰韧带是一条很坚韧的韧带，走行从 L4 和 L5 横突到髂骨的内侧缘。这条韧带分为 5 束，它与骶棘韧带和骶结节韧带共同组成 3 条椎体——骨盆韧带稳定系统，维持腰骶部稳定性。髂腰韧带的主要功能是稳定骨盆与下腰椎之间的连接（L4、L5），从而限制腰骶连结的活动。

### 骶髂关节的功能

骶髂关节的主要功能是将上半身的重量传递到下肢，体重通过脊柱传到腰椎（L5），再到骶骨，经过骶髂关节传到坐骨结节，然后传至髋臼。骶髂关节的骨性附着点机制决定了它作为承重关节的作用，如图 1.13 所示。在行走、站立和步行过程中，地面反作用力通过骶髂关节还可以反向传导力：重量通过下肢传递到髋骨和骶骨，向上通过腰骶连结分散。

骶髂关节的第二个功能是吸收震荡（主要在关节凹的位置），协助缓解腰椎和下腰段椎间盘向上的压力。已经有研究者声称，当骶髂关节病

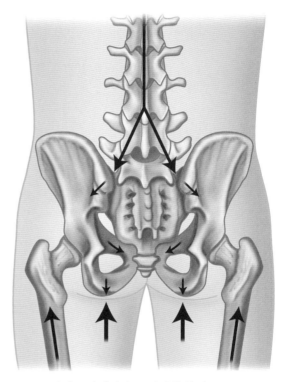

图 1.13　重量经过骨盆和骶髂关节转移

变时，下腰段椎间盘产生疾病或退变的概率会增加。

Lee 和 Vleeming 2007 年通过步态分析的研究，讨论证实了骶髂关节为骨盆提供充足的灵活性，可以使骨盆内的力量有效地传导到腰椎和下肢，以及有效地传导来自腰椎和下肢的力。

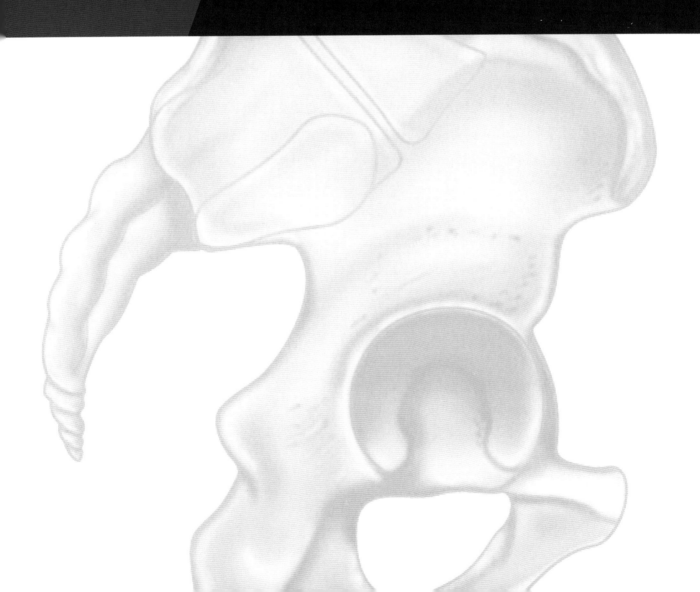

# 2

# 骨盆与骶髂关节运动学

以往学者曾认为，骨盆带大约有 14 种类型的功能障碍，这就提示我，既然骨盆带有如此之多类型的功能障碍，那也应该存在与之相对应的生理运动。

# 骨盆运动

简单地说，骨盆带主要有 3 种运动类型。

- 骶骨 – 髂骨运动：这个动作是指骶骨在髂骨上的运动。
- 髂骨 – 骶骨运动：这个动作是指髂骨在骶骨上的运动。
- 耻骨联合运动：这个动作通常是指一侧耻骨相对于另一侧耻骨的运动。

### 骶骨 – 髂骨运动

骶骨 – 髂骨运动是指骶骨在髂骨上的运动，主要包括两种类型：①向前的运动或者是"点头"（可认为是骶骨的前屈动作）；②向后的运动也称作骶骨的"反点头"运动（可认为是骶骨的后伸动作）。躯干前屈和后伸可引起骶骨两侧同时运动，而髋关节或下肢的屈伸只能引起骶骨一侧运动，正如我们在前面所讲到的步行周期中骶髂关节的运动。

### "点头"运动

"nutation"（章动）这个词可以很形象地被理解为"点头"动作，是当骶骨底部向前、向下运动时，骶骨尖相对于髂骨在做向后、向上的运动所出现的动作，如图 2.1a 所示。

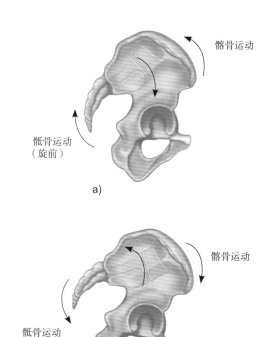

髂骨运动

骶骨运动
（旋前）

a)

髂骨运动

骶骨运动
（旋后）

b)

图 2.1　a）骶骨旋前；b）骶骨旋后

在旋前过程中，骶骨在 L 形关节面上沿着垂直平面上的"短臂"向下滑动，同时沿着水平面上的"长臂"做向后方的滑动，如图 2.2。

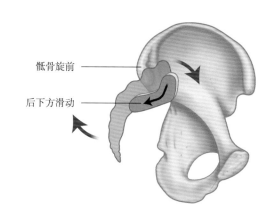

骶骨旋前

后下方滑动

图 2.2　骶骨旋前，骶骨在 L 形关节面上沿着垂直平面上的"短臂"做向下的滑动，同时沿着水平面上的"长臂"做向后方的滑动

正常人的骶骨关节面上都会有凸起和凹陷的部分，这些特殊的结构可以限制关节活动。除此之外，骨间韧带、骶结节韧带、骶棘韧带也都起到了限制骶骨旋前的作用。当骶骨旋前到某个位置时，这些韧带会被拉紧，该位置通常也被认为是骶髂关节最稳定的位置。

Vrahas 等人在 1995 年提出：骶骨旋前时，骶髂关节周围的骨间韧带和骶髂背侧韧带（不包括长背侧韧带）等都会被拉紧，为骨盆承载负荷做准备。

### "反点头"运动

骶髂关节的"反点头"运动（反章动）是指骶骨底部向后上方的运动，同时骶骨尖相对于髋骨做向前下方的运动，如图 2.1b。在这种运动中，骶骨在 L 形关节面上沿着水平面"长臂"向前滑动，并在垂直平面上沿"短臂"做向前上方的滑动，如图 2.3。

由于骶骨在旋后运动中只有长背侧韧带可以起到限制骶骨旋后的作用，而大部分骨间韧带和骶髂韧带都处于松弛状态，所以旋后位是骶髂关节最松弛的位置。

## 髂骨 – 骶骨运动

髂骨 – 骶骨运动是指髋骨在骶骨上的运动。躯干的屈伸运动会引起双侧髋骨同时向前或向后旋转，单侧髋骨运动通常出现在髋关节或下肢屈伸运动时，这种运动与步行周期中骶骨单侧运动原理类似。

### 髋骨旋前运动

当髋关节或下肢向后伸展时，髋骨向前的倾斜即为髋骨旋前运动。分解该动作也就是髋骨沿着 L 形关节面的垂直面做向下的滑动，同时沿着水平面做向后的滑动，如图 2.4 髋骨旋前则骶骨反点头。

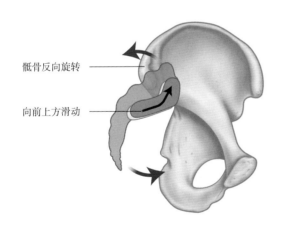

骶骨反向旋转

向前上方滑动

图 2.3　骶骨的旋后运动：骶骨在 L 形关节面上沿着水平面"长臂"向前滑动，并沿垂直平面上"短臂"做向前上方的滑动

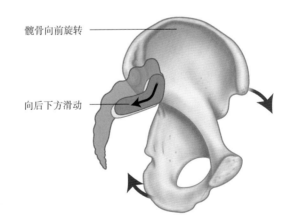

髋骨向前旋转

向后下方滑动

图 2.4　髋骨做向前的旋转：髋骨沿着 L 形关节面的垂直面做向下的滑动，同时沿着水平面做向后的滑动

## 髋骨旋后运动

反之,当髋关节或下肢做旋前运动时,髋骨旋后的运动即为髋骨旋后运动。此动作是由髋骨在L形关节面的水平面上做向前的滚动和在垂直面上做向上滑动所引起的复合运动,如图2.5所示髋骨旋后则骶骨点头运动。

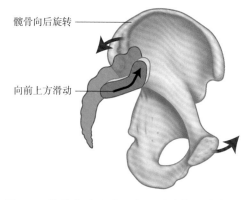

髋骨向后旋转

向前上方滑动

图2.5 髋骨向后运动,在L形关节面的水平面上做向前的滑动和在垂直面上做向上滑动所引起的复合运动

## 耻骨联合运动

两侧髋骨和骶骨合在一起构成了耻骨联合。正常步行下,耻骨联合可被视为是骶骨和髋骨的运动轴心。

虽然耻骨联合关节是可以活动的,由于上下部韧带强有力地附着,其运动通常是受限的。受限的运动通常主要发生在步行中;耻骨联合关节运行也可能发生在稳定的单腿站立平衡中。

耻骨联合功能紊乱通常被定义为耻骨联合上或耻骨联合下的关节被锁定,如图2.6。已有研究显示:如果维持几分钟单腿站立,便可以观察到耻骨联合出现向上的运动。如果单腿站立超过一定时间,就可能导致耻骨联合功能紊乱。

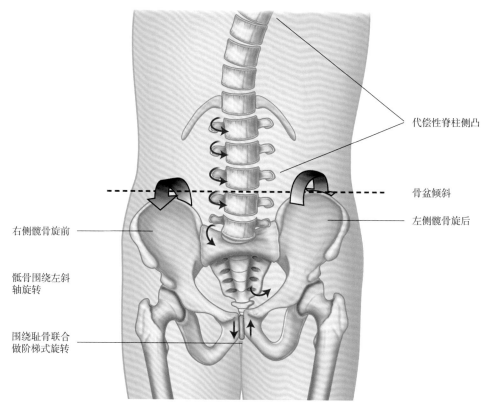

代偿性脊柱侧凸

骨盆倾斜

左侧髋骨旋后

右侧髋骨旋前

骶骨围绕左斜轴旋转

围绕耻骨联合做阶梯式旋转

图2.6 耻骨关节上或下的运动

耻骨联合功能紊乱在孕妇和产妇中最常见，约有1/5的孕妇会有这种表现，甚至5%~7%的孕妇在生完孩子后还会存在耻骨联合功能紊乱的表现。在妊娠期间特别是在分娩时，耻骨联合周围的韧带会松弛，形成自然状态下的耻骨联合关节分离，以便增加骨盆的内径顺利完成分娩。

## 骶髂关节的联合运动

我们已经在前面的内容里了解到，在旋前和旋后运动中骶骨的运动方式。接下来，将讲述躯干前屈和后伸时骶骨、髋骨、腰椎以及髋关节是如何一起联合运动的。

在骨盆带运动中，把两块髋骨和骶骨视为一个整体，当它们在以髋关节为运动轴做旋转时，便出现了我们常说的骨盆前倾和后倾。

### 双侧运动——前屈

在双脚稳定的情况下，躯干的前屈和后伸会引起骶骨双侧旋前和旋后。躯干向前屈曲时，为了维持身体的重心和保持平衡，骨盆会向后移动，骶骨维持在点头位通过全范围活动，双侧髋骨同时在股骨上向前旋转（也就形成了骨盆前倾），双侧髂后上棘向上运动，同时L5相对骶骨做屈曲运动。随着躯干前屈角度增加，当到达某一点时，骶结节韧带、股二头肌、胸腰筋膜都会被拉紧，骶骨便会停止运动，但髋骨仍然会继续旋转，最后随着软组织的拉伸，特别是腘绳肌腱的拉伸，最终躯干会停留在一个骶骨相对屈曲的位置，如图2.7所示。

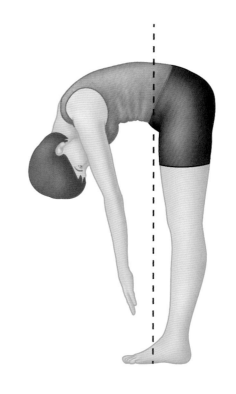

图 2.7　躯干前屈时骶骨的双侧运动

在躯干回到站立位的过程中，骶骨一直维持点头姿势直到躯干完全直立。此时，骶骨会出现轻微的反点头，以维持骶骨在两个髋骨之间的轻微悬浮。（必须注意的是，虽然我说骶骨有反点头的动作，但骶骨总体上仍是处于点头位。）

### 双侧运动——后伸

在躯干后伸时，骨盆向前移动，髋骨在股骨上向后旋转，出现骨盆后倾，同时髂后上棘向尾端旋转（也就是向下旋转），胸腰部会继续保持后伸的姿势，直到L5在骶骨上处于伸展位，如图2.8所示。骶骨在整个后伸过程中都是在做点头动作，躯干后伸位通常被认为是骶髂关节最稳定的位置，因为这个位置关节间隙最小。

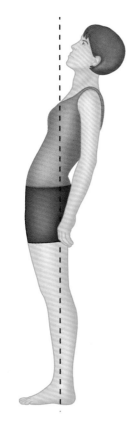

图 2.8　躯干后伸时骶骨的双侧运动

### 骶骨单侧运动

在步行周期中，骶骨的运动与躯干前屈和后伸时所做的运动完全相反。步行时，骶骨做单侧运动而不是双侧同时运动。例如：我们从点 A 走到点 B 时，这个过程需要骶骨一侧"点头"，骶骨另一侧同时"反点头"才能完成。这个动作显得有点复杂，是因为这种运动方式会导致骶骨旋转。这里就会出现一种我们常遇到的情况：当出现骶骨或任意椎骨旋转时，同时会发生躯干侧屈。按照之前的研究，一般情况下躯干侧屈会引起骶骨向对侧旋转，也就是我们所说的典型 I 类运动（这将会在第 6 章讲到）。例如，骶骨向左侧屈，则向对侧旋转（在案例中是向右侧旋转）。接下来这个例子可以帮助解释，即：骶骨

左侧旋前，同时伴有向右旋转（此旋转可使我们在左侧触摸到骶骨底部需要进入更深）和向左侧侧屈（图 2.9）。然而，骶骨右侧也可以向右旋转，此时骶骨向后点头（反点头），右侧较浅的位置可以触摸到骶骨底部。

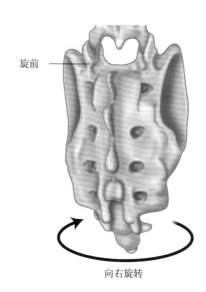

旋前

向右旋转

图 2.9　骶骨单侧运动示例

在上面已经讨论的运动中，骶骨向一侧旋转的同时伴有向对侧的屈曲，这种运动被称为骶骨扭转，此骶骨运动模式会在骶骨围绕斜轴运动时发生。

## 骶骨运动轴

大概有以下 6 种运动轴（图 2.10）：

- 上横轴
- 中横轴
- 下横轴
- 左斜轴
- 右斜轴
- 垂直轴（纵轴）

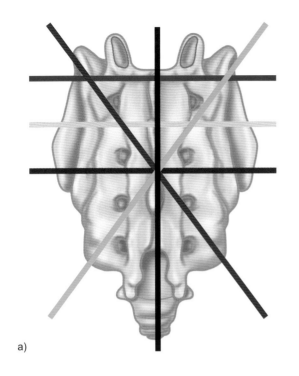

a)

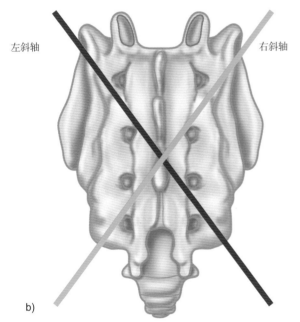

左斜轴　　　　　右斜轴

b)

图 2.10　a）骶骨运动轴；b）左右斜轴

本书中讲述的运动轴并没有包含所有的骶髂关节运动轴。按照 Mitchell 的观点，在所有这些运动轴中，横轴最具有特殊意义，因为该轴通常会被用作临床治疗和触诊的标志。此外，中横轴还是步行周期中运动轴转变到斜轴的桥梁，我们将会在下面的内容中重点讲述。

## 斜轴

已有研究者提出，骶骨的运动斜轴主要包括左斜轴和右斜轴（图 2.10 ）。左斜轴是贯穿于左侧骶骨底部和右侧骶骨下角的轴线，右斜轴是贯穿于右侧骶骨底部和左侧骶骨下角的轴线。

在第 3 章里我会讲到斜轴在步行周期中与运动链的联合作用。现在我们先来关注骶骨的左斜轴和右斜轴两种运动模式，也就是我们常说的骶骨经典运动：在左斜轴上向左旋转，即"左 – 左"旋转；在右斜轴上向右旋转，即"右 – 右"旋转。当然，除了这两种常见的生理运动外，骶骨也存在两种非正常生理运动模式：在右斜轴上向左旋转，即"左 – 右"旋转；在左斜轴上向右旋转，即"右 – 左"旋转。

当说到骶髂关节旋转时，可能是指以下两种情况之一：①正常的骶髂关节运动，这会在第 3 章步行周期中解释；②骶骨功能紊乱，这种情况会出现在某些特定的位置或骶髂关节旋转中。

### 生理运动（旋前）

在正式开始讲骶骨的扭转前，让我们先来了解骶骨的正常位置，图 2.11a 显示的是骶骨的正常位置，2.11b 模特演示的是骶髂关节位置。

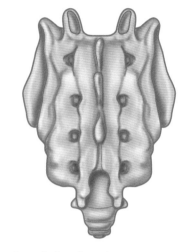

a)

图 2.11　a）骶骨的正常位置

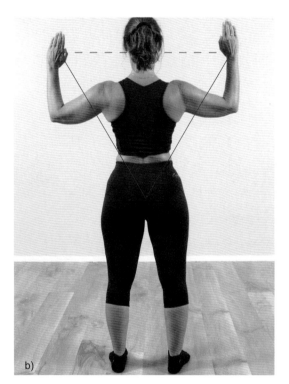

b)

图 2.11　b）模特示范骶髂关节的正常位置

## 左 – 左旋转运动

骶骨左 – 左的旋转运动是指骶骨在左斜轴上做向左侧的旋转运动。当骶骨向左旋转时，右侧骶沟变深（骶骨底部和髋骨的连接部）。此时，可以触诊到左侧骶外侧角向后变浅和骶沟变

浅，由此，可以推测出骶骨右侧向前转向了左侧（如图 2.12a 所示）。图 2.12b 中模特示范了骶骨左 – 左旋转运动。

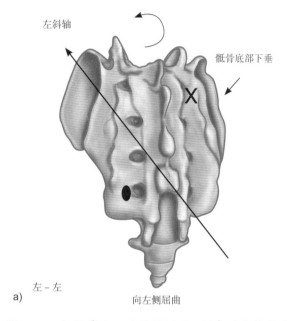

左斜轴

骶骨底部下垂

X

a)

左 – 左

向左侧屈曲

图 2.12　a）骶骨左 – 左旋转运动；X 表示向前或更深，●表示向后或浅表

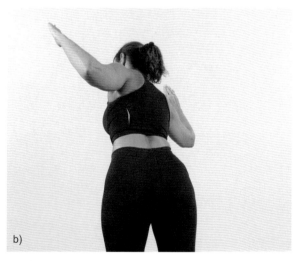

b)

图 2.12　b）模特示范骶骨左 – 左旋转运动——以骶骨右侧运动为例

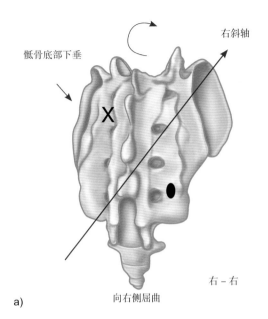

右斜轴

骶骨底部下垂

X

向右侧屈曲　　　右 – 右

a)

图 2.13　a）骶骨右 – 右旋转运动；X 表示向前或更深，●表示向后或浅表

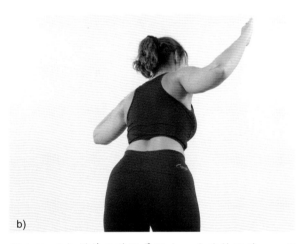

b)

图 2.13　b）模特示范骶骨做右 – 右旋转运动——以骶骨左侧运动为例

### 右 – 右旋转运动

骶骨右 – 右旋转是骶骨在右斜轴上做向右侧的旋转运动。当骶骨旋转向右侧，可以在很深的位置触到左侧骶沟（骶骨底部和髋骨的连接部），而右侧下外侧角和骶骨底部位置很浅表，这就提示我们左骶骨由向前转向了右侧，如图

2.13a 所示。图 2.13b 中模特示范骶骨右 – 右旋转运动。

**骶骨斜轴生理学运动总结**

正如我所讲的，右 – 右旋转运动和左 – 左旋转运动是骶骨斜轴的两种正常运动模式，尽管此两种运动也可能被固定在一个点头位。例如，如果处于 L-L 骶骨扭转功能障碍，骶骨可以完成 L-L 运动并可能回到中立位。然而，骶骨完成不了 R-R 骶骨扭转运动。

第 3 章会讲到很多关于骨骼肌肉系统是如何参与步行周期的内容，以及骶骨的这种右 – 右旋转和左 – 左旋转运动对完成正常的行走发挥着至关重要的作用。如果骶骨不能完成这种正常旋转运动，就会导致功能紊乱。

## 非生理性骶骨斜轴运动（后旋 / 反点头）

骶骨的非生理运动模式稍显复杂，是因为骶骨在这种情况下绕着斜轴做非常规运动。如果你在患者身上发现了骶骨向后的功能障碍，这多半是由于躯干在屈曲的同时伴有旋转造成的（例如，从地板上拿起重物的同时躯干就做了旋转动作）。

这可能会有点难以理解，接下来我会尝试用相对简单的方式进行解释。在正式解释之前，希望你把这种运动想象成我之前所讲过的骶骨单纯向后的旋转（扭转）运动。

### 左 – 右旋转运动

左 – 右的旋转是指骶骨在右斜轴上向左旋转，也就是骶骨旋转向左侧。此时，因为骶骨左侧向后运动，可以在很表浅的位置触诊到骶骨左侧沟和骶骨左侧角，这就意味着骶骨左侧在做旋后运动，如图 2.14a 所示。由模特示范的左－右旋转运动如图 2.14b 所示。

### 右－左旋转运动

右－左旋转运动自然是与上面所讲的左－右旋转的相反运动。因此，这种情况下骶骨是绕着左斜轴做向右的旋转，这就会使得骶骨旋转到右侧，可在表浅的位置触诊到右骶骨沟以及骶骨角。这就说明右侧骶骨在向后运动（就好像旋后的动作），如图 2.15a 所示。由模特示范的右－左旋转运动如图 2.15b 所示。

### 非生理性骶骨斜轴运动总结

为了帮助你更好地理解这些功能紊乱情况下的特殊运动形式，我简要总结几点。我们都知道右－左旋转或左－右旋转都是骶骨旋转的非生理性运动形式，通常出现在功能紊乱之后，同时伴有躯干后伸或扭转。例如，出现骶骨左－右旋转运动时，因为它已经被锁定在这个位置，所

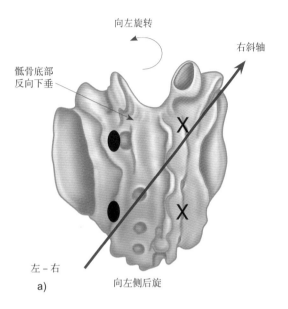

图 2.14 a）骶骨左－右旋转运动；Ｘ表示向前或更深，●表示向后或浅表

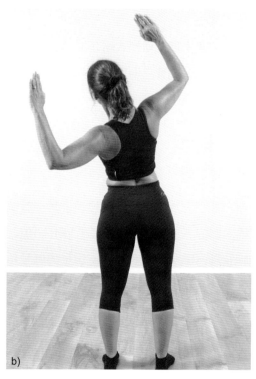

图 2.14 b）模特示范骶骨做左－右旋转运动——左侧骶骨向后向下运动

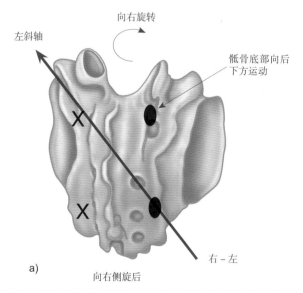

图 2.15 a）骶骨右－左旋转运动；Ｘ表示向前或更深，●表示向后或浅表

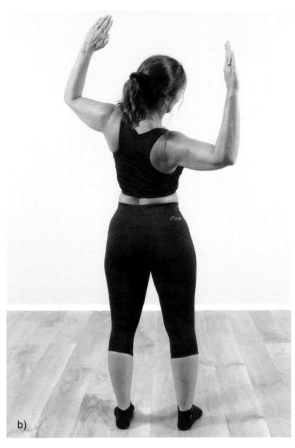

图 2.15　b）模特示范骶骨做右 – 左旋转的动作——右侧骶骨向后向下运动

以骶骨只能够完成旋后运动。骶骨锁定之后，由于不能旋前，进而不能完成正常的右 – 右旋转或左 – 左旋转，便出现了骶骨的非生理性运动。另外一种理解是，由于左侧骶骨不能完成旋前或只是简单地向前运动，就会导致骶骨在旋后位被锁定。

## 骶骨扭转总结

表 2.1 和 2.2 总结了骶骨的生理性运动和非生理性运动。你会发现表中出现了一些其他的内容，如 L5、坐位体前屈试验、腰椎 Spring 试验、Sphinx（斯芬克斯）试验、腰椎前凸曲度和内踝的位置。

所有这些内容都会在后面的章节中详细解释，特别是在第 12 章，放在这里是为了引起大家的兴趣。但是最主要的目的是希望你可以提前对比和理解骶骨的生理性和非生理性运动。

表 2.1　骶骨正常生理运动：骶骨向前旋转

|  | 左 – 左旋转 | 右 – 右旋转 |
| --- | --- | --- |
| 深骶沟（中立位） | 右 | 左 |
| 浅骶沟（中立位） | 左 | 右 |
| 骶骨角向后 | 左 | 右 |
| L5 旋转 | 右——ERS（右） | 左——ERS（左） |
| 坐位体前屈试验 | 右 | 左 |
| 腰椎 Spring 试验 | 阴性 | 阴性 |
| Sphinx 试验 | 骶骨沟水平 | 骶骨沟水平 |
| 腰椎前凸试验 | 增加 | 增加 |
| 内踝位置（下肢长度） | 左侧短 | 右侧短 |

表 2.2　骶骨非生理运动：骶骨向后旋转

| | 左 - 右旋转 | 右 - 左旋转 |
|---|---|---|
| 深骶沟（中立位） | 右 | 左 |
| 浅骶沟（中立位） | 左 | 右 |
| 骶骨角向后 | 左 | 右 |
| L5 旋转 | 右——FRS（右） | 左——FRS（左） |
| 坐位体前屈试验 | 左 | 右 |
| 腰椎 Spring 试验 | 阳性 | 阳性 |
| Sphinx 试验 | 左侧骶骨沟位置表浅（右侧骶骨沟位置深） | 右侧骶骨沟位置表浅（左侧骶骨沟位置深） |
| 腰椎前凸试验 | 减少 | 减少 |
| 内踝位置（下肢长度） | 左侧短 | 右侧短 |

# 3

## 骶髂关节稳定性、肌肉失衡和肌筋膜链

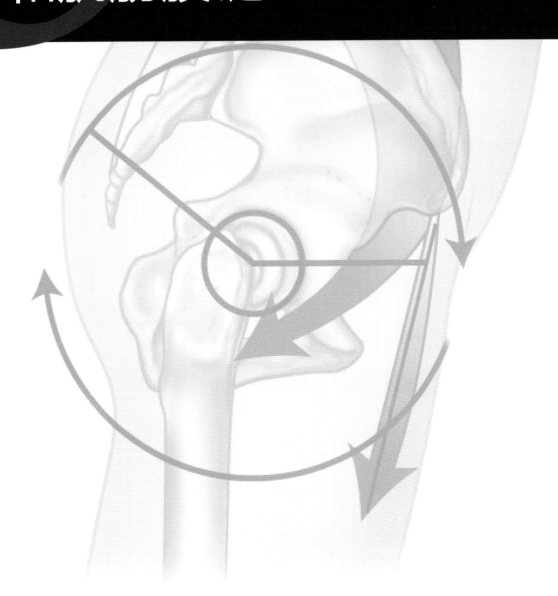

由于骨盆和下背痛的发生率不断增加，因此我们需要深入理解影响核心和腰骶骨盆稳定性的肌肉间的关系，然后决定如何将这些知识纳入评估与治疗计划中，特别是针对骨盆带和下背部疼痛的患者和运动员。

影响骨盆稳定（或者更精确地说是骶髂关节）的主要因素有两个：形封闭（form closure）和力封闭（force closure）。这两种机制协同参与了自锁机制（self-locking mechanism）这一过程。

形封闭源于髋骨和骶骨的解剖学力线。骶骨在骨盆的两翼之间充当拱顶作用。骶髂关节能够传递较大的负荷，而它的形状也适合实现这项功能。骶髂关节的关节面相对平坦，有助于传递压缩力和屈曲运动。然而，一个相对平坦的关节也容易受到剪切力的影响，骶髂关节可通过下面三种方式避免受到这些力的影响：第一，骶骨是楔形（三角形）的，可在髋骨之间获得稳定，类似罗马拱门的拱顶石，并通过作用其上的韧带保持在"悬浮"状态。第二，与其他滑膜关节不同，它的关节软骨不平滑，是不规则的（参考第1章）。第三，通过骶髂关节冠状面解剖，显示软骨覆盖的骨延伸进入关节，使关节面呈现"凸"

和"凹"的形状。这些"凸"和"凹"似乎很不规则，但事实上是相契合的。这种不规则形状很重要，因为它可以在骶髂关节受压缩时稳定关节。

根据 Vleeming 等人（1990a）的研究，青春期之后大多数人的骶髂关节面会形成一个月牙形的凸起，贯穿整个髂骨表面，骶骨侧有相应的凹陷。这种互补的凸凹结构封闭了整个表面，增加了骶髂关节的稳定性。

如果骶骨和髋骨有一个配合完美的封闭式关节面，那就几乎不可能有活动。然而，骶髂关节的封闭形式并不完善，可能存在微小的活动，因此在承载负荷时关节的稳定至关重要。稳定机制主要通过在负荷作用下增加连接处的压缩力来实现。负责该压缩力的解剖结构是韧带、肌肉和筋膜。通过这些额外的力量对骶髂关节产生压缩机制，俗称"力封闭"。如图 3.1 所示，当骶髂关节受到挤压时，关节的摩擦会增加，从而加强封闭作用。根据 Willard 等人（2012）的研究，力封闭能够减少关节的"中立区"，从而促进骶髂关节的稳定。

力封闭的完成方法如下。第一种方法是骶骨

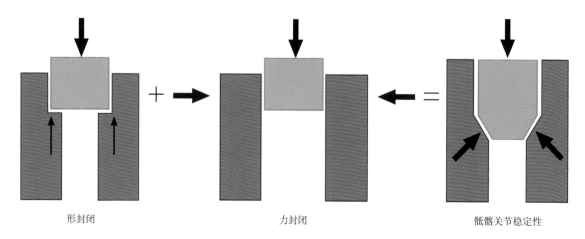

形封闭　　　　　　　力封闭　　　　　　　骶髂关节稳定性

图 3.1　形封闭、力封闭与骶髂关节稳定性的关系

旋前运动，这是通过骶骨底部向前运动或髂骨旋后运动实现的。这两种类型的运动导致骶结节韧带、骶棘韧带和骨间韧带被拉紧，协助激活力封闭机制，从而增加了骶髂关节的压缩力。而骶骨旋后运动使韧带张力降低，从而降低了骶髂关节的稳定性。

Cohen（2005）指出，由于髂骨和骶骨只有 1/3 的面积相连，因此关节周围相关的韧带为其余部分提供了稳定性。

第二种方法，力封闭是由内部和外部核心肌群（也就是局部和整体肌肉系统）的激活/收缩来辅助完成，正如本章将要讲述的内容。

形封闭和力封闭描述了这种自锁机制的主动和被动部分，并由 Vleeming 等人（1990a，1990b）首次发现。下面是 Vleeming 等人（1995）所说的话，我个人认为可以解释上述内容。

"通过特定的解剖学特征（形封闭）防止骶髂关节产生剪切力，并且由肌肉和韧带产生的压缩力可以适应特定的负荷情况（力封闭）。如果骶骨能完美地封闭骨盆，则不需要侧向力。然而，这样的结构将使活动几乎不可能完成。"

## 骶髂关节稳定性

韧带、肌肉和筋膜系统通过力学机制封闭骨盆，统称为骨-关节-韧带系统。当身体有效工作时，髂骨和骶骨之间的剪切力得到充分的控制，于是负荷可以在躯干、骨盆和下肢之间有效传递。

Vleeming 和 Stoeckart（2007）提出，不同的肌肉参与了骶髂关节的力封闭，甚至股直肌、缝匠肌、髂肌、臀大肌和腘绳肌都有足够的力臂去影响骶髂关节的运动。这些肌肉的效果取决于是

开链运动还是闭链运动，以及骨盆是否有足够的支撑。

你将会在后面的章节中读到，有一块肌肉在关节稳定中起着非常重要的作用，即臀大肌。臀大肌的部分纤维合并和附着于骶结节韧带以及胸腰筋膜。Vleeming 等人（1989a）通过对 12 具尸体的解剖证实了这一点。他们发现所有尸体中，臀大肌直接连接在骶结节韧带上。

臀大肌通过胸腰筋膜的连接，向对侧的背阔肌形成所谓的后斜向肌筋膜链〔见本章"外部核心单元：肌筋膜链系统（整体系统）"〕。已证实，臀大肌无力或紊乱的排列，可能造成（后斜）肌筋膜链的功能减弱而使骶髂关节损伤。臀大肌无力或排列紊乱会代偿性地过度激活对侧背阔肌；走和跑（有关步行周期，将在第 4 章中说明）会对骶髂关节产生高负荷，所以这个承重关节需要足够稳定，以减少因代偿机制改变而造成的不利影响。

研究表明，骶骨旋前（骶骨在髂骨之间的点头式运动）是骨盆带稳定的最好位置。正如前面章节中解释过的，从坐位到站立位，骶骨旋前；躯干前屈或后伸时产生了完全的骶骨旋前。骶骨旋前运动收紧骨盆后的主要韧带（骶结节韧带、骶棘韧带和骨间韧带），从而产生张力使骶髂关节压缩力增加。通过骶髂关节在步行周期和从坐到站的张力变化，为关节提供了所需的稳定性。

Vleeming 等人（1989b）解释了骶结节韧带以及与其相延续的股二头肌长头腱或臀大肌的附着点是如何处理所承载的负荷，以及如何显著减少骶骨底的向前旋转。他们认为，这一过程增加了静摩擦系数，从而通过力封闭减少了骶髂关节的运动。

## 骶骨旋前与旋后运动

我发现，对读者来说，换种方式解释相对复杂的运动方法是非常有益的，因此，我会介绍另一个作者 Evan Osar（2012）的观点。他指出，旋前是骶骨底向前下方的运动，而旋后则是骶骨底向后上方的运动。旋前对单腿站立时骶髂关节的锁定非常必要。如图 3.2a 所示，骶骨旋前障碍是单腿站立不稳的主要原因之一，也是造成经典的摇摆步态的原因之一。另一方面，为了解锁骶髂关节，完成髋骨旋前和髋关节后伸，旋后运动非常必要。如图 3.2b，无法完成解锁或骶骨旋后会导致脊柱骨盆屈曲代偿增加，从而导致持续性的腰椎不稳。

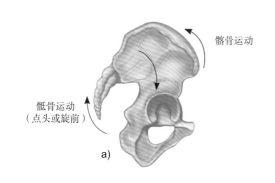

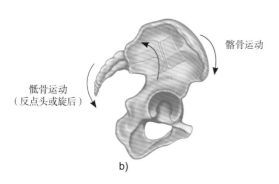

图 3.2　a）骨盆后倾和骶骨点头；b）骨盆前倾和骶骨反点头

## 力封闭韧带

主要影响力封闭韧带的结构（图 3.3）包括：①骶结节韧带，连接骶骨和坐骨，被称为"关键"韧带；②骶髂背侧长韧带，连接 S3 ~ S4 到髂后上棘，也被称为后骶髂韧带。当肌肉收缩产生运动时，附着在骨骼上的韧带变得紧张或被拉长，从而增加关节压缩力。

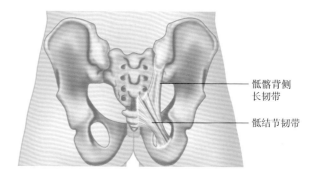

骶髂背侧长韧带
骶结节韧带

图 3.3　骶结节韧带和骶髂背侧长韧带

骶结节韧带可以通过以下三种方式增加张力。

1. 髋骨相对骶骨旋后。

2. 骶骨相对髋骨旋前。

3. 骶结节韧带直接附着的四块肌肉中的任何一块肌肉（股二头肌、梨状肌、臀大肌和多裂肌）收缩。

抑制骶骨旋后或髋骨旋前的主要韧带是骶髂背侧长韧带（骶髂后韧带）。骶骨旋前时骶髂关节处于压力较小和非自主封闭位置，对于骨盆抵抗水平方向和（或）垂直方向的负荷，这是一个更不稳定的位置（与点头或旋前的位置相比）。背侧长韧带通常是疼痛的来源，并且可在髂后上棘的正下方被触及。

韧带本身不能维持骨盆的稳定，它们需要依靠肌肉系统来辅助。有两个重要的肌群有助于下背部和骨盆的稳定：统称为内部单元（核心肌肉）和外部单元（肌筋膜链系统）。内部单元由腹横肌、多裂肌、膈肌和盆底肌构成，也统称为核心肌或局部稳定肌。外部单元由多个"链"或肌肉（解剖学上相连和功能相关的肌肉群，负责整体稳定和活动）构成。内部和外部单元将在本章后文中再进一步讨论。

## 力偶

**定义**：力偶是作用于同一物体的大小相等、方向相反的两个力，力偶仅能引起旋转运动（Abernethy 等，2004）。由肌肉不平衡引起的骨盆位置的任何改变都会影响到运动链的其余部分。有几对力偶负责维持骨盆的正确位置和排列。图 3.4 和 3.5 展示了力偶在矢状面和冠状面的控制。

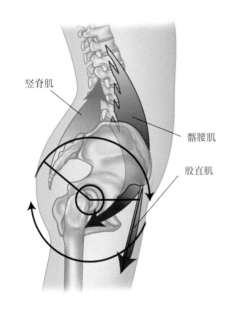

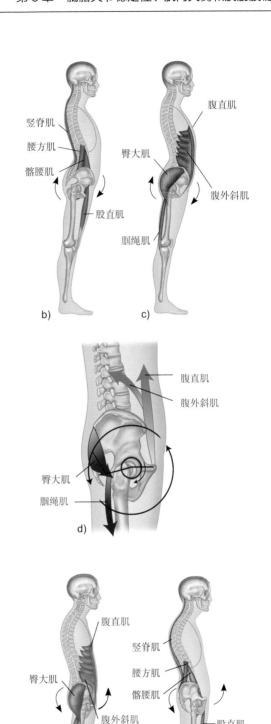

图 3.4　a）矢状面（前）骨盆力偶；b）前倾：肌肉处于缩短位置；c）前倾：肌肉处于拉长位置；d）矢状面（后）骨盆力偶；e）后倾：肌肉处于缩短位置；f）后倾：肌肉处于拉长位置

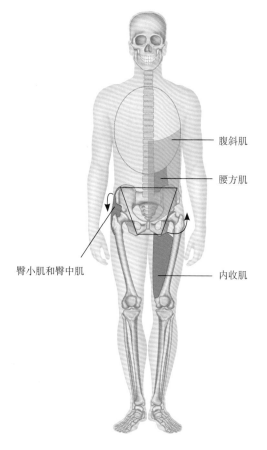

腹斜肌

腰方肌

臀小肌和臀中肌

内收肌

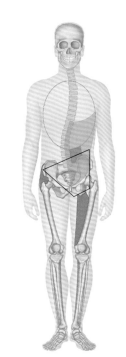

图 3.5　冠状面（侧方）骨盆力偶

# 姿势

**定义**：姿势是身体的状态或位置（Thomas，1997）。

根据 Martin（2002）的解释，姿势应该具备三个功能。

1．保持身体各部位在任何体位下的力线：仰卧、俯卧、坐位、四点跪位和站立位。

2．参与有目标的自主运动，如取物和踏台阶。

3．对意外的干扰做出反应。

从上面可以看出，姿势既是活动的，又是静止的，是平衡的同义词。无论在静态位置还是运动过程中，任何时候都要保持最佳姿势。

如果运动中需要最佳的姿势控制，就必须充分理解维持良好静态姿势的原则。掌握这些原则，可以识别出不良姿势，并采取策略进行纠正。

● 良好姿势是肌肉和骨骼的平衡状态，不管处于何种姿势（如直立、平躺、下蹲或弯腰），这些结构在工作或休息时，都能保护身体的支撑结构不受伤害或避免进行性畸形。

● 不良姿势是身体各部分之间的一种错误关系，导致支撑结构上压力越来越大，使身体在支撑基础上失去平衡。

## 不良姿势

不良姿势可能是由多种因素造成的。由身体创伤、肌肉骨骼系统的某种畸形，甚至是错误的负荷引起。坐姿是我们身体常见的长期维持的姿势（可能超过 8 小时），当今社会大多数人都丧失了与地心引力斗争的能力，也改变了身体的重心。正确的姿势应该是，维持姿势的肌肉不会过分活跃并且能量使用效率高，仅用于维持姿势平衡，使身体保持直立。当离开理想姿势时，维持姿势的肌肉活动增加，从而导致更高的能量消耗。

### 疼痛痉挛循环

不良姿势导致的早期缺血是造成疼痛的主要原因。肌肉的血流与收缩力或活动水平成反比，收缩率达到 50%～60% 时血流几乎为零。一些研究表明，持续的等长收缩超过 10% 时，身体便无法保持体内平衡。

思考下面的例子：头部重量约占全身重量的 7%（双肩和手臂约占 14%）。这意味着，如果一个人的体重为 176lbs（80kg），头部重量为 11～13lbs（5～6kg）。如果头和肩膀向前，在理想的姿势以外，颈部伸肌被显著激活，导致血流不畅。有学者指出，头部每向前 1 英寸（2.5cm），头部的重量对脊柱造成的负荷可增加约 10lb（4.5kg）。如果头部的重量为 10lb（4.5kg），头部前伸姿势增加 1 英寸（2.5cm），将潜在地产生 20lb（9kg）负荷；前伸 2 英寸（5cm），产生负荷 30lb（13.5kg）；前伸 3 英寸（7.5cm），负荷将增加到令人难以置信的 40lb（18kg），如图 3.6a 所示。这种长时间的等长收缩会迫使肌肉进入无氧代谢状态，并增加乳酸和其他刺激性代谢物的累积。如果没有得到充分的休息，缺血的肌肉会启动反射性收缩，从而进入疼痛痉挛循环（pain spasm cycle）（如图 3.6b）。

我们知道，神经肌肉系统是由慢缩型和快缩型肌纤维组成的，每种肌纤维在身体功能中起着

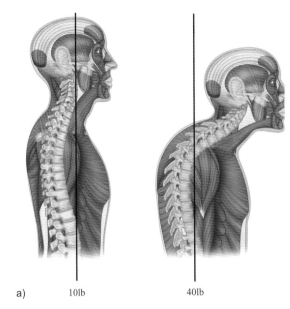

a)　　　　10lb　　　　　　　　40lb

图 3.6　a）头部前伸姿势的后果

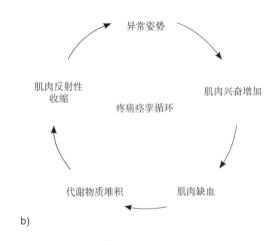

b)

图 3.6　b）疼痛痉挛模型

不同的作用。慢缩型肌纤维（Ⅰ型）在持续低水平的活动中很活跃，例如保持正确的姿势；而快缩型肌纤维（Ⅱ型）用于完成强有力的粗大的运动。肌肉也可以分为两大类：状态肌（或姿势肌）和运动肌。

## 状态肌（或姿势肌）和运动肌

Janda（1987）在进化和发展的基础上确定了

两组肌肉。按肌肉的功能，可以分为姿势肌和运动肌（图3.7）。姿势肌系统由屈肌组成，发展成为优势结构。Umphred等人（2001）确定姿势肌参与重复或有节奏的活动，并且有协助屈肌的作用；而运动肌系统由伸肌组成，并且在出生后不久出现。运动肌负责对抗重力的离心运动，并且参与伸肌协同效应。表3.1展现了主要的运动肌和姿势肌。

表3.1　姿势肌和运动肌

| 姿势肌 | 运动肌 |
| --- | --- |
| 肩胛带 | |
| 胸大／小肌<br>肩胛提肌<br>斜方肌上部<br>肱二头肌<br>颈伸肌：斜角肌／颈椎伸肌／胸锁乳突肌 | 菱形肌<br>斜方肌下部<br>斜方肌中部<br>前锯肌<br>肱三头肌<br>颈屈肌：舌骨下肌／颈长肌 |
| 下臂 | |
| 腕屈肌 | 腕伸肌 |
| 躯干 | |
| 腰椎与颈椎伸肌<br>腰方肌 | 胸椎伸肌<br>腹肌 |
| 骨盆 | |
| 股二头肌／半腱肌／半膜肌<br>髂腰肌<br>髂胫束<br>股直肌<br>内收肌<br>梨状肌／阔筋膜张肌 | 股内侧肌<br>股外侧肌<br>臀大肌<br>臀中肌和臀小肌 |
| 小腿 | |
| 腓肠肌／比目鱼肌 | 胫骨前肌／腓骨肌 |

以往的研究者认为，具有稳定功能的肌肉（姿势肌）有一种自然倾向，在受到压力时会缩短，而其他肌肉会被激活。运动肌受力时有延长的趋势，随后会被抑制（表3.2）。姿势肌缩短主要有控制姿势的作用并能抑制无力的臀肌（后续章节将会讨论）。

表3.2　肌肉的延长和缩短

| | 姿势肌 | 运动肌 |
| --- | --- | --- |
| 功能 | 姿势 | 运动 |
| 肌肉类型 | 类型 I | 类型 II |
| 疲劳 | 晚 | 早 |
| 反应时间 | 短 | 长 |

肌肉本应遵循自身收缩变短而其他肌肉拉长的规则，但有些肌肉例外，它们有改变自身结构的能力。例如，一些研究者认为斜角肌是姿势肌，而其他人则认为是运动肌。我们从具体的测试中得知，肌肉结构决定功能障碍，斜角肌可以处于收缩变短状态，也可以处在伸展、无力状态。虽然姿势肌和运动肌有区别，但是许多肌肉可以同时包含Ⅰ型和Ⅱ型纤维（图3.7）。例如，腘绳肌具有姿势肌的稳定作用，但它也是多关节（跨多个关节）肌，是容易缩短的运动肌。

### 姿势肌

也被称为状态肌，有抵抗重力的作用，因此只需参与姿势维持。慢缩型肌纤维更适合维持姿势：它们有持续收缩的能力，但通常会在收缩之后变得紧张。

姿势肌主要是慢缩型肌纤维，由于其耐疲劳性，并由较小的运动神经元支配，因此具有较低的兴奋阈值，神经冲动在到达运动肌前已经传递到姿势肌。这种神经支配，姿势肌会抑制运动（拮抗）肌，从而减少其收缩和激活。

### 运动肌

运动肌的主要功能是运动，这些肌肉往往比姿势肌更表浅，通常是跨多关节的，主要由Ⅱ型纤维组成，并且是受自主反射控制。

紧张而短缩的姿势肌，往往导致相关的运动肌受抑制，其作用也因此减弱。紧张的肌肉和相关的无力肌肉息息相关。由于易紧张的肌肉收缩之后会变得更有力，会抑制拮抗肌，最终导致肌肉拉长和力量变弱。例如，髂腰肌和臀大肌，胸大/小肌和菱形肌。

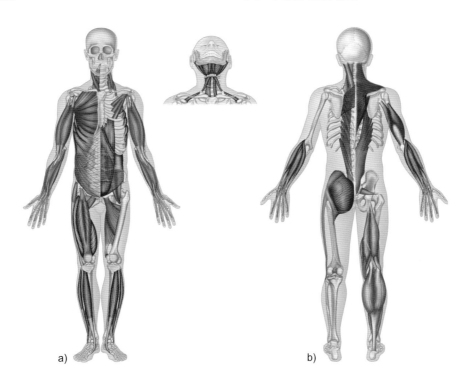

图3.7 姿势肌和运动肌：a）前面观；b）后面观。蓝色的主要为姿势肌；红色的主要为运动肌

## 牵伸前后的肌肉活动

让我们看看一些高张力躯干肌肉——竖脊肌拉伸前后的肌电图（EMG）研究。表3.3表示在躯干前屈活动时的高张力竖脊肌。拉伸后，竖脊肌在躯干弯曲（允许腹直肌更大地激活）和躯干伸展（背侧抬高）中被抑制。

表 3.3　EMG 记录肌肉活动

| 肌肉 | 第 1 次记录 | | | 第 2 次记录 | | |
|---|---|---|---|---|---|---|
| 腹横肌 | | | | | | |
| 竖脊肌 | | | | | | |

来源：Hammer 1999

## 肌肉失衡的影响

Janda（1983）的研究表明，紧张或过度兴奋的肌肉不仅会因 Sherrington 法则的交互抑制原理阻碍主动肌，而且也会在不相关的运动中变得兴奋。这就是为什么试图纠正肌肉骨骼不平衡时，在强化延长状态下的较弱肌肉之前，鼓励先用肌肉能量技术拉伸过度兴奋的肌肉（将在第7章讨论肌肉能量技术）。

请在继续阅读前思考下面的话。

"紧张的肌肉会使关节处在功能障碍的位置，而肌力弱的肌肉也会导致这种情况发生。"

因此，解决这个问题的方法可能就是简单地遵循以下原则："强化肌力之前先拉伸紧张的肌肉。"

如果肌肉不平衡得不到解决，身体将被迫进入代偿姿势，从而增加肌肉骨骼系统的压力，最终导致组织破坏、受激惹和损伤。这样就会处于肌肉骨骼系统障碍的恶性循环中，使姿势肌短缩，运动肌延长（表3.4）。

表 3.4　肌肉骨骼系统障碍的恶性循环

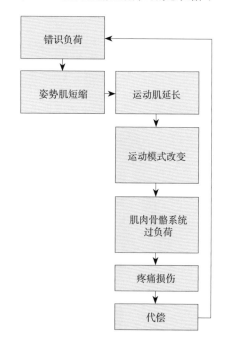

肌肉失衡最终表现在姿势上。如上所述，姿势肌由较小的运动神经元支配，因此具有较低的兴奋阈值。由于神经冲动在达到运动肌阈值之前先达到姿势肌阈值，姿势肌就会抑制运动（拮抗）肌，从而减少收缩和兴奋。

当肌肉遭受错误或重复负荷时，造成姿势肌缩短，运动肌弱化，从而改变其长度－张力关系。因此，如果周围肌肉发挥替代软组织和骨骼的作用，姿势将直接受到影响发挥。

# 核心肌群的关系

## 内部核心单元（局部系统）

**定义**：正如 Chek（1999）所说，静态稳定是长时间保持在某个位置而不失去良好姿势的能力。

静态稳定性通常也被称为姿势稳定性，虽然 Martin（2002）的说明让这个解释可能存在误解，他说："……姿势不仅仅是保持身体的某个位置，如站立。姿势是动态的，不管是维持现有的姿势，还是从一种姿势转变到另一种姿势。"

内部核心单元（图 3.8）由以下部分组成：

- 腹横肌
- 多裂肌
- 膈肌
- 盆底肌

由于腹横肌和多裂肌与姿势和运动不平衡相关，并且物理治疗师也容易对它们进行触诊，而盆底肌和膈肌则不易触诊，因此本书只讨论腹横肌和多裂肌这两块肌。

### 腹横肌

腹横肌是最深的腹部肌肉。它起自于髂嵴、腹股沟韧带和腰部筋膜，与下 6 根肋软骨相连，并止于剑突、白线和耻骨。

腹横肌的主要作用是通过腹壁"内收"动作压缩腹部。内收可视作是一种肚脐朝向脊柱的

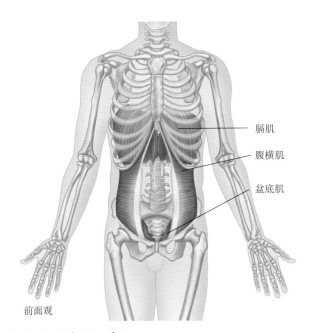

前面观

膈肌
腹横肌
盆底肌

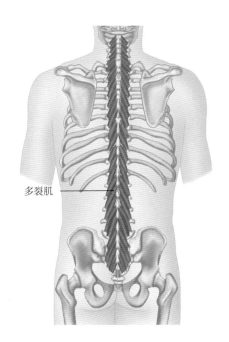

后面观

多裂肌

图 3.8　内部核心单元

运动，既不会弯曲也不伸展脊柱。Kendall 等人（2010）也表示："腹横肌除了稳定白线的作用，在侧屈时并没有运动，从而使前外侧躯干肌肉（内、外斜肌）更好地活动。"

腹横肌是内部核心单元的关键肌。Richardson 等人（1999）发现，在没有腰痛的人群中，腹横肌会比肩部动作优先 30 毫秒激活，比腿部动作优先 110 毫秒激活。这证实了腹横肌的关键作用是提供四肢骨骼运动必要的稳定性。腹横肌在吸气时收缩，它将中央腱向下拉且使其变平，从而增加了胸腔的垂直长度，并且压缩腰部多裂肌。

### 多裂肌

多裂肌位于腰背部肌肉的最内侧，并且其肌纤维在腰椎棘突附近汇集附着于乳状突。这些肌纤维向下发散，经过 L2、L3、L4 横突水平向下。除了与远端的骶结节韧带结合的一些肌纤维，那些延伸到最后的一个腰椎（L5）水平以下的肌纤维附着髂骨和骶骨。

多裂肌是一系列的小肌肉，并进一步分为浅、深两部分。多裂肌的大部分更多是靠近骶骨底，尤其是在髂后上棘与下侧角之间。

多裂肌产生的伸展力对于腰椎的稳定性至关重要，对抵抗腰椎前屈和剪切力也很重要。多裂肌的功能是减轻椎间盘压力，使身体重量均匀地分布在整个脊柱。表浅肌肉保持脊柱直立，而深层肌肉纤维有助于脊柱整体稳定性。

Richardson 等人（1999）证实多裂肌和腹横肌是腰椎稳定的最核心部分。它们与胸腰筋膜连接形成 Richardson 等人提到的"为了保护背部不受伤害的天然的、深层的腰围"。

Richardson 等人（2002）利用回声多普勒（超声诊断装置，可显示特定的肌肉收缩）研究这些肌肉对于骶髂关节的影响。腹横肌和多裂肌协同收缩时，骶髂关节稳定性增加。由此可以证明，这些肌肉在负荷下（力封闭）压缩和稳定骶髂关节至关重要，但这种压缩必须发生在正确的时间。

### 液压放大器

Osar（2012）描述肌肉在筋膜线内收缩时，液压放大器（hydraulic amplifier）效应就会产生。所有的肌肉都在筋膜内，收缩时挤压筋膜从而在关节周围产生稳定作用。对于脊柱，胸腰筋膜内的腰部竖脊肌和多裂肌收缩产生一个伸展力，协

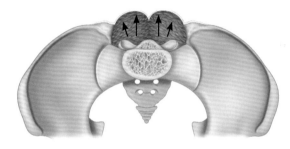

图 3.9 当多裂肌收缩时，肌肉被推进胸腰筋膜，与腹横肌的协同收缩一起提供节段间的稳定性

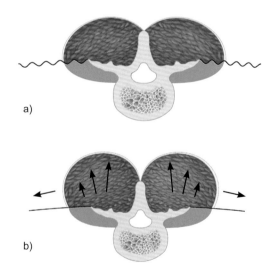

图 3.10 a）横切面下放松的多裂肌；b）腹横肌与多裂肌的共同收缩在胸腰筋膜上形成强大的张力，提供节段间的稳定性

助脊柱伸展。Osar 表明，当腰骶多裂肌收缩时，向后的作用拓宽了腰背筋膜（图 3.9，3.10）。

　　这样的效果是由腹横肌收缩辅助产生的，使得胸腰筋膜周围的竖脊肌和多裂肌紧张收缩，从而创造一个稳定的柱状体（纵列）（图 3.11）。

## 外部核心单元（整体系统）

　　外部核心单元的力封闭肌肉包括 4 个完整的肌筋膜链系统：后（深）纵链、侧链、前斜链、后斜链（图 3.12 ~ 3.15）。

　　这些肌筋膜链提供骨盆带的力封闭和稳定性，出现任何紊乱或无力都可能导致腰骨盆疼痛和功能障碍。虽然外部核心单元的肌肉可以进行单独训练，但是有效的力封闭需要特定肌肉的共同作用和肌筋膜链释放，才可以实现最佳的功能和表现。

　　完整的筋膜链系统可表现出多种力量，由多块肌肉组成。根据任务不同，一块肌肉可能参与

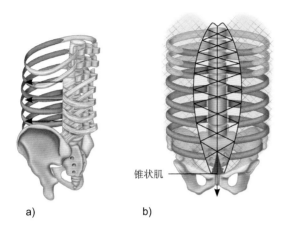

锥状肌

a)　　　　　　　　b)

图 3.11　a）当腹横肌收缩时，促进胸腰筋膜的张力增加，使多裂肌和腰部竖脊肌收缩来抵抗它，从而帮助脊柱伸长和稳固；b）当锥状肌收缩时，促进白线（中央腱）的张力增加，为腹横肌的收缩提供稳定支持

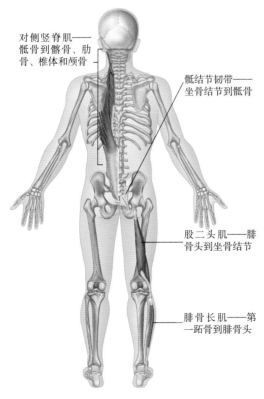

对侧竖脊肌——骶骨到髂骨、肋骨、椎体和颅骨

骶结节韧带——坐骨结节到骶骨

股二头肌——腓骨头到坐骨结节

腓骨长肌——第一跖骨到腓骨头

图 3.12　后（深）纵链

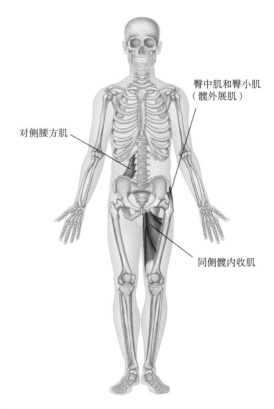

臀中肌和臀小肌（髋外展肌）

对侧腰方肌

同侧髋内收肌

图 3.13　侧链

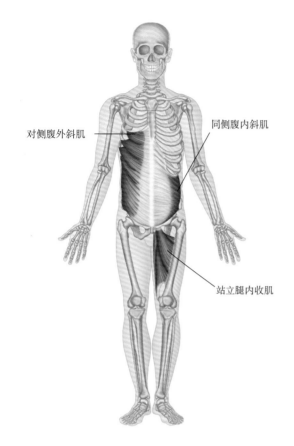

对侧腹外斜肌

同侧腹内斜肌

站立腿内收肌

图 3.14　前斜链

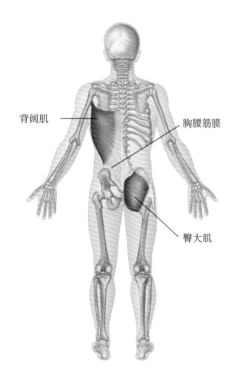

背阔肌

胸腰筋膜

臀大肌

图 3.15　后斜链

不止一个肌肉链，不同的肌肉链也可能重叠和相互连接。在外部，筋膜系统有多个肌肉链，包括冠状面肌肉链（包含内侧和外侧部分）、矢状面肌肉链（包含前侧和后侧部分）和斜螺旋肌肉链。有假说称，肌肉链无头无尾，只是在必要处彼此连接传递力量。有可能肌肉链都是相互连接的筋膜系统的一部分，每一条观察到的肌肉链可能仅仅是在特定运动中整个肌肉链被激活的某一部分（Lee，2004）。

确诊并治疗具体的肌肉功能障碍（如无力、不恰当的募集或紧张），对于恢复完整的力量闭锁（稳定性的第二要素），以及理解为何肌肉链的某些部分在运动中会受到限制或者缺乏支持都很重要。请注意以下几点。

• 外部核心肌群的 4 大系统依赖内部核心肌群，因为关节的紧致和稳定性对产生有效的力量是必需的。

• 在内部核心失灵，而外部核心需要工作时，通常会导致肌肉不平衡、关节损伤，以及运动表现下降。

• 现代的器械抗阻训练不能让外部核心得到有效的调整，因为器械设定的不同类型的针对性训练不同于日常的功能活动。

• 要想对外部核心进行有效的调整，需要调整内部与外部核心的功能训练，并且让运动模式适应患者的工作或运动环境（Chek，1999）。

在第 4 章，我将讨论步行周期（步行周期），如果对筋膜链系统理解透彻，那么就能很好地理解这些链在步行周期中的作用机制。我希望读者在阅读那一章节时，相关知识能够像智力拼图般慢慢形成完整画面。我的目标是希望读者能够不断回顾相关章节，从而能够理解与掌握这些内容。然而，更重要的是，我希望读者能将这些知识运用到各自的临床环境中，去评估和治疗自己的运动员和患者。

### 外部核心肌群训练

我个人认为，大部分人在健身房通常会做一些冠状面和矢状面的锻炼：如侧方举重（冠状面）或前方举重（矢状面）的运动。如果让他们演示如何锻炼核心肌群，以及在水平面做一些针对性锻炼，我敢肯定，他们会躺下，然后做卷腹并旋转躯干的运动。换句话说，他们卷腹时会让肘关节去触碰对侧的膝关节，如图 3.16a 所示。

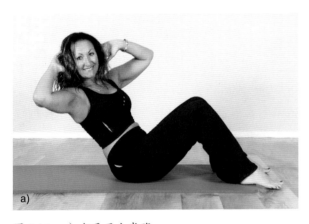

a)

图 3.16　a）水平面上卷腹

让我们联系实际情况想一想，这一动作除了我们早晨起床时做，日常生活中还有哪些情形下可以做？什么时候会躺下，做旋转躯干并让肘关节去触碰对侧的膝关节的动作？所以，我会称这一运动为非功能性运动，尽管大部分健身的人每天都在使用这一运动锻炼他们的核心肌肉。

如果认真想想，大部分体育运动或简单的步行，都会涉及一些水平面上（越过身体中线的运动）的动作。因此，专门设计水平面同时结合矢状面（冠状面）训练，不是更有意义吗？

## 以活动为基础的训练

内部核心肌群通常由起稳定性作用的姿势性（张力性）肌肉组成。它们低水平地收缩，有效固定了脊柱和骶髂关节，而且不易疲劳。内部核心肌群的协调能够提供合适的稳定性，在此基础上外部核心肌群才能协调地募集收缩。内部核心肌群收缩但不出现相位性肌肉收缩（产生动作），这种肌肉绷紧的能力比产生动作更重要。

外部核心肌群主要是相位性系统。核心大肌肉能够进行相位性收缩，因为它们都有很好的方向性，能够产生足够的力量，带动身体完成动作。外部核心由 4 个筋膜链组成，在骨盆稳定中也起重要作用，正如上文提到的 4 个链都经过骨盆，自然对骶髂关节形成力量闭锁。

根据训练的不同功能类别，必须明确动作模式并且以特定方式给予阻力，这就是抗阻训练的内涵。

如果运动员和患者日常活动中做特殊的运动，那么这些运动可以通过一定形式的抗阻训练进行重复，从而形成一个稳定程序。如果这些运动能够以模拟日常活动的速度进行，那么稳定程序会得到进一步强化。这样不仅能改善整个体能水平，还能促进骨盆的力量闭锁，进而改善稳定基础。每一项训练都要有直接的目标和功能，而不仅仅是为了增强跨区域部位的某些特定肌肉的体积。

在实施内部和外部核心肌群训练方案之前，要明白"次"和"组"的概念。

## "次"和"组"

**定义**：一"次"指将运动的全部过程完成一遍。一"组"指的是运动连续完成多"次"。

你可能听人说起过，他们在卧推机上完成3组12次的训练，这就是说他们连续做了12次卧推，休息一会儿，然后又将这一过程重复了2遍。

很难说一次训练究竟要做几组、每组几次才是好的。因为训练量受到多重因素的影响，包括运动员或患者目前训练的环境以及目标。本书旨在通过外部核心肌群的激活提高骨盆的稳定性，从而让运动员或患者能够完成日常生活需要的活动，以及参与体育运动相关的活动。我建议训练之初，每组运动做10~12次，每次做1~2组。

需要注意的是，和任何训练计划一样，锻炼也需要循序渐进。例如，运动员或患者从上文原始动作模式中选了2~3项运动开始训练，每项运动每组10次，做2组。当患者或运动员完成这些运动量相对轻松时，训练就需要进阶。这一过程可能需要1周或更长时间，甚至3~4周。提高训练的难度可以调整每组训练的次数，减少组间休息时间，增加其他运动，或者调整阻力大小（选择其他颜色的弹力带）（图3.16b）。例如，绿色带的阻力是1级（容易）、蓝色为2级（中等）、黑色为3级（困难）。

训练的进阶，可以通过增加每组训练的次数来实现，例如，将每组10次，增至每组12次；

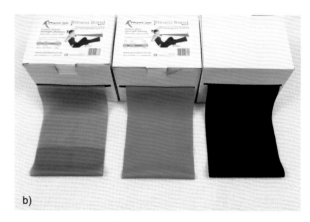

图3.16　b）弹力带的不同颜色代表不同阻力

也可以通过减少组间休息时间（例如将休息时间从45秒减至30秒）来达到。我强烈建议将每个训练方案都写下来，因为你可能很容易忘记前一个训练时段的训练量。我敢保证，几周后，患者或运动员能够轻松完成3组，每组12~15次的6~7种不同类型的外部核心肌群运动。

下面的运动，我没有在训练图旁标明训练的组数和次数，因为我只想展示如何正确地运动。请参阅本书附录2——外部核心肌群稳定性训练表，你可以复制并让患者或运动员使用（甚至自己使用）。在空表格内，你可以记录患者骨盆康复方案的组数和次数。

不巧的是，日常生活中每天需要完成多种运动（实际上有无数种），不太可能都纳入到每一种健身训练方案中。我接下来选择特别针对外部核心链系统整个肌群的6个动作，这些动作都可以加入力量和稳定性训练体系。

## 基础动作形式

下文介绍的运动就是我归纳的基础动作形式，在任何功能性、力量性和稳定性的训练方案中都可以加入一个或多个这样的动作形式。治疗师或教练可以根据实际需求相应地调整和改变基础运动形式（详述见后文）。动作形式的调整会大大提高运动的功能性和趣味性，同时还能满足患者或运动员个性化的需求。

不同动作的形式会重点激活某一个链。但是请记住，每一个运动都会影响身体其他部位，因此很难做到一个动作只针对一个特定的肌肉链。因为我之前提到的4个肌肉链肯定会以某种方式被训练到，具体哪个肌肉链取决于运动形式。例如前斜链和后斜链分别代表主动肌和拮抗肌（相互对立）。然而，我认为它们也是协同作用（互相支持）的，例如当你向前走或跑的时候，右前臂向前摆，激活前斜链；左臂向后摆，则激活后斜链。因此，这是既对立又协同的理论！下面的例子可以很好地阐述这一理论。

"当步行和跑步的时候，右侧肢体每次向前运动都会引起左侧肢体自然地向后运动，反之亦然。你不可能只做单一部位的运动而没有其他运动参与。"

6个基础的动作形式如下：

1. 推
2. 拉
3. 蹲——屈曲到伸展
4. 屈曲到伸展，伴旋转
5. 单腿站立
6. 旋转

每种运动形式都可以在健身房环境中使用特别的器械（如拉力器）或弹力带进行演练，也可以在任何环境中实际操作。在这个章节中我演示的大部分的动作，仅仅是使用一条弹力带、一个核心球和一些哑铃就能完成。下文将会详述包括各种肌肉链模式的示范动作和训练。

## 1. 推

第一个建议的动作能够非常有效地锻炼前斜链肌群。图 3.17 a 展示了起始姿势，运动员右手抓住弹力带（也可以用拉力器代替），与肩同高，左手与左腿向前置于前方。运动员利用支撑腿的内收肌、内侧斜链肌群和对侧外侧斜链肌群，向前推弹力带，越过身体。同时左臂向后，带动躯干向左侧旋转，进而在运动的水平面上锻炼前斜链肌群，如图 3.17 b 所示。

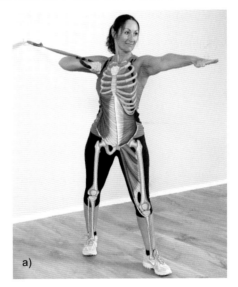

a)

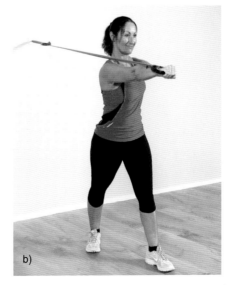

b)

图 3.17　前斜链肌群：a）起始姿势；b）终末姿势

所有的日常活动都会启动这条肌肉链，但是最好的动作还是步行、跑步和投掷。

**注意：**运动员控制运动是非常重要的。例如，在运动的两个时相中，向心收缩相（肌肉缩短）和离心收缩相（肌肉变长），不要让弹力带带动身体来控制运动。此外，还要注意激活内部核心肌群，从而为所有的运动提供必要的稳定基础。如果你没有掌握这些动作要领，请在进行任何抗阻训练前寻求专业人员指导。

在示范的时候，我常常对运动员和患者说："是你掌控运动而不是运动带动你。"这关系到所有肌肉链的锻炼。

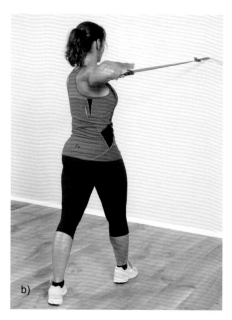

图 3.18　后斜链肌群：a）起始姿势；b）终末姿势

## 2. 拉

这是我个人最喜欢的动作之一，因为它能非常有效地锻炼后斜链肌群。图 3.18a 展示了起始姿势，运动员右手抓住弹力带，与肩同高，左腿和左手置于后方。拉弹力带越过身体，同时左臂向前，运动员利用背阔肌、胸腰筋膜，以及对侧

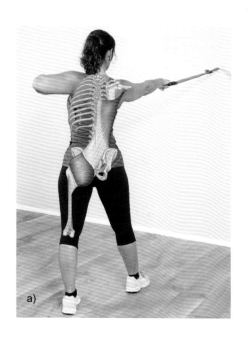

臀大肌，带动躯干向右旋转，进而在运动的水平面锻炼后斜链肌群，如图 3.18b 所示。

我经常对我的学生，甚至运动员和患者说："每一次'拉'的动作都包含'推'，每一次'推'的动作都包含了'拉'，我们不可能只做其中的一个动作。"我认为这句话能够很好地加强上文提到的两种运动形式的效果。

## 3. 蹲——屈曲到伸展

任何含有由屈曲到伸展动作的训练或活动，比如经典的蹲或硬拉，都会锻炼到后（深）纵链肌群和后斜链肌群。

### 体操球蹲起

用下背部把球抵在墙上，如图 3.19a 所示。在这一位置下，患者双脚稍稍前移，双膝分开，

与肩同宽。接着让患者激活内部核心肌群，慢慢地下蹲（离心收缩），直到膝关节屈曲接近 90° 的位置，如图 3.19b 所示。治疗师要确保髌骨与第二趾在一条直线上，同时髌骨不能超过足尖，如图 3.19b 中箭头所示。然后让患者在 2 秒内站起（向心收缩），并且在临近下蹲最末期时收紧臀大肌。

## 进阶方式 1：负重

按前文所述方式进行下蹲，同时让患者双手握重物，如图 3.20a 所示。向心收缩如图 3.20b 所示。

## 进阶方式 2：负重且不用体操球

起始姿势如图 3.21a 所示，运动员双手握哑

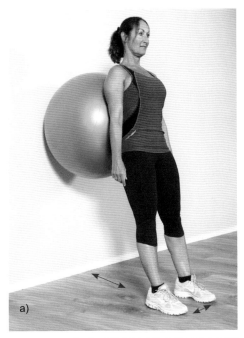

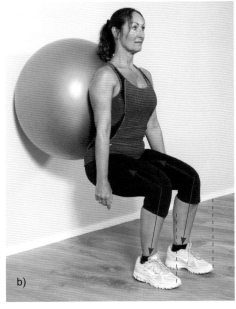

图 3.19　体操球蹲起：a）起始姿势；b）完全蹲下

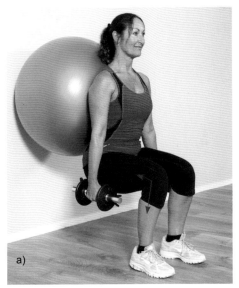

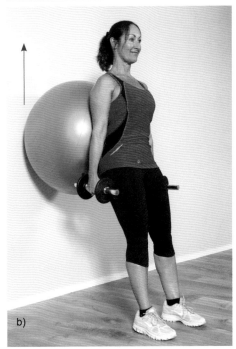

图 3.20　负重下体操球蹲起：a）起始姿势；b）向心收缩期

铃，双膝分开，与肩同宽，下蹲至膝关节屈曲约90°，如图 3.21b 所示。

**注意**：髌骨滑动轨迹要与第二趾在一条直线，并且不能超过脚尖。然后再从 90° 位置站起，回到起始姿势（这一运动可以在负重或不负重下进行）。

## 4. 屈曲到伸展伴旋转

屈曲到伸展伴旋转的动作是非常好的同时锻炼后（深）纵链肌群和后斜链肌群的方式。图 3.22a 展示了起始位置，运动员右手前伸抓住弹力带，与肩等高，左臂位于后方。注意，运动员起始处于蹲位，蹲的角度因人而异，图中运动员处于膝屈曲 45° 位置，但其他人的角度可根据训练要求进行调整。

按图 3.22b 所示进行运动：运动员利用后侧两个链的肌群，向后拉弹力带，越过身体，同时左臂伸向前方，站直身体。图 3.22c 展示了终末位置手臂的另一种姿势，因为有的患者认为这样更容易些。我会建议运动员自己选择或交替使用这两种方式锻炼。

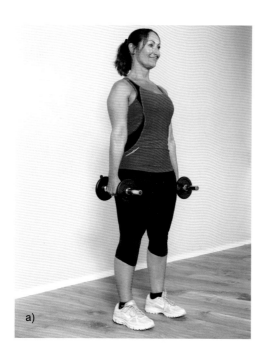

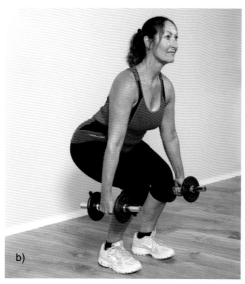

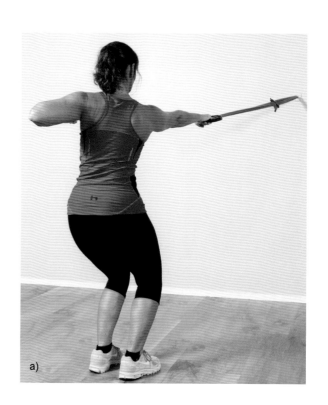

图 3.21　负重蹲起：a）起始位置；b）终末姿势

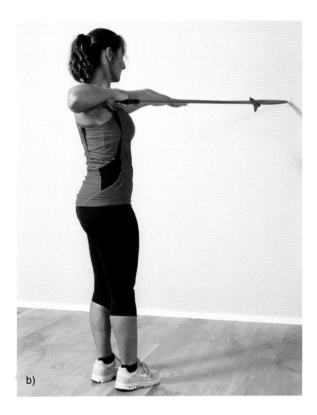

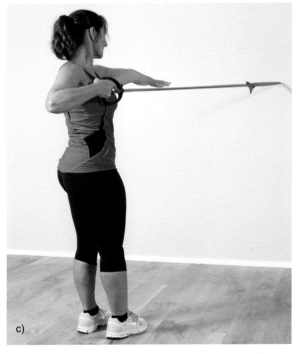

图 3.22　后纵链肌群和后斜链肌群：a）起始姿势；b）终末姿势；c）终末位手臂的另一种姿势

## 5. 单腿站立

侧链肌群系统的作用是把身体稳定在冠状面，在各种形式的单腿站立运动中，支撑腿髋外展肌（臀中肌与臀小肌）和内收肌与对侧腰方肌协同作用，从而稳定骨盆。腹内外斜肌同时收缩，维持脊柱与骨盆的稳定。侧链肌群系统失能，常常会引起腰部、骶髂关节以及支撑腿的损伤。如果认真想一下，你会发现大部分的运动都是单腿的情形。步行时，尤其是跑步和短跑时，身体通过强有力的单腿运动而驱动身体前移。因此，强力有效的侧链肌群系统是最重要的。这一特殊的肌群链系统能够提高运动员的整体表现，节省能量消耗以及降低骨骼肌肉持续损伤的风险。

任何包含单腿站立的运动都会激活侧链肌群。在 *The vital glutes: connecting the gait cycle pain and dysfunction*（Gibbons，2014）一书的最后一章，特别强调了单腿站立的训练是为了激活侧链肌群系统中的臀中肌。因此，我会在这一部分演示单腿的训练。我也将通过"推"和"拉"动作训练，同时激活前斜链肌群（或后斜链肌群）和侧链肌群。

**注意**：如果单腿站有困难，可能是由于侧链肌群力弱，我建议你先阅读 *The vital glutes: connecting the gait cycle pain and dysfunction*（Gibbons，2014）一书之后，再做下面的运动，那么你会更好地明白"为什么"以及"如何"强化臀中肌和侧链肌群系统。

**侧链肌群和前斜链肌群**

图 3.23a 中模特单腿站立（侧链肌群），同时右手抓住弹力带，与肩等高，左手置于前方，身体转向右侧，然后右臂向前推，左臂向后收，身体因而转向左侧，如图 3.23b 所示。这一动作激活前斜链肌群系统，同时还使用了侧链肌群。

**侧链肌群和后斜链肌群**

图 3.24a 中模特单腿站立（侧链肌群），同时右手抓住弹力带，与肩等高，左臂置于后方，身体转向左侧，然后右臂向后拉，左臂向前伸，身体因而转向右侧，如图 3.24b 所示。这一动作激活后斜链肌群系统，同时还使用了侧链肌群。

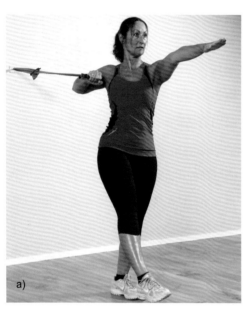

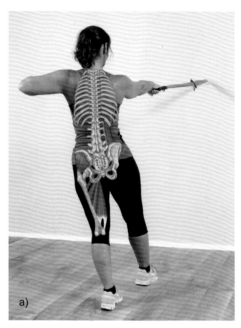

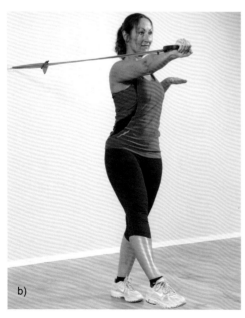

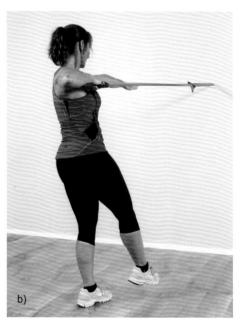

图 3.23　侧链肌群和前斜链肌群：a）起始姿势；b）终末姿势

图 3.24　侧链肌群和后斜链肌群：a）起始姿势；b）终末姿势

## 6. 旋转

最后一个基础的动作形式是旋转，主要用于锻炼腹内、外侧斜肌以及臀大肌。

### 向前旋

如图 3.25a 所示，模特双脚分开，与肩同宽，右手抓住弹力带，稳定内部核心肌群，然后将身体转向左侧，锻炼斜链肌群，如图 3.25b 所示。手臂应该相对固定，因为产生运动的是躯干而不是手臂。

### 向后旋

如图 3.26a 所示，模特双腿分开，与肩同宽，左手抓住弹力带，稳定内部核心肌群，然后将身体转向左侧，锻炼斜链肌群，如图 3.26b 所示。手臂应该相对固定，因为，产生运动的是躯干而不是手臂。

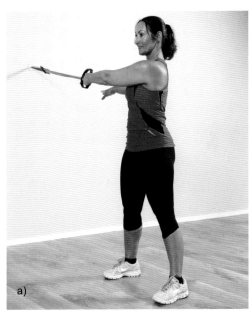

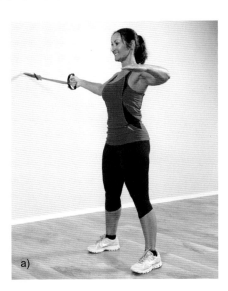

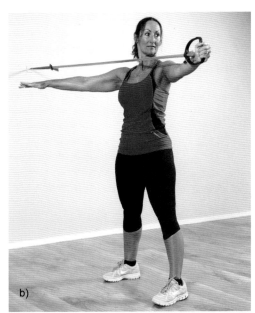

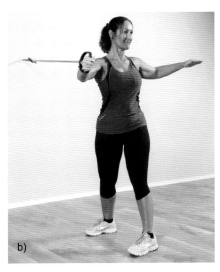

图 3.25 斜链肌群——旋前：a）起始姿势；b）终末姿势

图 3.26 斜链肌群——旋后：a）起始姿势；b）终末姿势

## 训练进阶

我已经演示和讲解了6种基础动作形式，可用于稳定外部核心肌群的训练方案。初次接诊患者或运动员时，我常常建议先只做2种基础的动作，即"推"和"拉"的动作。每侧做10~12次（即两侧分别完成"推"，然后两侧再完成"拉"），做2~3组〔记为：（10~12）×（2~3）〕，我建议刚开始时每组做10次，每天做1~2组，几周后进阶到每组15次，每天3组。

患者下一次来就诊时，我会在开始新的训练前先检查他们的技巧掌握情况，让他们把我之前教的动作做给我看。直到我对这些动作满意时，才会教他们做另外的1个或2个基础动作。

当6个基础的动作做完后，根据不同运动的要求，我们开始增加一些训练的变化和调整，让训练对运动员更有针对性。虽然下面介绍的训练只演示了一侧，但是在实际训练中两侧都应该做（例如，右侧训练完，左侧再做一遍）。

### 推–拉组合动作

如图3.27（a）所示，运动员双手抓住弹力带，然后右臂向前推，左臂同时向后拉，如图3.27b所示，此过程中要求激活内部核心肌群，确保完成这一动作时身体稳定。

### 单腿站立时的推拉动作

与上面训练相同，只是要求模特在单腿站立位完成，如图3.28a所示。模特单腿站立下，右臂推，左臂拉，如图3.28b所示。

### 弓步推

起始姿势如图3.29a所示，模特右手抓着弹

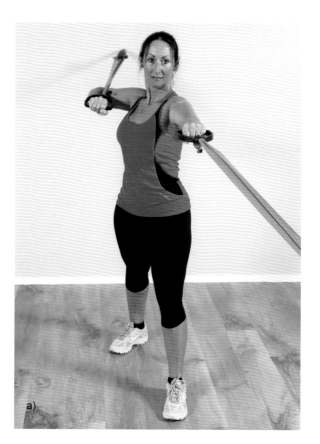

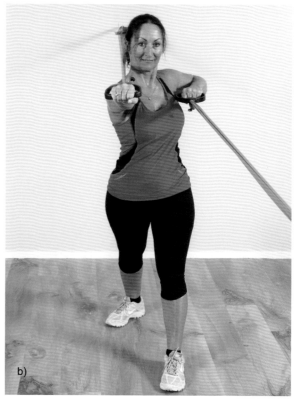

图 3.27　推拉组合动作：a）起始姿势；b）终末姿势

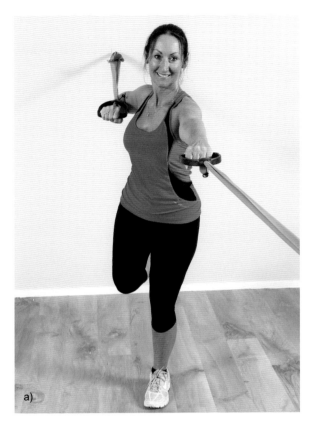

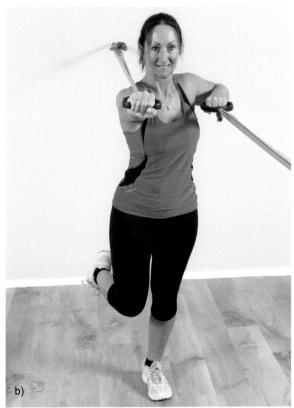

图 3.28　单腿站立下的推拉动作：a）起始姿势；b）终末姿势

力带，与肩同高，左臂和左腿置于前方，然后向前推拉弹力带并越过身体，同时左臂向后收，左膝屈曲呈弓步（注意：左膝不能越过脚尖，髌骨与第二趾在一条线上），如图 3.29b 所示。

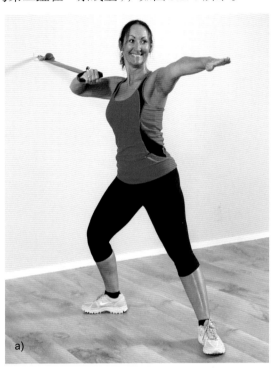

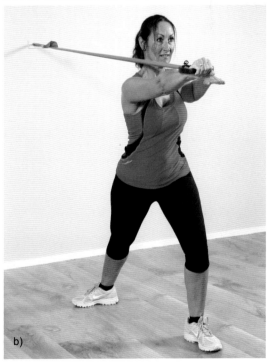

图 3.29　弓步推：a）起始姿势；b）终末姿势

**弓步拉**

起始姿势如图 3.30a 所示，模特右手抓弹力带并置于身体前方，与肩同高，左臂置于后方，左腿置于前方，然后向后拉弹力带并越过身体，同时左臂向前伸，右膝屈曲并弓步（注意：右膝不能超过脚尖，髌骨与第二趾在一条直线上），如图 3.30b 所示。

**不稳定站立上推**

起始姿势如图 3.31a 所示，模特站在不稳定的平面上，右手抓弹力带，双足与肩同宽，左臂置于前方，模特向前推弹力带，越过身体，同时左臂向后收，并保持身体稳定，如图 3.31b 所示。

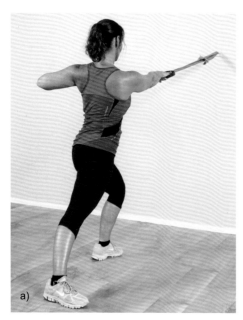

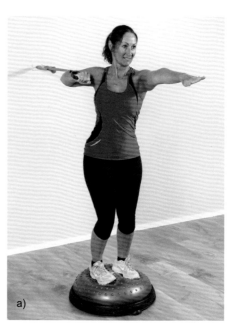

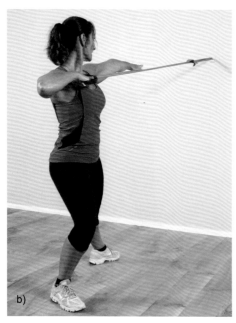

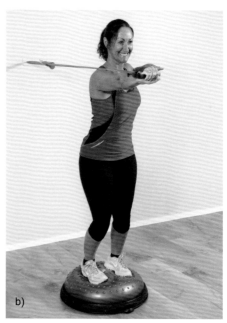

图 3.31　在不稳定的平面上推：a）起始姿势；b）终末姿势

图 3.30　弓步拉：a）起始姿势；b）终末姿势

**不稳定站立旋转拉伸**

起始姿势如图 3.32a 所示，模特站立在不稳定平面上，右手抓弹力带，右臂与肩同高，前伸拉住弹力带，左臂与肩同高向后放置。训练动作如图 3.32b 所示，在保持平衡的基础上，右臂拉动弹力带向后运动，越过身体，与此同时，左臂向前平移。

**不稳定站立屈曲、伸展并旋转拉伸**

起始姿势如图 3.33a 所示，下蹲，右臂与肩同高，前伸拉住弹力带，左臂与肩同高向后放置。训练动作如图 3.33b 所示，在保持平衡的基础上，右臂向后拉动弹力带，越过身体，左臂向前平移，与此同时，恢复站立位。

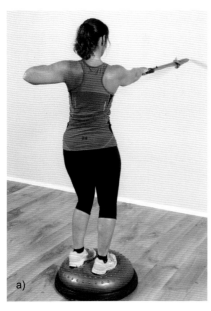

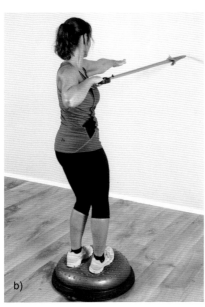

图 3.32 不稳定站立旋转拉伸：a）起始姿势；b）终末姿势

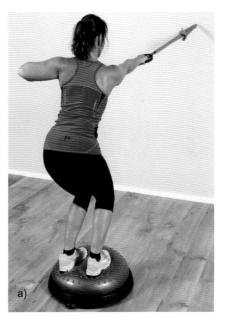

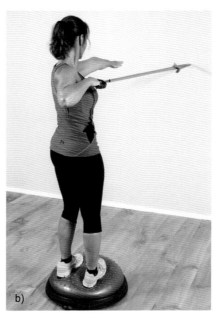

图 3.33 不稳定屈曲到伸展并旋转拉伸：a）起始姿势；b）终末姿势

**下蹲侧方拉伸（伐木动作）**

起始姿势如图 3.34a 所示，站立位双手于过肩高度同时拉住弹力带。训练动作如图 3.34b 所示，牵拉弹力带，越过身体向下，同时下蹲。这个动作看起来像在伐木，故也称之为伐木动作。

**起立侧方拉伸（反伐木动作）**

起始姿势如图 3.35a 所示，下蹲位双手在低于肩高度的位置拉住弹力带。训练动作如图 3.35b 所示，牵拉弹力带，越过身体向上，同时起立。

**起立侧方拉伸（单臂）**

该动作结合了起立和旋转起立侧方拉伸动

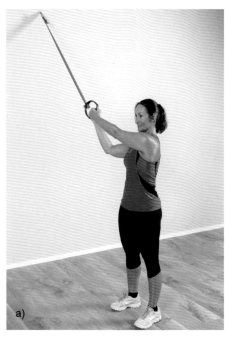

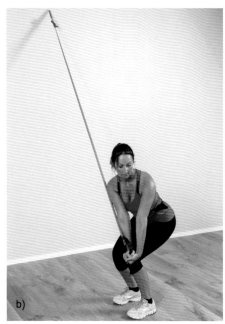

图 3.34　下蹲侧方拉伸：a）起始姿势；b）终末姿势

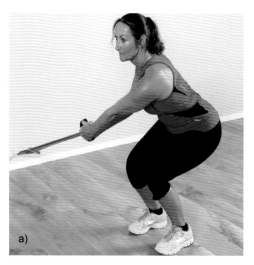

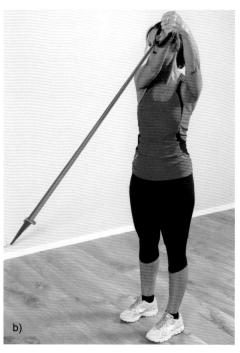

图 3.35　起立侧方拉伸：a）起始姿势；b）终末姿势

作，同时激活后纵链和后斜链。起始姿势如图
3.36a 所示，下蹲降低重心，右臂拉住弹力带 /
绳前伸，左臂反向放置，上半身左旋。下蹲深
度可根据运动要求上调或下调，此处采用 45°。
该训练动作如图 3.36b 所示，牵拉弹力带，通过
激活后纵链和后斜链，使身体从高处越过身体
向后，同时，左臂前伸，躯干右转，起身至站
立位。

**斜拉——不稳定站立向前旋**

如图 3.37a 所示，双腿分开与肩同宽，右手
拉住弹力带，保持核心肌群稳定。然后在保持稳
定的基础上身体向左侧旋转，如图 3.37b 所示。
注意手臂应保持相对固定，仅旋转躯干（同样的
动作也可练习旋）。

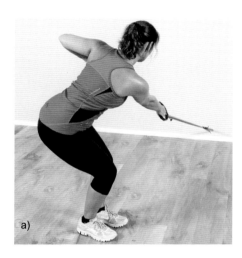

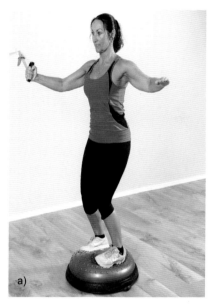

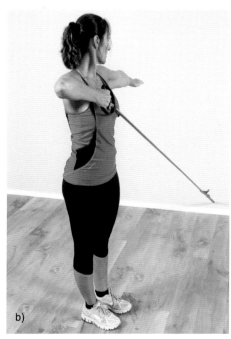

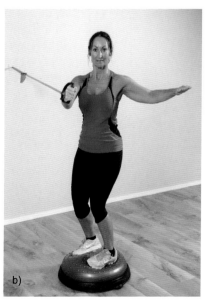

图 3.36　起立侧方拉伸（单臂）：a）起始姿势;b）终
末姿势

图 3.37　斜拉——不稳定站立向前旋：a）起始姿势；
b）终末姿势

**斜拉——单腿站立向前旋**

如图 3.38a 所示，站立位，双腿分开与肩同宽，右手拉住弹力带，保持核心肌群稳定。然后单腿站立，右腿抬起，身体向左侧旋转，如图 3.38b 所示。注意手臂应保持相对固定，仅旋转躯干（同样的动作也可练习旋后）。

**跪位旋转**

该训练动作起始姿势如图 3.39a 所示，跪位，双腿分开与肩同宽，左手握弹力带，保持核心肌群稳定。然后身体向右侧旋转，保持跪姿行功能锻炼，完成姿势如图 3.39b 所示。注意手臂应保持相对固定，仅旋转躯干。同样的动作也可练习旋后，如图 3.40 所示。

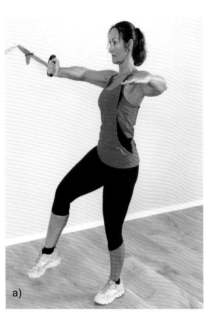

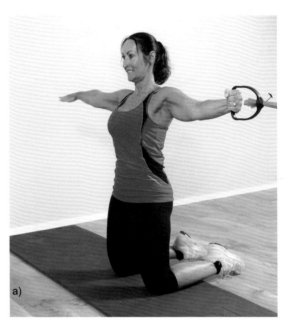

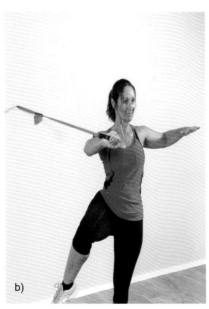

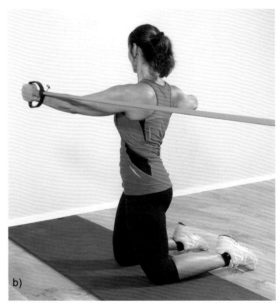

图 3.38　斜拉——单腿站立向前旋：a）起始姿势；b）终末姿势

图 3.39　斜拉——跪位向前旋：a）起始姿势；b）终末姿势

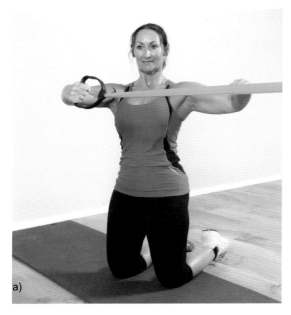

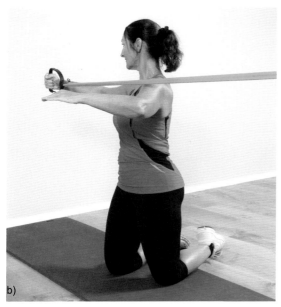

图 3.40　斜拉——跪位向后旋：a）起始姿势；b）终末姿势

## 小结

于身体而言，要想保持稳定和高效的运动，必须实现内外核心肌群的协同合作。如果内部核心肌群无法有效工作，脊柱和骶髂关节的稳定也就无从谈起。此外，核心肌群也将无法为运动肌

群（外部核心）提供稳定的收缩基础，导致肢体力量丧失、运动模式效能降低，以及骨骼肌肉损伤风险增加。

内部核心肌群的良好状态非常依赖于强大的外部核心肌群系统，以保护较小的内部肌群、脊柱韧带，以及脊柱和骨盆等相关关节。

下面用一个例子来试着解释以上理论概念：本人有幸和英国牛津大学赛艇队共事多年，当队员们在非常平坦且平静的湖泊河流上训练时，我曾多次与队员提及，做功推动赛艇在水中前行主要靠外部核心肌群（即运动肌群），相比之下，此时内部核心肌群则相对放松，尤其是当湖面平静时。

本人目前仍担任该队的运动治疗师，每当训练结束时，我会问队员腰背部和骨盆有何感觉，坦白说，大多数情况下不会有肌肉骨骼不适。然而，当我们在伦敦泰晤士河（不再风平浪静）上训练备战年度大赛时，则完全是另外一幅景象：前一秒波涛汹涌，后一秒风平浪静，瞬息万变，变幻莫测，这是因为泰晤士河的潮汐来自大海，因此水位受其影响，此外，路过的摩托艇溅起的波浪也会影响水的流动方式。境况多变，当河水比往常更为汹涌时，内部核心肌群将比平时做功更大，因为它不仅要保证队员自身能坐稳，还要试图稳定船身以防左右倾斜，而外部核心肌群此时仍要做功推动船只前行。训练结束后，我同样会问运动员腰背部的感觉，这时候约有一半的人说需要我的帮助以缓解症状。

要想拥有强有力的外部核心肌群，首先要稳定内部核心肌群，这一点至关重要。赛艇运动员骨骼肌肉损伤好发于腰椎下段，常常累及 L4/5（第 4、第 5 腰椎）或 L5/S1（第 5 腰椎、第 1 骶

椎）椎间盘。

大部分赛艇运动员对核心肌肉稳定性训练的内容知之甚少，有些人以前做过一些训练，主要是仰卧起坐和平板支撑（这两个动作，在我看来属于典型的非功能性训练，对内部核心肌群毫无裨益，不予推荐）。

根据我在训练中的观察，这些赛艇运动员年轻、健康，平时一般只做卧推、深蹲、弓步蹲一类的运动，这些核心肌力训练略显枯燥乏味，我会通过一些手段让其变得有趣。比如，我会让全体队员（一般是 8 个，算上舵手 9 个）坐在健身球上，排成一列，面朝同一方向，而舵手在最后，反向面向其他队员而坐。然后，双脚离地，将双足置于身前队员的健身球上，通过内部核心肌群来保持身体稳定，这个训练充满乐趣且极具挑战。

这个训练方法可以模拟划艇的姿势，在这一姿势下，想要保证所有人稳定成列，每位队员必须激活其内部核心机群。稳定成列一旦实现，接着就在健身球上模拟划桨动作。除了有趣，这种锻炼方法对激活内部核心肌群效果极佳，不仅队员注意力集中，也不用费神考虑其间涉及的程序。

采用上面这个训练方法是为了向队员强调为何训练内部核心肌群与训练外部核心肌群同等重要。我所接触过的许多运动员一般认为只需要训练肉眼可见的外部肌群，而恰恰忽视了内部核心肌群训练的重要性。

**备注：**我没有解释或示范太多关于内部核心肌群的训练，因为我觉得这不在本书所应涉及的范围之内，我想把关注点集中在训练和稳定外部核心肌群上，我觉得过去这个特定的领域被忽略了。当前，涉及具体的核心肌群激活训练的书众多，建议各位买一本来看看。我在这里只是简单介绍一下被我纳入赛艇队员训练的关于内部核心肌群训练的部分内容，我的策略就是，在队员不知不觉的情况下训练完成其内部核心肌群的训练。

# 4

## 步行周期与骨盆

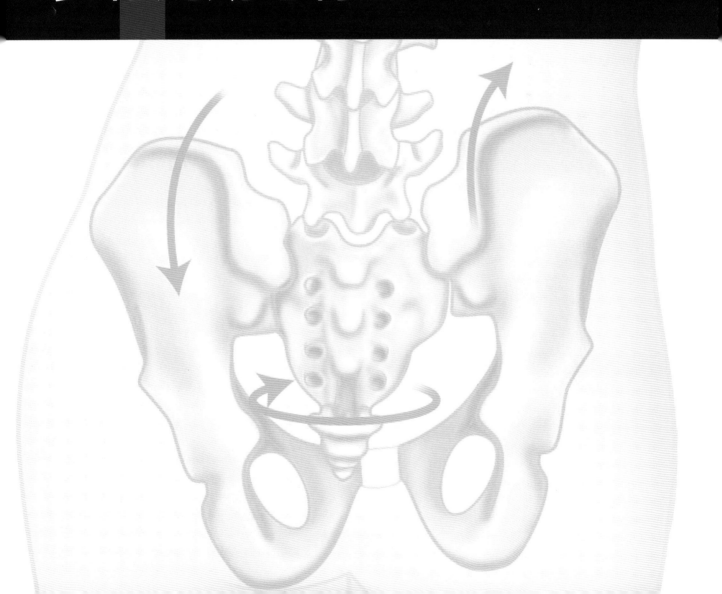

大多数人认为人会走路是理所应当、与生俱来的，每天我们都在重复行走但并不理解它究竟是怎样一回事。当某天我们身体的某个部位感到疼痛，这时候行走这个简单的动作会变得异常痛苦。这一章中我将要详究人行走时究竟都发生了什么（你可以根据书中的描述来自身实践其中一些动作），以及步行周期与骨盆和运动链两者之间的关系。

## 步行周期

**定义**：步行周期是指在行走或奔跑过程中，从一侧足跟着地至该侧足跟再次着地时所经过的时间。每一个步行周期主要分为两个阶段：支撑相（也叫站立相）和摆动相（也叫迈步相），每个步行周期从站立相先行腿首次触地（也叫足跟着地）开始，然后经过摆动相，直至同侧足跟再次触地时结束。支撑相又可分为足跟着地、支撑相中期和支撑相末期三个阶段。

人类的步态是一个极其复杂而又协调的系列动作，将其分为若干阶段有助于加深对其理解。支撑相，即步行周期中的承重期，从足跟着地开始，至同侧足趾离地结束。摆动相则由足趾离地开始，至同侧足跟着地结束。据估计，单个步行周期中，支撑相约占60%，摆动相约占40%，该比例与步行速度有关，如图4.1所示。

## 足跟着地

当你迈出右侧下肢，足跟着地前，试想一下此时身体的位置，你会发现此刻下肢呈现右髋屈曲、右膝伸展、右踝背屈、右足内翻的体位，正如图4.2所示，胫骨前肌在胫骨后肌的协同下，维持踝背屈和足内翻。

正常步态中，足跟刚着地时，足内翻约2°，接着，距下关节外翻的角度从5°~6°减少至3°~4°，这时脚作为"移动适配器"的作

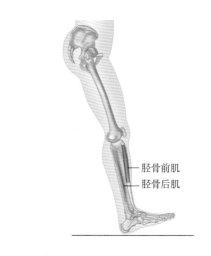

图 4.2　足跟着地前腿的位置

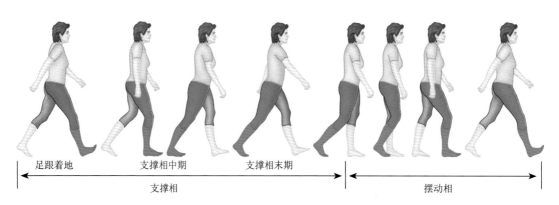

图 4.1　步行周期中的支撑相和摆动相

用得以体现。

## 肌筋膜链

踝背屈且足内翻时，胫骨前肌（该肌肉止于内侧楔骨内侧面和第一跖骨底，是维持踝背屈、足内翻这一解剖位置的主要肌肉）便成了某链条系统的一部分，此链条系统我们称之为肌筋膜链（详见第 3 章）。此肌筋膜链起自胫骨前肌起始点（外侧胫骨髁），穿过腓骨长肌（该肌肉止于内侧楔骨和第 1 跖骨底，同胫骨前肌），后达腓骨长肌于第 1 跖骨底部内侧的肌肉附着点和腓骨头，腓骨头作为骨骼标志也正是股二头肌止点所在。

该肌筋膜链继续走行延伸为股二头肌并朝向其起始点——坐骨结节，股二头肌通过骶结节韧带附着于坐骨结节。一般来讲，股二头肌是直接附着于骶结节韧带而非坐骨结节，一些文献中提到可能有 30% 或更多的人的股二头肌是直接附着于骶骨外侧角。大家回想一下，我曾在第 1 章中讲到，Vleeming 等人（1989a）发现，50% 受试对象的部分骶结节韧带与其股二头肌长头肌腱相连。

此肌筋膜链继续走行，下一站是骶结节韧带，在骶骨外侧角附着于骶骨下方，通过筋膜与对侧多裂肌和竖脊肌相连，并延伸至枕骨嵴。该肌筋膜链被称为后纵链（PLS）或深纵链（DLS），如图 4.3 所示。

行走过程中，在足跟着地之前，踝关节背屈（胫骨前肌收缩引起）就可引发股二头肌和腓骨长肌的同时激活。有研究表明，股二头肌在腓骨头处与腓骨长肌"接头"，约将其 18% 的收缩力通过筋膜系统传递给腓骨长肌。这种同时收缩作用有助于兴奋胸腰筋膜系统来稳定下肢，从而储备必

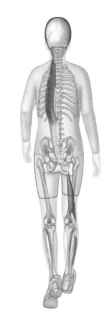

图 4.3　行走时，后（深）纵链肌群

要的动能，随后在步行周期的推进期中获得释放。

如前所述的后纵链具有筋膜张力，增加的张力可通过股二头肌的附着作用于骶结节韧带，如图 4.4b 所示，这种连接在骶髂关节力封闭机制过程中极其重要，简而言之，这样一来就形成自锁，以稳定骨盆，为负重步行的启动打下基础。如图 4.4a~c 所示，右侧髂骨于摆动相旋后，导致骶结节韧带处张力增加，从而助力骶髂关节的力封闭。

如图 4.4c 所示，由于股二头肌的收缩以及右髋关节旋后，张力在右骶结节韧带中积蓄，与

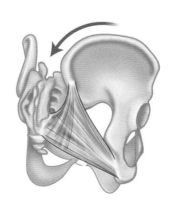

a)

图 4.4　a）右髂骨旋后——骶结节韧带被牵拉

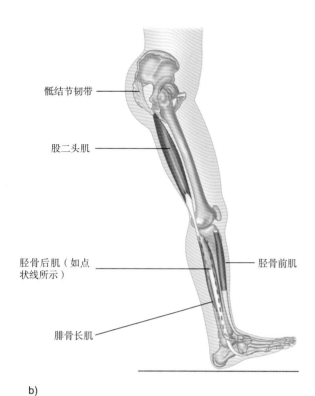

骶结节韧带

股二头肌

胫骨后肌（如点
状线所示）

胫骨前肌

腓骨长肌

b)

图4.4　b）足跟着地前腿的位置，股二头肌和骶结节
韧带被牵拉

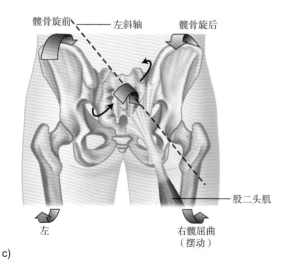

髋骨旋前 —— 左斜轴　髋骨旋后

股二头肌

左　　　　　右髋屈曲
（摆动）

c)

图4.4　c）右髂骨旋后——左髂骨旋前、骶骨沿左斜
轴旋转

此同时，左髋旋前，骶骨沿左斜轴旋转，此腰骶髋复合体的特定动作总是在足跟着地时发生。

说到这里，相信有些读者可能会想要起身站立，然后慢慢地进行下列动作，从而感受身体在正常的步行周期中发生了什么。如前所述，足跟着地前会伴有屈髋、伸膝、踝关节背屈、足内翻。胫骨前肌和胫骨后肌共同作用维持踝关节和足的位置，足触地时，胫骨前、后肌则通过离心收缩来控制距下关节旋前的速率。

从右侧足跟着地到同侧足尖离地时（站立相），身体重心超过右腿，导致骨盆向右侧偏，继续行进至足尖离地时，右侧髋骨旋前伴左髋旋后。

继续向前便到了站立中期，由于骨盆的自然旋前和骶结节韧带的松弛，腘绳肌张力降低。形封闭在支撑相末期逐渐丧失，所以，此时的稳定性主要通过力封闭来维持。支撑相中期，右侧臀大肌与其对侧的背阔肌协同作用保证右下肢的持续伸展，这两块肌肉的主动收缩可以增强胸腰筋膜的张力，从而为处于支撑相中期的右骶髂关节提供必要的力封闭稳定性。

在此我要赘述一点，臀大肌的相位性收缩发生在支撑相中期，臀大肌与对侧背阔肌同步收缩来协助推进步行，也正是背阔肌可通过所谓的反旋转作用伸展肱骨，从而使手臂得以伸展。胸腰筋膜是一层位于臀大肌和对侧背阔肌之间的结缔组织，臀大肌和对侧背阔肌的收缩使得胸腰筋膜受压而增加张力，其张力的增加将会通过力封闭机制提升站立腿骶髂关节的稳定性。

如图4.5所示，就在足跟着地之前，前臂摆动导致右侧背阔肌被拉伸，此时臀大肌亦可达最大牵伸状态。足跟着地标志着步行开始向推进期

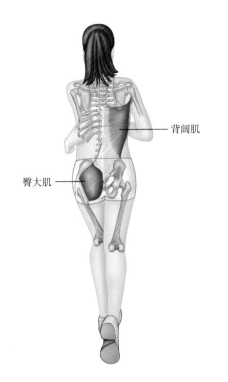

背阔肌

臀大肌

图 4.5　跑步时，后斜链肌群

过渡，在此阶段，臀大肌的收缩叠加于腘绳肌收缩之上。

　　如前所述，臀大肌的激活与对侧背阔肌的收缩相互呼应，使得手臂伸展和迈腿动作相一致。臀大肌和对侧背阔肌的协同收缩使得胸腰筋膜处于张力之下，这一波能量的释放将帮助肌肉的运动。储存于胸腰筋膜中的这些能量有助于降低步行周期中整体能量消耗。Janda（1992，1996）曾经假设，臀大肌肌力差或臀大肌激活不充分会降低步行的效率。后斜链也包含一个位置较低的组成部分（由臀大肌的延续部分组成），该部分有增加髂胫束张力的作用，这有助于在步行周期的支撑相时稳定膝关节。

　　支撑相中期接着过渡到足跟离地、支撑相末期（推进期），推进期开始时，足再次内翻并经

过中立位，足趾离地时，足持续呈内翻位。

　　受支撑相中期足内翻的影响，随着跗中关节锁于旋后位，脚的作用从足跟着地时的"移动适配器"转换为足趾离地之前的"硬杠杆"，从而加速足趾离地，身体前移更有效率。

## 骨盆与骶髂关节的运动

　　接下来，我们探究一下骨盆以及它如何在步行周期的支撑相中发挥作用。当右侧髋骨由初始的旋后位开始旋前时，右骶骨结节韧带的张力随之降低，骶骨被动产生移位，沿右斜轴上向右扭转（回想一下第 2 章中讲到的骨盆和骶髂关节的运动）。换言之，由于左侧骶骨移动到纵轴前位置（也被称为 I 型脊柱力学，旋转和侧屈同时向对侧活动；详见第 6 章），骶骨向右旋转且一侧向左弯曲，运动如图 4.6a 所示。

　　有一点需要注意，当骶骨左侧移动到纵轴中心时，骶骨右侧会向后反转，这主要是由右骶结节韧带松弛及右髋于支撑相中期持续旋前运动造成的。

　　根据骶骨的运动学，腰椎左旋（与骶骨反向）并向右侧弯曲（ I 型脊柱力学），如图 4.6b 所示。胸椎右旋（与骶骨同向）并向左侧弯曲；颈椎右旋并向右侧弯曲。颈椎耦合的方向与其他椎体相反，因为颈椎的特定运动归属于 II 型脊柱力学范畴（旋转和侧屈同时向同侧活动，详见第 6 章）。

　　当左下肢从负重过渡到足趾离地，左髋骨、骶骨、腰椎和胸椎以上述相类似的方式经历了骶骨扭转、旋转和侧屈运动，但运动方向相反。

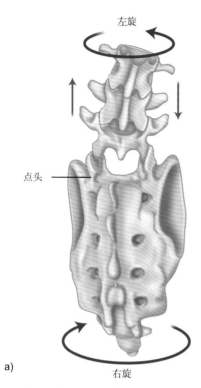

a)

图 4.6   a）骶骨旋转，腰椎反向旋转

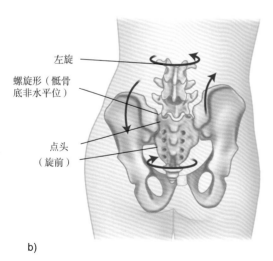

b)

图 4.6   b）叠加在骨盆带上的骶骨旋转和腰椎反向旋转

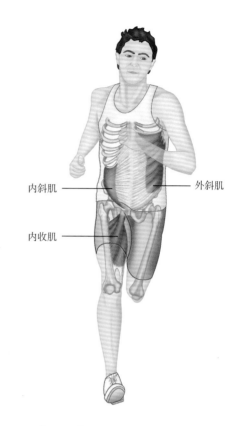

图 4.7   跑步时，前斜链肌群

站立相时，前链也与腿部内收肌、同侧腹内斜肌以及对侧腹外斜肌有协同作用，如图 4.7 所示。这些肌肉的联合收缩有助于支撑相时上半身的稳定，并且协助骨盆旋转，获得最大的推动力，为接下来的足跟着地做好准备。

在步行周期中，腹内、外斜肌以及内收肌群的活动不仅可以提供稳定性，还可以保证活动度。

Basmajan 和 De Luca（1979）在观察步行周期内腹斜肌的肌电图并与步行时内收肌活动周期匹配时发现，两组肌肉（腹内、外斜肌和内收肌）都有助于维持步行周期中支撑相起始阶段的稳定性，并能促进摆动相时的骨盆旋转和伸腿动作（Inman 等人 1981 年的研究亦证实了此结果）。随着行走速度增加到跑步和冲刺的水平，前斜肌群的激活变得愈发重要且不可或缺。

迈步时，单腿支撑，侧链系统产生作用。此链将支撑腿的臀中肌和臀小肌、同侧的内收肌群以及对侧的腰方肌连接起来（图 4.8）。同侧臀中肌和内收肌群的收缩可稳定骨盆，而对侧腰方肌的激活可协助抬高骨盆，这样一来，骨盆充分上提，腿便可顺利迈出。侧链系统在冠状面上不仅稳定了脊柱和髋关节，也是骨盆和躯干保持整体稳定必不可少的因素。

侧链系统不仅提供脊柱和髋关节的稳定性，而且对骨盆和躯干的整体稳定性也起到了一定的促进作用。随着工作和运动的需要，如果躯干变得不稳定，将会减少快速摆动腿所需的力量。在步行或者其他功能性活动中，试图摆动腿或者在腿支撑过程中会很容易造成骶髂关节和耻骨联合的分离，并且会通过整个运动链造成运动功能紊乱（Check，1999）。

Maitland（2001）提到，步行时正确的身体运动会受骶骨在左侧斜轴上的左侧扭转（L-on-L）及在右侧斜轴上右侧扭转（R-on-R）能力的影响。由于大部分步行是在脊柱相对直立的情况下完成，所以我们假设，在步行时脊柱和骶骨保持在中立位。

当我们步行时，纵轴骨骼系统在侧向屈曲和旋转运动中产生交替波动型的运动方式，这对人类的整体健康非常有趣并非常重要。这是一种让人联想起蛇在草丛中滑行的动作。当然，蛇和人类之间的最大区别是，我们的脊柱确保人类可以使用两条腿进行步行。

## 骶骨和步行周期

现总结一下骶骨在步行周期中的具体运动，骶骨可以在左侧斜轴上向左侧旋转（L-on-L），然后回到中立位。从这个中立的位置，骶骨向右旋转到右侧斜轴（R-on-R）上，然后再回到中立位。骶骨的运动实质上是向前倾斜的，正如前面所描述的运动一样。在步行中，旋前运动发生在单腿支撑时，然后回复到中立位；在骶骨回到中立位前，旋前运动是发生在反方向的，步行中这种动作过程不断重复。相关研究结果显示，在正常的步行周期中，骶骨旋后运动一般不会超过中立位。

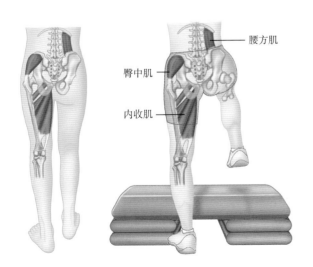

腰方肌
臀中肌
内收肌

图 4.8　步态的摆动相，单腿站立时侧链肌肉收缩

# 5

# 长短腿与关节运动链和骨盆之间的关系

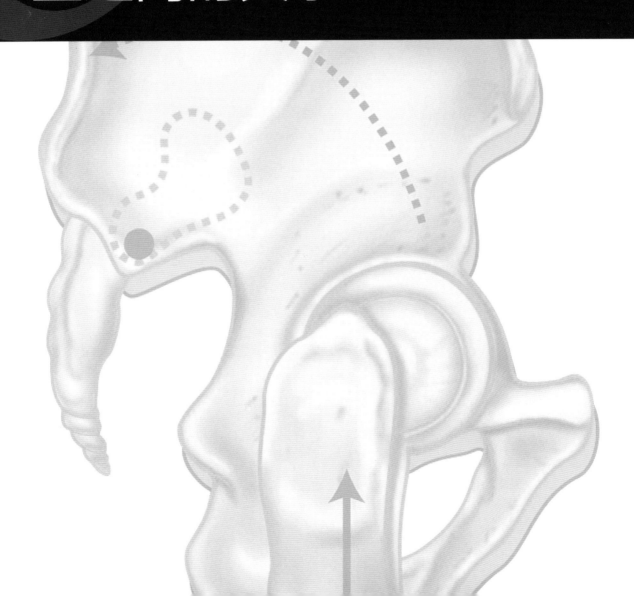

根据个人经验，大多数来我在牛津诊所的患者和运动员一般都有身体某些部位的疼痛。我最初的筛查是让患者站在我前面，然后我把双手放在他们的髂骨上，看是否有骨盆倾斜。换句话说，就是寻找双侧是否出现低或高的现象（图5.1）。我经常会发现两侧髂嵴的高度有一定的差异，这可能表明患者存在长短腿（leg length discrepancy, LLD），也叫长腿综合征（long-leg syndrome）或者短腿综合征（short-leg syndrome）。

长短腿可能是物理治疗师遇到的最常见的姿势不对称现象。双腿长短差异可能会对我们日常生活造成很大的影响，尤其是对步行周期。这种差异不仅会影响到骨盆和骶髂关节，还会影响我们的整体姿势。

**定义**：长短腿是指一条腿比另一条腿短的情况。

在临床中，必须明确是否有"实际"（或"真性"）解剖性长短腿或"假性"长短腿，因为长短腿与步态和跑步力学的缺陷相关。长短腿也与姿势性功能障碍有关，也会增加脊柱侧凸的发生率，引起腰痛、骶髂关节功能障碍，以及脊柱、髋关节和膝关节的骨关节炎等。而且，髋部、脊柱和下肢的应力性骨折都与腿部长度的变化有关。

实际（真性）腿长度测量是使用卷尺由骨盆上的一个点，即髂前上棘量到内踝（胫骨的远端部分）来确定其长度（图5.2）。通常，髂前上棘作为体表骨性标志，因为股骨在髂嵴下，不可能真正触诊到。在进行测量之前，最好是先分别测量一下左右髂前上棘到脐之间的距离（图5.3），来鉴别是否有骨盆旋转的现象。如果发现两侧的测量值有差异，需要纠正骨盆的旋转后再重新测量（见第13章）。

如果测量两侧髂前上棘到内踝的长度结果相同，那么就可以假设两侧下肢的长度相同。另一方面，如果测量长度不同，我们可以假设患者存在实际（真性）长短腿。

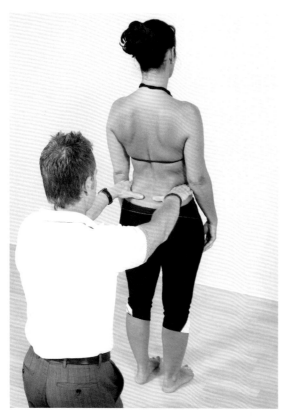

图5.1　通过髂嵴的触摸去测量腿的长度

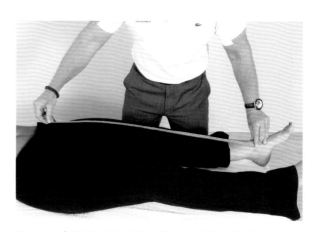

图5.2　真性腿部长度的测量是从髂前上棘到内踝

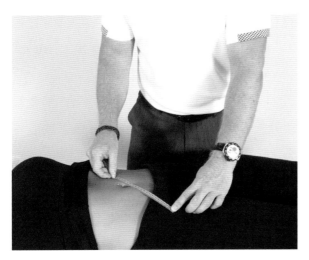

图 5.3　从髂前上棘到脐的测量

腿部长度的另外一种测量结果称之为假性长短腿，是指从脐部到内踝进行测量（图 5.4），如果双腿的长度不一致，可以假设患者的某一部位存在功能紊乱的情况，这将需要进一步的检查。

# 仰卧位到长坐位

从仰卧位转移到长坐位的测试，通常被用来确定骶髂关节的假性和真性长短腿。在患者处于仰卧位时，治疗师开始比较患者两侧内踝的相对位置，查看这两个骨性标志之间是否存在差异（图 5.5a）。

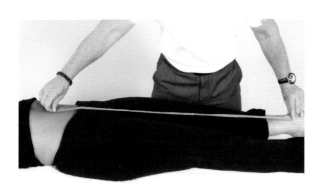

图 5.4　假性长短腿下肢长度的测量是从脐部到内踝

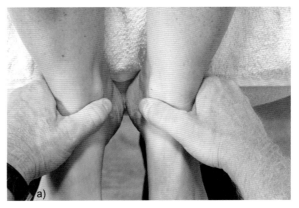

图 5.5　a）仰卧位，触诊内踝（下肢长度）的位置；

接下来，患者被要求坐起来，同时保持腿的伸展。再比较一次两侧内踝的位置，看是否有改变（图 5.5 b ~ c）。

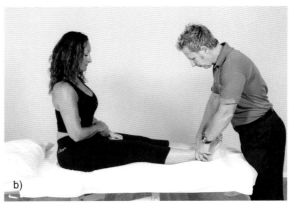

图 5.5　b）从仰卧位转移到长坐位，测试并观察内踝（下肢的长度）的位置

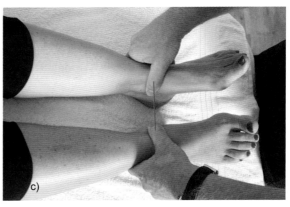

图 5.5　c）从仰卧位转移到长坐位，测试并近距离观察内踝（下肢的长度）的位置，在此图中两侧内踝的位置似乎是水平的

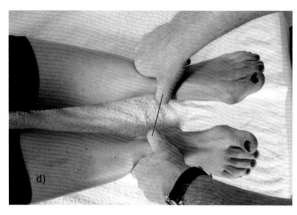

图 5.5 d）从仰卧位转移到长坐位测试后，近距离观察内踝的位置（腿的长度），右腿似乎缩短，可能表示右侧髋骨旋前

例如，如果患者存在一侧下肢髋骨向后的情况，那么在仰卧位看起来短的腿在坐位下就会变长。如果患者存在髋骨旋前的情况（右侧很常见），在仰卧位上看起来较长的腿，现在看起来会随着坐起的运动而变短（图 5.5d）。

如果实际（真性）长短腿存在，真正的长腿在仰卧位和坐位时均是较长的，所以在检查时观察不到明显的改变（这一点会在第 12 章中详细介绍）。针对目前的情况，如果在仰卧位和长坐位时内踝的位置有变化，可以简单地记录下来。

**注意：**这个测试可以帮助区分真正的长短腿和骶髂关节功能紊乱。请在要求患者做这个测试时要小心，因为测试的动作（坐起过程中）要发力，所以可能会很容易加重患者的症状，治疗师在必要时应给予适当帮助。

## 长短腿的类型

长短腿可分为三种主要类型。

1. 结构性长短腿　这是骨骼系统的实际（或真性）缩短，通常由以下 4 个因素之一引起。

- 先天性缺陷，如髋关节先天性发育不全。
- 外科手术，如髋关节置换手术（THR）。
- 创伤，如股骨或胫骨骨折。
- 疾病过程，如肿瘤、骨关节炎、胫骨粗隆骨软骨病（Osgood-Schlatter disease）或股骨头骨骺骨软骨病（Legg-Calvé-Perthes disease）。

儿童骨折在愈合的过程中，已经被认为在多年后会生长得更快，这自然会导致骨折的肢体在解剖学上变得更长。

2. 功能性长短腿　这可能是由于身体生物力学改变所引起的，如踝关节和足部过度旋前或旋后、骨盆倾斜、肌肉失衡（如较弱的臀中肌和腹肌，或较紧的内收肌和髋屈肌）、髋或膝关节功能紊乱，甚至有可能是躯干核心肌肉欠稳定等。

3. 特发性长短腿　如果在问病史和评估的过程中发现明显的长短腿，物理治疗师可能需要思考患者长短腿的原因。然而，如果治疗师不能确定长度变化的原因，这种情况将被归类为特发性，这意味着它是独立发生的，而不是其他疾病的结果。

Kiapour 等人（2012）指出，如果长短腿超过 1cm，将会增加骶髂关节的 5 倍负荷。

## 评估

在首次评估中，治疗师必须敏锐地获知患者的情况。当将手放在患者站立位下的髂嵴顶部以确定骨盆是否存在倾斜时，治疗师需要意识到患者的"骨盆偏移"。举个例子：如果患者有左侧臀中肌较弱，骨盆可能下降到右侧，偏离或横向左移；并且会造成左侧髂嵴表现为升高，所以左侧自然会表现为长腿（图 5.6）。

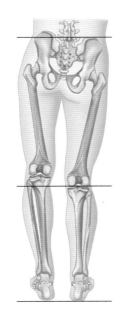

图 5.6　左侧长腿综合征与右侧短腿综合征

帮助你记住上述这个过程："当你站立时，弱的肌肉会表现出来；当你躺下时，较短的肌肉则会表现出来。"

## 足踝位置

当患者到诊所向医生介绍病情时，下肢力线是最容易被忽视的部分。每天，整骨医师、整脊医师和物理治疗师都会接触许多下背部、骨盆和骶髂疼痛的患者。这些专业医务人员自然要花很多时间观察和评估骨盆和腰椎，以确认是哪种组织问题造成了疼痛。然而，这种疼痛可能只是一种症状，疼痛的原因可能在别的地方，远离实际疼痛的部位。

Ida Rolf 博士发明了 Rolfing 软组织技术（Rolfing soft tissue technique），他指出："你认为疼痛的地方，往往不是问题的根源所在。"下面是我常说的一句话，它让我的学生记忆深刻（我认为和 Rolf 博士的陈述有关系）："唯一对疼痛关注的是你的患者；治疗师应该找出疼痛的真正原因，而不是简单地治疗疼痛的地方。"

当患者就诊时，可以假设疼痛已经存在一段时间，这时我们可以比较有把握地说，这种情况已经处于慢性阶段。由于自然代偿机制，软组织慢性疼痛导致肌肉缩短。腰方肌作为腰椎的特定肌肉会导致长短腿的发生。当患者仰卧位时，通过观察左、右内侧踝关节的位置来检查长短腿。你可能会注意到，左侧内踝比右侧更靠近患者的头部（头侧），这使左腿看起来很短。这种情况的长短腿可能是由于左侧腰方肌过紧引起的。然而，当患者站立时，你可能会发现患者的左腿实际上看起来更长了！

这看起来似乎很混乱，但请先想一想。这只是一个例子，因为引起髂嵴高于另一侧是有许多潜在原因的，当患者在站立的姿势时，左侧臀中肌薄弱，导致骨盆偏移到弱侧，现在是表现为左腿更长的样子吗？相反，这种情况是不可能的，当患者处于仰卧位，左侧腰方肌处于缩短位置，所以才导致左腿出现缩短吗？下面这句话可能会

重要的是，在评估患者时，你应该观察下肢的位置，特别是足和踝关节的位置，因为足和踝关节结构的缺陷会严重影响腿的长度和骨盆的自然位置。患者所表现出的最常见的非对称足的位置，通常被称为过度旋前足（或平足）（图 5.7）。

现已广泛认为，当我们真的出现长短腿时，身体会试图通过骶髂关节旋转来降低足内侧纵弓以弥补更长的腿。旋前的动作被称为三维运动，包括三个动作：踝关节背屈、外翻和外展的复合动作。这基本是通过人体的自然代偿机制增加了旋转来"缩短"解剖学上的长腿。

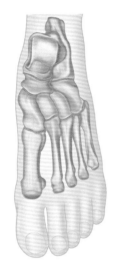
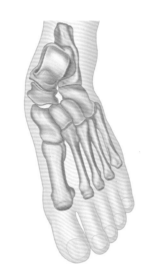

图 5.7　过度旋前综合征

我们的足底有数千个感觉接收器,负责准确定位脚的位置,最小的体重变化足以反馈回大脑产生代偿反应。在对侧(较短的腿),代偿机制将导致内侧足弓采用旋后的位置(三个平面上的跖屈、内旋、内收)。代偿机制改变了足弓的位置,以试图延长明显的短腿。当物理治疗师评估患者时,他们需要检查这个代偿模式。因为如果任其发展,解剖学上更长的腿会导致过度的足部旋前,随后对侧足发生旋后代偿,会导致下肢的内旋和对侧下肢外旋。这种代偿机制的作用将改变从足到头的整个动力链。

## 真性长短腿与骨盆的关系

让我们继续整个"思维过程"。如果你的患者有一个实际的左侧长腿,你已经确定由于髂嵴的位置较高,骶髂关节在同一边可能代偿旋前,以及在仰卧和长坐位的位置出现更长的腿的长度(通过观察内踝)。在继续讨论之前,你可以先想一下,如果左腿在解剖学上更长,那么髋骨可

能会是什么位置。

作为一种代偿机制,髋骨旋转自然地伴随着长短腿出现:如果你看图 5.8a,你会看到长腿的股骨头迫使髂嵴位于向上、向后旋转的位置。相反地,另一侧腿的股骨头较低,表现为向下和再向前旋转(图 5.8b)。因此,我们现在看到的是,左侧髋骨被迫处于后旋的位置,右侧髋骨则向前旋转。

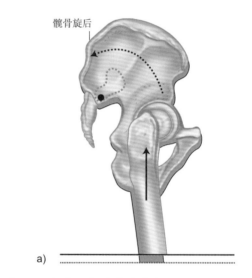

髋骨旋后

a)

图 5.8　a)长腿侧髋骨的补偿

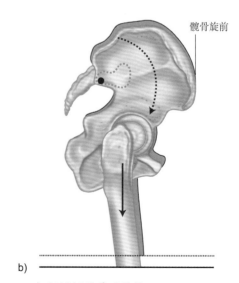

髋骨旋前

b)

图 5.8　b)短腿侧髋骨的补偿

想想这两个髋骨之间是哪块骨头？是的，就是骶骨。由于两块髋骨的补偿性旋转向相反方向进行（由于解剖结构的长短腿），骶骨产生了一个运动，即骶骨发生了左侧到左侧（L-on-L）的扭转（图 5.9），这些内容在第 2 章进行过详细描述。请记住，一个左侧到左侧骶骨扭转意味着骶骨在左边斜轴上向左旋转，同时还会弯向右侧，因为它是由 I 型脊柱力学决定的（Fryette1918年提出旋转和侧弯耦合的两端和脊柱力学定律，这将在第 6 章中讨论）。在开始治疗之前需要理解清楚，伴随骶骨扭转会出现髋骨旋转，这通常被描述为骨盆扭转或骨盆倾斜。

## 真性长短腿与躯干和头部之间的关系

你会注意到图 5.10a 和 b 中，左侧肩关节的位置较低，但左侧髋骨较高，这种代偿机制在功能性脊柱侧凸中较为常见。然而，一些学者认为这是由"利手模式"造成的。例如，如果你是左利手，左肩可能会更低，如果你是右利手，你的右肩可能会显得更低。这一解释可能是正确的，但前提是髂嵴是水平的。否则，脊柱侧凸就一定会存在，特别是在髂嵴和肩关节位置不对称时。

你还在图 5.10b 中观察到了什么？如果你看看左侧腰方肌发生了什么情况，你可能会认为这块肌肉缩短了，因为左边的位置越高，这块腰方肌的位置就越高。这个假设是正确的，因为你也可以看到腰椎是向较长的左腿（凹侧）方向弯曲，并向较短的右腿（凸侧）旋转。

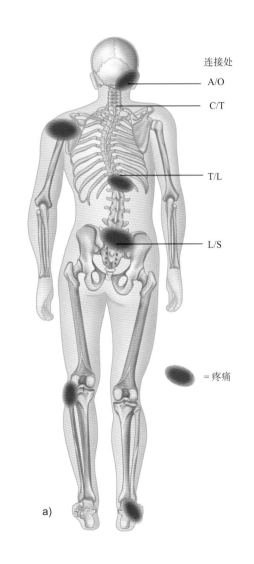

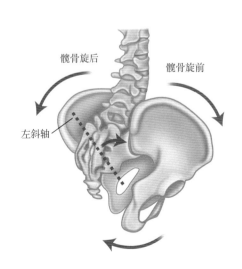

图 5.9　左侧到左侧（L-on-L）骨盆扭转

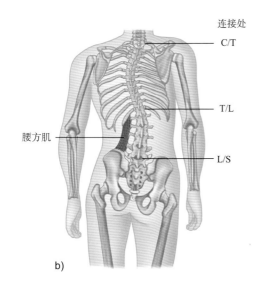

连接处

C/T

T/L

腰方肌

L/S

b)

图5.10　a）功能性脊柱侧凸的补偿；b）功能性脊柱侧凸的补偿，左腰方肌是短或紧的

随着功能性脊柱侧凸的加重，会使右肩变得更高。你可能还会注意到颈椎有一个短的"C"型曲线，这可能会引起斜角肌、胸锁乳突肌、上斜方肌和肩胛提肌短缩，导致紧绷的姿势。这种典型的肌肉不平衡的代偿将有助于保持头部直立、眼睛平视。无论如何，身体总是想要达到一定的水平位，通过自然地调整枕寰关节的位置，这样做以承受持久的痛苦来维持平衡。患者可能会出现的常见疼痛症状包括头痛、活动性触发点、耳鸣、颞颌关节功能障碍，甚至出现眼睛和面部的疼痛。

# 长短腿和步行周期

当步行时，如果步行周期模式因实际或假性长短腿而被改变，那么短腿就会感觉它是在下降，而长腿将会通过一种"跳跃"运动来补偿，这就像你每走一步就会进入一个小的洞穴。想象一下，如果每天至少要重复1万~1.5万次这样

的运动，这很容易引起潜在的功能障碍！当患者步行时，通常会看到一些常见的代偿：在短腿的一侧，患者可能会倾向于用脚尖行走，而在长腿的一侧，患者可能会有弯曲膝关节的倾向，但这取决于差异的程度。

为了使身体在步行周期中能完成有效的运动，良好且对称的身体条件必不可少。当髋骨的位置因实际或假性腿长度差异而改变时，患者很容易出现疼痛表现。这不仅是在骶髂关节和腰椎上，而且身体的其他部位也都是通过这种模式进行补偿。

我之前提到过，身体一侧的臀中肌可能会较弱，这一弱点可能会导致随后在另一侧的阔筋膜张肌和髂胫束出现补偿性问题。如果这一侧臀中肌较弱，患者可能有一种特伦德伦堡（Trendelenburg）步态（又称臀中肌步态）模式，或者是一种代偿的特伦德伦堡步态模式（见本章后面的"站立平衡测试"）。不管你怎么看这个问题，患者都会有一种疼痛步态，这就意味着他们在走路的时候出现跛行。这种代偿随着时间的延长只会导致患者更加疼痛。

## 骶骨引起长短腿代偿的总结

- 骶骨通常长腿旋前，向短腿侧屈。
- 骶骨后旋（反点头）与同侧的梨状肌痉挛有关。
- 骶骨前旋（点头）与同侧臀中肌痉挛有关。

## 腰椎引起长短腿代偿的总结

- 腰椎通常向长腿侧侧弯。
- 因压迫而造成的关节突关节面疼痛在腰

椎的凹面（侧弯侧）很常见。

- 髂腰韧带可以引起疼痛，因为它牵伸腰椎的凸面，并且有人认为会引起受牵伸韧带同一侧的腹股沟、睾丸和大腿内侧放射性疼痛。

### 髂腰肌引起长短腿代偿的总结

- 髂腰肌一般被认为在短腿的一侧是紧绷的。注意，左髂腰肌痉挛可能导致骨盆向右侧偏移，导致左侧下肢出现短腿。

- 髂腰肌（尤其是髂肌）可以使短腿一侧的髋骨代偿性向前旋转，在功能上造成这条腿的延长，而长腿一侧的髋骨反向旋转（髋骨向后旋转）。

- 髂腰肌的单侧痉挛（挛缩）可在同侧产生腰椎凹面（原因是侧向弯曲），旋转到另一侧，并有可能在与痉挛相反的一侧产生实际的侧移。重要的是，在疑似长短腿或骨盆侧向移位的情况下，物理治疗师都必须评估和治疗髂腰肌的痉挛问题。

- 髂腰肌的痉挛性疼痛通常在坐位站起时加重，当对髂腰肌进行牵伸之后则会减轻。

总而言之，观察髂嵴是否水平是临床上确定是否存在长短腿的必须检查内容之一。如果存在，那么就必须确定这种功能障碍是真性的长短腿，还是功能性的长短腿，因为根据诊断，代偿模式可能会发生变化。例如，如果你发现患者是真实的解剖结构性长短腿，长腿那一侧的髋骨通常会通过旋向后方来代偿（图 5.7），原因在前面已经解释过。此外，在步行中，股骨和下肢在解剖学上较长的那条腿将尝试缩短自身来运动，将会以向内侧旋转的模式来代偿（图 5.5），而足部由于骶髂关节的原因，将会通过旋前来进行

代偿。与此同时，实际短腿那一侧会通过踝关节的旋后来代偿，这实际上会导致胫骨和股骨外旋，而且髋骨会在腿上旋前使短腿显得更长。

## 过度旋前综合征

让我们来看看长短腿患者的另一种代偿模式。在这种情况下，它是一个功能性的长短腿，而患者的假性短腿会表现出距下关节的过度旋前，而不是通过缩短自身的长度来代偿真正的长腿。因此，身体将试图通过胫骨和股骨的内旋来弥补（图 5.11a），从而产生髋骨向前旋转（如果向后旋转则是真实的长短腿，原因前面已经解释过），导致腰椎前凸（lumbar lordosis），随后就会引起患者腰部疼痛。

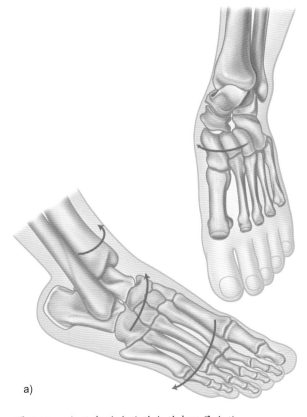

a)

图 5.11　a）足部过度旋前合并有胫骨内旋

根据足科医师的解释，过度旋前综合征（Over-Pronation Syndrome）是大多数人中存在的一种非常普遍的现象。检查时，患者最好是赤脚站立。最重要的线索是，一侧足弓比另一侧更低或更平，较低的足弓就是过度的旋前。有时，两侧都会有过度的旋前，但一侧的旋前通常比另一侧严重，或一侧可能是正常的，另一侧的足弓较低。

只要把手指放在患者的足弓下就很容易确定这种情况，注意你的手指在下面受到的压力是多少，并将结果与另一侧比较。它们是否相同？如果一侧明显低于对侧，你已经找到了一位过度旋前综合征的患者。另外一个确认过度旋前综合征的试验是从患者后方观察跟腱，你通常会注意到足弓低的一侧存在跟腱弯曲。

应该指出的是，过度旋前综合征的问题根源可能不仅仅是足部和踝关节，问题也可能来源于同侧的髋骨。当足部和踝关节复合体完全旋前时，髋骨通常会向前旋转。但是，如果我们反过来看，髋骨旋前时（右边常见）可以使足内侧纵弓处于一个过度旋前位置。这种情况变成了鸡和蛋的情况，但这无关紧要，因为需要考虑的是表现出来的情况。根据我的经验，你可能需要纠正髋骨的旋转和过度旋前，以帮助患者减轻症状。

如果你觉得旋前是归因于最常见的右侧髋骨旋前，导致左侧髋骨代偿性旋后，你可能也会注意到尽管胫骨由于距下关节的旋前而处于内旋位置，但右足处于外旋或外展的位置。这可能是因为骨盆逆时针方向（左）旋转引起（相比之下，左脚会出现旋后或者相对内旋和内收）。如前所述，尽管足似乎是向外旋转的，但胫骨整体上仍处于内旋的位置（图5.11b）。

表现为旋前，并伴有外旋或外展的那一侧足

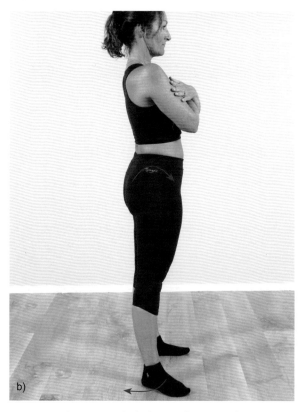

图 5.11　b）足和踝关节外旋／外展，伴有距下关节的旋前，通常伴有右侧髋骨旋前

（右侧常见；胫骨仍然维持在内旋位置），会出现以下常见肌肉骨骼问题：

- 内侧副韧带和内侧滑膜皱襞损伤
- 腹股沟和（或）大腿内侧疼痛
- 内侧胫骨应力综合征（胫骨）
- 踝关节内侧韧带扭伤
- 后跗管综合征／胫后神经损伤
- 踝关节外侧的腓肠神经压迫
- Q角增大（膝关节外翻）和膝关节外侧部应力增加
- 髌骨侧位移位
- 足底筋膜炎
- 籽骨炎
- 跟腱炎

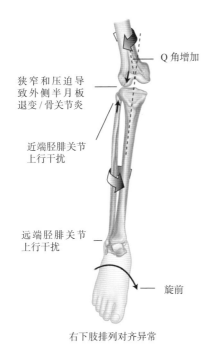

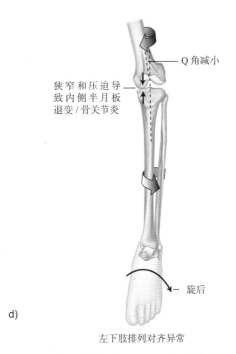

狭窄和压迫导致外侧半月板退变 / 骨关节炎

Q 角增加

近端胫腓关节上行干扰

远端胫腓关节上行干扰

旋前

c)　右下肢排列对齐异常

狭窄和压迫导致内侧半月板退变 / 骨关节炎

Q 角减小

旋后

d)　左下肢排列对齐异常

图 5.11　c）胫骨内旋，踝 / 足内旋伴距下关节旋前，常见右侧髋骨旋前

图 5.11　d）胫骨外旋，踝 / 足和骶髂关节旋后，常见髋骨旋后

表现为旋后，并伴有内旋或内收的那一侧脚（左侧常见；胫骨仍然维持在外旋位置），会出现以下常见肌肉骨骼问题：

- 髋外展肌扭伤
- 大转子滑囊炎
- 胫骨外侧疼痛
- 踝关节外侧韧带扭伤
- 股外侧皮神经和浅表腓总神经牵拉损伤
- 由于膝关节内翻和 Q 角的减小，对内侧膝关节室的压力增加
- 侧副韧带牵拉
- 胫骨和跖骨应力性骨折
- 足底筋膜炎
- 莫顿神经瘤
- 跟腱炎

本章中已经讨论了两种代偿机制均存在距下关节旋前问题。但是，长腿迫使髋骨旋后补偿真正的

长度，而过度旋前综合征的长短腿造成髋骨旋前。

你可能会从上面所有的信息中了解到在整个动力学链中同时发生很多事情，所有提到的情况都会影响到腿的长度。假定这一内容的复杂性是正确的，因为很难确定在评估或治疗计划中该从何着手。

在上述问题中，有一个潜在的解决患者症状和功能障碍的方法。我称之为解开问题的钥匙。然而，物理治疗的困难在于找到开始和"插入钥匙"的地方。我可以保证，多年来，缺乏经验的治疗师会一次又一次地把钥匙插错了地方，即患者感到疼痛的地方，而不是问题所在。所以，我们需要谨记 Ida Rolf 博士智慧的话语！

在我给物理治疗师上操作课程时，有时我会听到自己说："处理在治疗过程中发现的任何功能障碍，身体将引导你走向正确的道路。"

在这之后，我通常会说："如果在 3 次甚至 5 次的物理治疗后，患者的症状没有减轻，那么

治疗师需要改变思维过程和重新评估，治疗潜在的、最开始觉得不可能是引起不适症状的病因。"

## 长短腿和臀部肌肉的关系

所有这些是如何影响到臀部的呢？当你有代偿模式时，股骨不仅在水平面上旋转以代偿（如前面解释的），而且还经历了内收和外展的代偿机制。因此，简单来说，如果你下肢处于内收位，然后外展肌群会被迫在延长且减弱的位置，而内收肌将在缩短且紧张的位置。对于一条腿，先是处于外展位，然后转向相反的方向。

如果你回头看图5.6，你会看到左边的腿显得更长是因为左髂嵴较高，髋骨旋后、股骨内旋和足旋前。在这种代偿机制中，左腿将处于内收位（图5.12），因此右腿将处于外展位（图5.13）。这将对相关区域的肌肉产生影响：其中一些肌肉

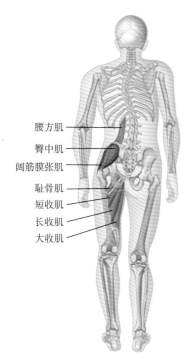

图5.12　左腿的代偿：内收肌和腰方肌变短和变紧，臀中肌和阔筋膜张肌变长和变弱

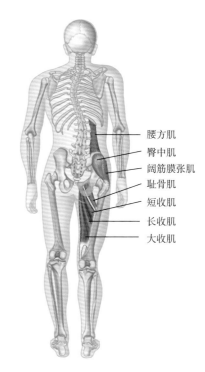

　　　　腰方肌
　　　　臀中肌
　　　　阔筋膜张肌
　　　　耻骨肌
　　　　短收肌
　　　　长收肌
　　　　大收肌

图5.13　右腿的代偿：内收肌和腰方肌变长和变弱，臀中肌和阔筋膜张肌变短和变紧

将处于缩短位置，有些则处于伸展的位置。

## 站立平衡试验

当患者将一侧膝关节向上抬起，将重心转移到一条腿上，单腿站立时，物理治疗师观察患者髂后上棘的位置是否水平。如果患者能够将重心很好地转移到站立腿上（图5.14，右小腿），则这一侧的臀中肌就具有良好的运动控制能力。如果被抬起的腿髂后上棘下降（图5.15，左腿）而不是保持水平（图5.14），则站立腿的臀中肌（右侧）可能会被认为无法控制运动。当患者在行走时，这种步态也可能发生改变，如图5.16所示。这种步态为特伦德伦堡步态，说明左臀中肌较弱（图5.16）。如果这种功能失调性步态长

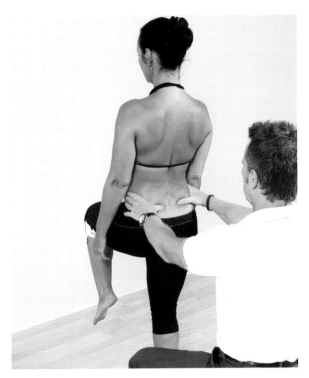

图 5.14　站立平衡试验——正常

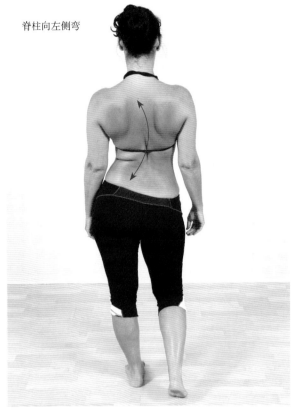

脊柱向左侧弯

图 5.16　Trendelenburg 步态——左侧臀中肌弱

期存在，可能发展成特伦德伦堡代偿步态（图 5.17）。这种功能失调性步态的原因有很多种，但其中一个原因可能是由于内收肌缩短而使腿保持在内收位（如上所述）。这种改变的模式将会导致拮抗肌出现交互性抑制：外展肌，特别是臀中肌，处于伸展的位置，就可以预测臀中肌肌力较差。

当我为学生讲授站立平衡测试时（图 5.14），会对学生说，你们需要注意三件事。

## 1.　髂后上棘的位置

正如我上面所提到的，当患者将身体重量从一侧腿转移到另一侧腿时，首先需要注意髂后上棘的位置。

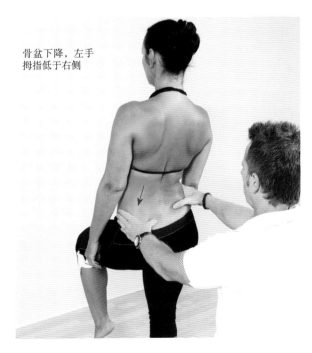

骨盆下降，左手拇指低于右侧

图 5.15　右臀中肌测试阳性，提示肌力减弱——左侧的髂后上棘向左侧下降

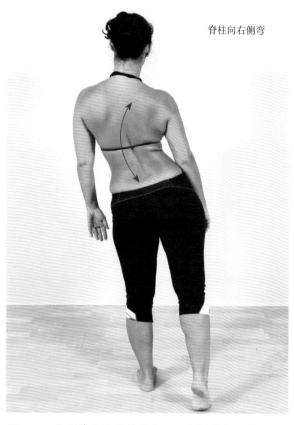

脊柱向右侧弯

图 5.17 代偿特伦德伦堡步态——左侧臀中肌弱

## 2. 骨盆移位

第二点是要注意患者将重心转移到支撑腿时发生了多少运动，你可能会注意到一侧的移动超过另外一侧，这就表明臀中肌可能较弱。

## 3. 单腿站立时的稳定性

第三点是比较患者单腿站立和其他状态下的稳定性如何。你会惊奇地发现，许多非常优秀的运动员在维持单腿站立和保持良好的控制能力时会遇到困难。这种不稳定性可能是臀中肌较弱，但也请记住，这位患者的稳定性能力的变化可能是由于旧有踝关节的损伤影响了控制特定位置的神经本体感受器。

Friel 等人（2006）进行了一项关于踝关节内翻扭伤后患侧髋外展肌无力的研究，结果提示，患侧髋关节外展肌群和踝跖屈肌群明显较弱。结论是，单侧踝关节扭伤导致髋外展减弱（臀中肌），并建议康复时进行髋外展强化练习。

Schmitz 等人（2002）通过肌电图的研究发现，在急性踝关节扭伤和踝关节功能不稳时，臀中肌的肌肉活动会明显增加。

希望在读完这一章后，你会对患者在肌肉骨骼出现的功能障碍有进一步的理解，如长短腿、过度旋前综合征和肌肉失衡。在下一章中，将继续介绍这一主题相关的内容，来了解脊柱特定的运动生物力学机制。

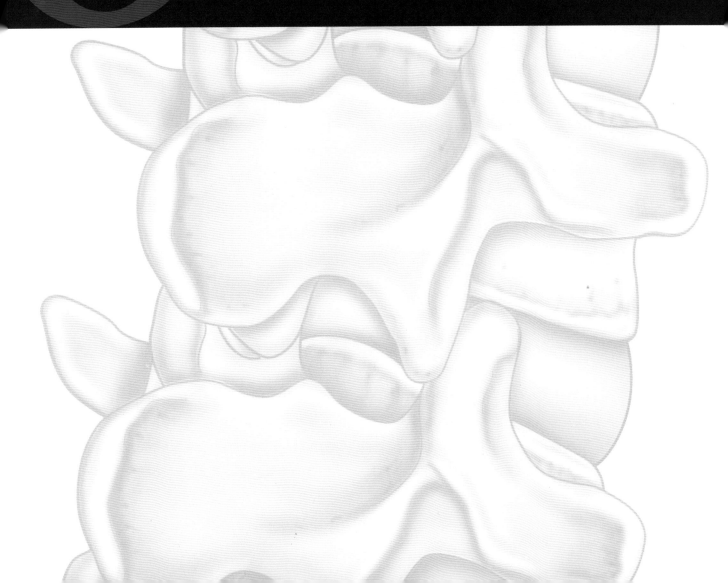

# 6

# 脊柱力学定律

# 脊柱力学：事实还是虚构

一位名叫 Robert Lovett 的医生是第一位（我认为）确认脊柱耦合运动的人，脊柱耦合运动不同于屈伸的标准基本动作（Lovett 1903）。他认为，脊柱侧弯和旋转是一个复合运动的组成部分，不能分离。他发现一根柔性杆在一个平面上弯曲时，若不旋转，就无法在另一个平面上弯曲。Lovett 在他的所有实验中都证明，如果脊柱处于前凸的位置，它的旋转方向与侧弯运动的方向相反。如果脊柱处于后凸的位置，其旋转方向则与侧弯运动的方向相同。

他认为在脊柱中只有三种运动：①屈曲；②伸展；③侧弯伴随旋转。他还得出结论：脊柱的侧弯或侧屈必须伴随着旋转（即运动是耦合的）。

Lovett 提出耦合运动发生在关节系统内的第二运动平面上，并且是主运动的一部分。当一个运动引发第二个运动时，这两个或更多的运动被认为是"耦合"的。脊柱耦合运动是由小关节面的形态和连接的韧带以及脊柱弯曲引起的。

在 20 世纪初期，整骨医师 Harrison M. Fryette 在脊柱运动力学方面做出了一些开创性的工作。他用了许多年的时间研究这个主题，最终于 1918 年提交了一篇关于脊柱运动原理的论文，该论文发给了美国整骨医学会（American Osteopathic Association）（Fryette，1918）。

最初，Fryette 的论文并不被接受和认同，直至多年后，他的想法才得到正式的认可。在 20 世纪 40 年代末，Fryette 被 Edward Hall 邀请到英国来展示他的工作成果。Fryette 谈到"整体整骨医学功能障碍"并对 Hall 产生了非常深刻的影响，他的脊柱运动生物力学观点直至此时才被重新标记为"Fryette 脊柱力学定律"。〔Hall 在 1956 年整骨学院应用技术（The Osteopathic Institute of Applied Technique）年鉴中撰写了第一篇关于该主题的文章。〕

Fryette 有一句名言："明智且科学的脊柱技术开发必须以精确理解脊柱的生理运动为基础。"关于脊柱的运动，Stoddard（1962）在其关于整骨医学技术的手册中陈述如下："脊柱旋转总是伴有一定程度的侧屈。同样，脊柱的侧屈也伴有一定程度的椎体旋转。"

## 结论来源依据

Fryette 研究了 Lovett 在 1903 年进行的许多工作并建立了其中的相关性。他的研究方法包括尸体研究和通过将胶纸贴在活体上进行研究。这些小块贴纸被贴在人体椎骨的棘突上，然后 Fryette 通过观察这些椎体上的贴纸的相对运动来推出结论。

从 Fryette 使用贴纸这种简单观测技术到计算机模拟、计算机断层摄影（CT）、磁共振成像（MRI）和动态摄影放射学（用特殊的摄影机观看运动的器官）等先进技术的开发，脊柱力学研究在过去 50～100 年间所取得的进展，真是难以估量。此外，我们甚至可以通过植入镓球和斯坦曼针来检测脊柱和骨盆的运动。

如果我们能够穿越到未来，那么看看 100 年后的研究和技术方面发生了怎样的变化将是非常有趣的。不难想象，随着时间的推移，我们能够更多地观察和研究活体的脊柱运动，在脊柱每个特定区域和脊椎节段也会发现更多复杂和易变的单个脊椎关节的耦合运动。

过去几年里，我在进行脊柱运动课题的研究过程中，阅读了大量由不同作者撰写的文章和书籍，最终决定写一本详细介绍骨盆及骶髂关节的书。那些我认为是手法治疗领域专家的实践者，他们在脊柱力学 / 运动方面的观点都似乎有细微差异，我认为这是可以接受的，因为每个人都有权发表意见。然而，我所读到的一些信息实际上是相互冲突的，因为目前在这个研究领域似乎没有任何标准。与我们所谓的"脊柱运动定律"或"脊柱运动原理"不同，脊柱具有大量个体性和区域性的变化，迄今为止，还没有精确的模型能够预测脊柱在具体运动中的表现。

物理治疗专家 Koushik（2011）在他的网站博客中表示："必须为 Fryette 作品的经久不衰和洞察力而鼓掌，这是我们整骨疗法遗产和历史的一部分。但目前此'原理'不再适用，也不能作为生理运动行为的可行解释。有这么多的不确定因素，为什么我们中的一些人仍然坚持以 100 多年前的工作为基础推广一个生理运动的模型呢？"

从某种意义上讲，我完全同意这位学者的说法。是的，我与他的想法基本一致，Fryette 的工作可能已经过时了。然而，在另一方面，我则完全不同意上述观点。你肯定会问，为什么这样说？我用了很长时间游历世界各地，比如英国，教授了各种物理治疗的课程。令我感到惊讶的是，当这些课程涉及脊柱的运动时，我接触到的大多数治疗师没有被教过有关脊柱的具体运动和骨盆带 / 骶髂关节（SIJ）生物力学的任何知识，这真的让我很失望。即使有资质和经验的整骨治疗师、整脊治疗师和物理治疗师也是如此。

目前，英国开设了关于脊柱运动的学位课程，老实说，我并不知道这些课程的具体标准。

但是，有一件事情我十分确定，本科生乃至研究生在这些课程中，并未投入足够的时间来学习这一引人入胜的领域，否则我自己的物理治疗课程就不会像现在这样繁忙。

我必须向我的学生讲授脊柱运动的概念，这就陷入了两难的困境：我是教授 Fryette 一百多年前就已经创建，被某些人认为已经过时，甚至部分专家宣称已经不再适用的观点，还是讲授一些被认为是最新的发现？尽管它们可能同样是矛盾的。答案是我当然会教 Fryette 的法则，我个人的方法是这样的：我教给我的学生一种方法，也就是我所说过的，用 Fryette 方法来思考脊柱的运动方式。至少我确信，在完成我的课程后，学生（包括更有经验的治疗师）能够更好地掌握和理解 Fryette 法则，以及脊柱力学的基本原理和概念。

最后我更高兴的是那些选择参加我的课程的治疗师在应用 Fryette 法则时有一个良好的基础，并有希望运用相关知识治疗患有背部或骨盆疼痛的患者和运动员。自然地，事物会随着时间的推移而发展，特别是与目前研究相关的方法学和技术，发展尤为显著。治疗师们可以在实践中逐渐提升他们的技术，变得经验丰富、知识渊博，从而能够很好地适应那些不断发展中的变化。

## Gracovetsky 的"脊柱引擎理论"

Serge Gracovetsky（1988）在他的书籍《脊柱引擎》（*The Spinal Engine*）中详细阐述并讨论了一个脊柱运动的设想。他认为脊柱在运动中承担"主引擎"的角色，双腿不为步态负责任，仅仅是"表达工具"和脊柱引擎的延伸。他认为脊柱在步行周期中不是一个刚性的杠杆，它产生轴向压缩和扭转的能力是运动过程中的基本驱动力。

讨论中 Gracovetsky 认为，在足跟着地时，动能不像步行模型那样转移到地面，而是通过肌筋膜系统有效地传导，引起脊柱在重力场中共振。他并没有将脊柱视为压力负荷系统，在这种情况下，椎间盘担当减震器的角色，他将椎间盘外纤维环及其相关的小关节看作动态的抗重力扭力弹簧，它们能在空间中存储和卸载张力以提升和推动身体。他还认为关节突关节和椎间盘连锁的自然过程实际上传递了所有可用的反向旋转骨盆扭矩，这是帮助内外核心肌肉运动所需要的。

Gracovetsky 有一段名言："脊柱是驱动骨盆的引擎。人体解剖结构是功能的结果，膝关节不能孤立地进行测试，因为它是肌肉骨骼系统的整体功能和作用的一部分。腿部将足跟撞击地面的能量转移到脊柱上。这是一种机械传导，而膝是传导的关键部分，错误的能量传递会影响脊柱运动。脊柱功能评估应该是膝关节手术评估的一部分。"

让我们回想一下 Lovett 早期的理念：腰椎侧屈 / 旋转耦合可以作为 Gracovetsky 脊柱引擎的"传动系统"。例如，腰椎左侧屈曲会促使腰椎向右旋转，随后是骶髂关节和骨盆的侧倾和旋转。

我现在想要做的是回到第 4 章的讨论，特别是步行周期的讨论，并以稍微不同的方式来看待这个概念。一些学者认为，腘绳肌的股二头肌，沿着股二头肌连接的后（深）纵向肌筋膜链（图6.1）有效地启动了脊柱引擎。由于股二头肌引发骶髂关节"力封闭"机制的作用，股二头肌被比作脊柱引擎的拉绳。骶髂关节的这种封闭自然会导致随后力传递到腰骶脊椎的骨－关节－韧带组织中，这股力量最终将延续进入到腰椎的竖脊肌中。

肌电图研究已经证明，股二头肌在步行周期的摆动相末期和整个负重支撑相早期都特别活跃。在从摆动相到支撑相的转变过程中，步行周期的足跟接触阶段有效地闭合了动力链，并且股二头肌以现在通常被称为闭链运动的方式工作。在闭链运动中，股二头肌作用于链更近端的附着处，即骨盆。股二头肌直接连接到坐骨结节，以及骶骨韧带、骶骨、髂嵴，并向上直到多裂肌和腰椎竖脊肌（图 6.1）。

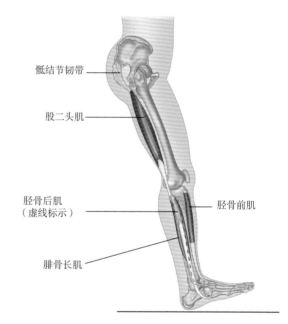

图 6.1　后（深）纵向链

在足跟触地时，同侧的髋部和对侧的肩部处于屈曲位置，这将有效地预先加载后斜肌筋膜链（图 6.2a），特别是同侧臀大肌和对侧背阔肌。如图 6.2b 跑步人员所示，这就允许以"链"的方式进行脊柱外的推进，胸腰筋膜的表浅层作为这些运动相互连接肌肉的中间媒介。

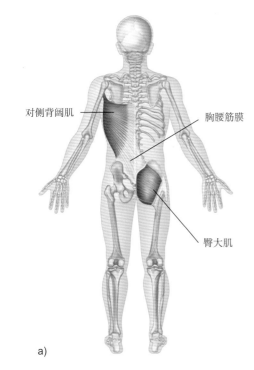

对侧背阔肌

胸腰筋膜

臀大肌

a)

图 6.2　a）后斜链

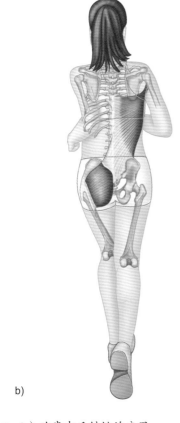

b)

图 6.2　b）跑步中后斜链的应用

通过骨－关节－韧带结构传递的力导致脊椎小关节的"形封闭"和腰椎旋转。耦合侧弯瞬间，脊柱引擎"启动并选择齿轮"驱动骨盆进行向前旋转。引发的腰椎旋转有效地将弹性能量存储在脊柱韧带和椎间盘的纤维环中，返还的能量驱动了步行。

为了能量的返还，必须从上方稳定脊柱。这是通过对侧手臂摆动以及由对侧臀大肌和背阔肌参与产生的躯干旋转来完成的。脊柱的耦合模式已经进化为促进这个力量的返还。反向旋转被认为是直接从脊柱而非腿部开始的。

## 脊柱力学阐述

从脊柱力学的角度来看，每一位患者都应根据其独特性进行评估，特别是部分因为椎体异常，可能会引起的异常生理运动。以下有关脊柱生理运动的信息是基于经验而不是科学理论，然而，这些经验是非常可靠和有用的，可以帮助新手治疗师们理解大多数人触诊的结果。

通过培养良好的手眼协调能力和组织张力的触感，肯定能发现脊柱损伤，或者是现代术语所说的躯体脊柱功能障碍。这些功能障碍可以触诊为椎体位置异常，它们的功能要么是静态，要么是动态，同时周围的软组织结构异常是常见特征。一旦确认了脊柱功能障碍并采取了适当的治疗，就可以重新评估引起不适的椎体节段，以确定治疗方法是否成功。假如执业者研究脊柱生理运动基础知识并付诸实践，整个过程就可以在临床上得到证实。

Fryette 法则主要包括三个有关脊柱定位的法则（起初被称为原理）。前两个法则是由

Fryette 在 1918 年提出的，CR Nelson 在 1948 年提出第三法则。这些法则被明确为一套指导原理，经过适当培训的执业人员可以用这些原理来辨别存在于中轴骨中的功能障碍。前两条法则只涉及胸椎和腰椎，而且可产生的运动被认为是由椎间盘、韧带和相关的肌肉组织产生的力的模式所支配的。另一方面，颈椎的运动主要由小关节的方向决定，属于一种不遵照 Fryette 的力学机制的运动。不过，由于相似性，我们仍然可以用类似 Fryette 的力学机制来描述颈椎的运动。

## 法则 1：中立位力学机制——Ⅰ型

中立位力学机制需要站立或坐在放松的直立位置，具有正常的中立位脊柱曲线。但什么是中立位？在脊柱力学领域，中立位不是单一的点，而是躯干的重量承载于椎体和椎间盘的范围，并且脊椎小关节处于空载状态。

Fryette 写到："中立位是指脊椎小关节处于空载无负荷的任意位置，位于屈曲开始与伸展开始之间。这基本上意味着在中立位，小关节既不处于伸展状态（封闭）也不处于屈曲状态（打开）——而是单纯地空载或者处于屈伸状态之间的休息位。"

根据 Fryette 法则，脊柱于中立位置时，向一侧弯曲会伴随着向另一侧的水平旋转，这被称为Ⅰ型脊柱力学机制，参见图 6.3。法则 1 可见于Ⅰ型脊柱功能障碍，该功能障碍部位有多个椎体对位不良，不能通过脊椎屈曲或伸展回到中立位。这一组有问题的椎体显示出耦合关系：当侧弯的力量引发一组椎体弯向一侧时，那么整组椎体将向对侧旋转，换句话说，就是遵循Ⅰ型脊柱

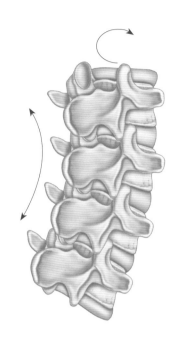

图 6.3　Ⅰ型脊柱力学机制——左侧侧弯，向右侧旋转

力学机制或法则 1。脊柱运动将产生一个类似脊柱弯曲的凸面，也就是脊柱侧凸。

Ⅰ型（中立位）功能障碍通常发生在一组椎骨中，例如 T1 ~ 7，并且常在脊柱病症如脊柱侧凸中出现。Ⅰ型功能障碍的椎体倾向于补偿单一的Ⅱ型功能障碍，并且通常处于一组功能障碍的开始或结束，尽管有时候功能障碍可能位于弧形曲线的顶点。

检查Ⅰ型脊柱力学机制的另一种方法如下。在胸椎和腰椎处于中立位置时，侧弯会形成与侧弯相同侧的凹线和旋转侧（对侧）的凸线。例如，向左侧弯曲将在脊柱的左侧形成凹形曲线，而在右侧形成凸形曲线。

**注意：**中立位脊柱力学机制是一种自然发生的脊柱运动，因为侧向弯曲和对侧旋转运动是 Gracovetsky 的脊柱引擎推进所必需的。存在任何的脊柱功能障碍都会降低"引擎"（脊柱）的整体效率。

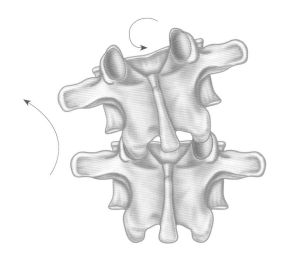

图 6.4　Ⅱ型脊柱力学机制——左侧侧弯，向左侧旋转

## 法则2：非中立位力学机制——Ⅱ型

Fryette 指出，当脊柱处于屈曲或伸展的位置时，即站立或坐着时，在向前或向后弯曲的位置（也称为非中立位置），向一侧的侧弯将伴随着向同侧的旋转：这被称为Ⅱ型力学机制（图6.4）。

法则2可见于Ⅱ型脊柱功能障碍，该功能障碍只有一个椎体节段在运动中受限，并且在屈曲或伸展位置上受限更为严重。如上所述，当存在这种功能障碍时，脊柱将会有一个在相同方向上侧弯和旋转的耦合运动。

我们从另一个角度来看待这个问题。简而言之，如果胸椎或腰椎充分地向前或向后弯曲，将在相同的方向（即向同一侧）发生单个椎体节段的侧弯和旋转的耦合运动。

Ⅱ型（非中立位性）脊柱功能障碍通常被认为发生在单一的椎体节段。但是，两个Ⅱ型功能障碍可以在彼此相邻的部位同时出现，但是很少同时发生于两个以上的部位。

## 法则3

根据 Nelson（1948）的观点，当运动在一个平面上发生时，其他两个平面的运动会改变（减少）。第三条法则基本上总结了前两个法则：简单地说一个运动平面的功能障碍会使其他所有平面的运动减少。例如，如果旋转受到阻碍，则侧弯和屈曲/伸展也将受限。

# 观察视角

在评估脊柱运动时，通常从后面进行观察。一般来说，当我们试图将患者的脊柱置于中立位置，但无法达到两侧对称时，就有可能存在一组椎体或单个椎体节段的功能障碍。当患者在主要平面上进行屈曲、伸展、侧弯和旋转时，能够检查到脊柱关节活动度的异常。并且应该能观察到是否存在活动度受限的情况。

接下来的章节将详细介绍脊柱每个区域具体节段的机械运动。我已经解释了术语"中立位"（即小关节在屈曲和伸展之间无负荷空载），因此这个位置被称为中立位力学机制。与之相比，术语非中立位力学机制通常是指向前弯曲（屈曲）或向后弯曲（伸展）的脊柱位置。

## 1.腰椎

**中立位力学机制：Ⅰ型**
当向一侧弯曲时，椎体向对侧旋转。

**非中立位力学机制：Ⅱ型**
当向一侧弯曲时，椎体向同侧旋转。

**规则的例外情况：第 5 腰椎（L5）**

在中立位力学机制中，无论骶骨底部何时有些不对称 / 功能障碍或是否存在小关节异常，第 5 腰椎（L5）向一侧弯曲的过程中可向对侧旋转或向同侧旋转（遵守非中立位力学机制，即使脊柱处于相对中立的位置）。

## 2. 胸椎

### 中立位力学机制——Ⅰ型

当向一侧弯曲时，椎体向对侧旋转。

### 非中立位力学机制——Ⅱ型

当向一侧弯曲时，椎体向同侧旋转。

## 3. 颈椎

如前所述，颈段的脊柱运动主要是由小关节的方向决定的，并不属于 Fryette 法则的范围之内。然而，我们可以说这些机制与 Fryette 法则类似，因为运动是相似的。

### 寰枕关节

寰枕关节（OAJ）将枕骨连接到寰椎，并始终遵循Ⅰ型力学机制（类似）：在向一侧弯曲时，枕骨向对侧旋转，与枕骨是否处于中立位置或非中立位置无关（屈曲或伸展）。

### 寰枢关节 C1 / C2

寰枢关节（AAJ）位于寰椎和枢椎之间，被认为只有旋转的功能。有一些论述表明，无论是中立位还是非中立位力学机制，在侧弯运动中，寰椎（C1）都能向任意一侧旋转。通常在这个

层面发现的功能障碍被认为是旋转的主要组成成分。

通常认为，颈椎 C2 ~ C6 水平仅仅遵循Ⅱ型力学机制（类似），不管颈椎是处于中立位置还是非中立位置（屈曲或伸展），侧弯和旋转总是耦合到同一侧。

### C2 ~ C6：中立位力学机制

当向一侧弯曲时，椎体向同侧旋转，即类似Ⅱ型力学机制。

### C2 ~ C6：非中立位力学机制

当向一侧弯曲时，椎体向同侧旋转，即类似Ⅱ型力学机制。

C7 具有与胸椎相似的小关节，因此这个椎体会遵循经典的 Fryette 法则。

# 脊柱力学：定义

椎体的具体位置可以用两种不同的方式来参考。

1. 椎体的位置，相对于其下的椎体。

2. 椎体运动受限的方向，相对于其下的椎体。

换句话说，可以从两个不同的角度来描述同一椎体节段。例如，假设 T4（胸椎的第 4 椎骨）固定于伸展、右侧弯曲、右侧旋转的位置。这仅仅意味着 T4 在直接连接其下方椎体（即 T5）的顶部被固定于向右侧伸展、侧弯和旋转的位置。这是由于 T4 右侧下关节突固定在 T5 的上关节突，处于关闭位置。运动受限必须是向前屈曲以及左侧屈和左侧旋转（与固定位置相反）。正如前面已经解释的，此功能障碍遵循Ⅱ型力学机

制。然而，更进一步，我们现在将脊柱功能障碍分类为T4伸展、旋转、侧弯或T4 ERS（R），这将在后面进行简单讨论。

在诊断躯体脊柱功能障碍方面，定位和诊断是根据椎体最容易运动的方向来确定和命名的。下面，让我们来看看详细内容。脊柱功能障碍通常被描述为伸展或弯曲，同时伴随着向同侧或对侧的旋转和侧弯，你将在后面阅读到相关内容。

在我们定义脊柱功能障碍这一术语之前，首先需要查明被检测椎体的具体位置和运动，并以此来确认脊柱功能障碍的存在。我们可以要求患者采取三种不同的脊柱位置：中立位、伸展位和屈曲位，来确定脊柱功能障碍。通过在这三个位置触诊，椎体的位置简单地变成对称（水平）或不对称（不水平），这取决于当时存在的脊柱功能障碍／小关节受限的类型。

如果没有关节突关节活动受限，当你向前弯曲脊柱时，左右小关节（上椎体相对于下椎体）将向前滑动，向上和向前打开；相反，当你向后弯曲脊柱时，左右小关节将向后滑动，向下和向后封闭。然而，如果小关节由于某种原因受限于屈曲位置或伸展位置，受限关节将成为一个轴心点，特别是当脊柱进行向前和向后弯曲运动时。

为了说明这点，让患者采取中立姿势（通常胸椎采取坐姿），轻轻地将左右拇指放在T4／5横突（TP）上。轻轻触诊几秒钟，并比较左侧和右侧的TP，看看是否有任何不对称。如果有，你现在就确定了脊柱功能障碍的存在——以一种非常简单的方式，你就找到了受限的小关节。例如，如果左拇指按触左TP时表现出触诊较浅（即TP感觉更接近皮肤表面），而右拇指（在右TP）触诊较深（即拇指需要更深入方到达

右TP），这表示T4椎体（上方）已经旋转到T5椎体（下方）的左侧，如图6.5c所示。

然而，这并不能告诉你左侧小关节是否固定于封闭位置或者右侧小关节是否固定于打开位置。此时，就有必要在脊柱伸展（向后弯曲）和脊柱屈曲（向前弯曲）的位置触诊TP，以便确认有无小关节固定于封闭位置或打开位置。

我希望我们试着用一个比较简单的方式来看这个概念，以胸T4／5为例。正如上面已经讨论过的，现在我们应该知道，当患者处于中立位置时，T4椎体已经旋转到左侧，因为左侧的TP触诊变浅（更突出），右侧的TP触诊变深（不那么突出）。从中立位开始，我们在保持拇指与TPs接触的同时，要求患者身体前屈，你会注意到在前屈位置时左右TPs变得更加不对称（一侧的TP变得更加突出，而另一侧的TP更不突出）。

试想一下，你会注意到左拇指感觉更突出（把它想象成一个突起），而右拇指感觉更深（更不突出），这意味着左侧小关节固定于左侧封闭位置，如图6.5i所示。为什么？当患者向前弯曲时，右侧小关节可正常地自由向前滑行，但左侧面小关节固定在后面。因为在向前弯曲时左侧小关节不能正常打开，固定在封闭位置的左侧小关节成了一个轴心点。由于这个轴心点，在向前弯曲时，右侧小关节基本上必须打开更多，但是最终围绕着不能打开的左侧小关节旋转。这就是左右手拇指显得更加不对称的原因。在本案例中，处于前屈位置时，左手拇指变得更加突出（因为左侧TP被固定在后面，所以突起增加）。

当你要求患者采取伸展姿势时，拇指现在会触及相同水平（对称），因为左侧小关节已经固

定在后部，处于封闭位置，而右侧小关节仅仅是继续它的自然闭合运动。因此，TP 上的左右拇指位置在伸展位时变为对称（水平）（左侧 TP 上的突起消失），如图 6.5f 所示。

现在考虑另一种功能障碍——右侧小面关节固定在开放位置的情况。当我们触诊中立位的 T4/5 TP 时，我们仍然会注意到左拇指较浅（突起），右拇指较深，表示椎体左旋，如图 6.9c 所示。然而，当患者向前弯曲脊柱时，拇指变成对称的（即拇指水平并且隆起消失），如图 6.9i 所示。相反，当患者向后弯曲脊柱时，你会发现拇指变得不对称（即对称性在伸展过程中消失——左侧 TP 上拇指感觉到的隆起增加），如图 6.9f 所示。这时左拇指实际上看起来更加突出（突起呈现），而右拇指在脊柱向后弯曲的位置时向更深处移动。为什么？在脊柱向前弯曲的过程中，两个小关节能够正常打开，因此拇指在这个位置变成水平。然而，在脊柱向后弯曲伸展的过程中，由于右小关节被固定在打开位置（即使它已经向左转动），不能在右侧封闭，因而右侧开放的小关节产生的轴心点使右 TP 固定在前面。由于脊柱向后弯曲运动导致左侧更向后方移动，左侧 TP 变得进一步向左侧旋转。因此，拇指看起来不对称，而现在，在脊柱向后弯曲的位置，左侧 TP 上的左拇指比右拇指突出更多（出现突起）。

**注意：**上述功能障碍与右侧小关节固定于开放位置有关。这就是所谓的 FRS（L），你不久后就会读到。

需要记住这两个过程，因为它会帮助你和你的患者来理解以下两条规则。

规则 1　在脊柱向前弯曲时，如果突出的 TP 变得更加突出（出现突起），则该侧被固定于封闭位置。

规则 2　在脊柱向后弯曲时，如果突出的 TP 变得更加突出（出现突起），则对侧被固定于开放位置。

Maitland（2001）提出了另一种解释，这可能会帮助你更好地理解我想说的话。首先，你要确定中立位旋转的椎体。然后，将拇指放在旋转椎体的 TP 上，让你的患者向前和向后弯曲，感受并观察拇指下面的变化，寻找突起（旋转椎体的后面或突出的 TP）消失的位置。Maitland 认为，突起消失的位置（或者发生椎体反向旋转）是小关节受限的位置："如果向前弯曲突起消失，小关节固定在向前弯曲的位置，这就意味着小关节固定于打开位置（弯曲固定）。如果向后弯曲突起消失，小关节固定在向后弯曲的位置，这就意味着小关节固定于封闭位置（伸展固定）。"

现在我们来看看执业者在临床上常用的一些经典术语，以及几个你在临床上可能会遇到的脊柱功能障碍模型的实例。希望你阅读完本章所有的知识后，可以通过练习脊柱所有可能的姿势来确认小关节的打开或封闭情况。然后，我们可以看看一些治疗策略的形式，尤其是针对腰椎的治疗（在第 13 章中讨论）。虽然我给出了一些胸椎评估方法的例子，然而对于胸椎区域的具体治疗在本书中没有涉及。尽管如此，我们应该能够调整第 13 章中关于腰椎的治疗技术，使其能够适用于胸椎功能障碍的治疗。

## 伸展、旋转、侧弯（ERS）功能障碍

**定义：**它涉及一个固定在封闭位置的小关节

（上部和下部组成）。归属于非中立位（Ⅱ型）脊柱力学功能障碍。

## 伸展、旋转、左侧弯——ERS（L）

这是一种左侧小关节固定在封闭位置的情况。

ERS（L）指的是最上面椎体的定位，固定于伸展、侧弯和向左旋转的位置，如图6.5a所示。

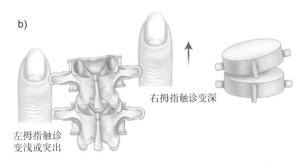

图6.5　b）中立位——左拇指变浅而右拇指变深，表明椎体左旋

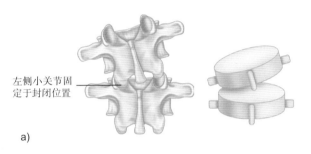

图6.5　a）伸展、旋转、左侧弯——ERS（L）

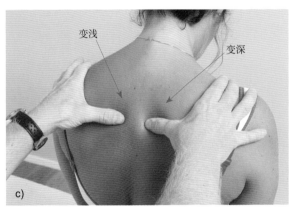

图6.5　c）胸椎T4/5

下面思考两个例子：第一，假定第4胸椎（T4）在第5胸椎（T5）上固定于左侧闭合位置；第二，假设第5腰椎（L5）在第1骶椎（S1）上固定于左侧闭合位置。

我们现在将测试中立位、屈曲位和伸展位三个位置T4/5和L5/S1的水平。

### 中立位

患者处于中立位时，将拇指放在T4和T5棘突外侧大约1英寸（2.5cm）处，以便拇指轻轻触摸到左右侧TP（在准备测试L5/S1椎体时，重复相同的方法）。如果存在ERS（L），你会注意到在中立位左拇指显得更为突出（变浅），右拇指似乎更深（图6.5b~d），表明椎体旋转到了左侧。

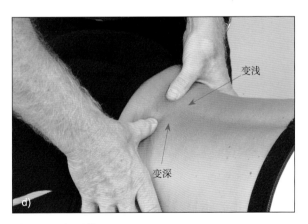

图6.5　d）腰椎L5/S1。

### 伸展位

当患者向后弯曲时，观察拇指的相对水平。你会注意到左右拇指是水平的，如图6.5（e~g）所示。

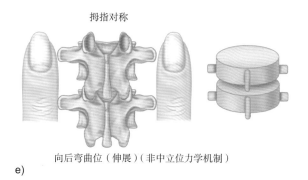

拇指对称

向后弯曲位（伸展）（非中立位力学机制）

e)

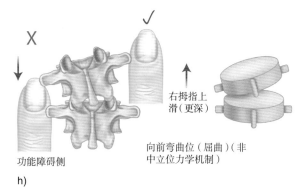

左拇指变得更突出（后部）

✓

✗

右拇指上滑（更深）

向前弯曲位（屈曲）（非中立位力学机制）

功能障碍侧

h)

图6.5　h）屈曲位——左拇指变得更突出而右拇指更深，表明椎体左侧固定于封闭位

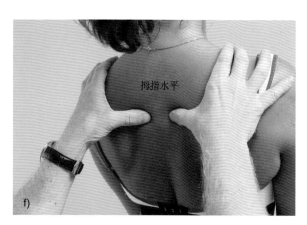

拇指水平

f)

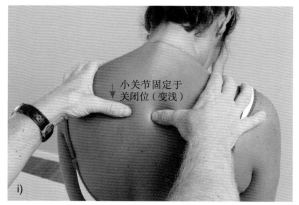

小关节固定于关闭位（变浅）

i)

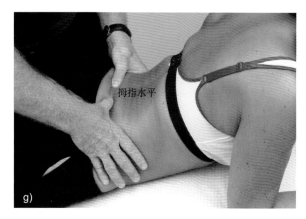

拇指水平

g)

图6.5　e）伸展位——左右拇指变得水平；f）胸椎T4/5；g）腰椎L5/S1

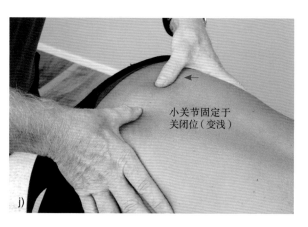

小关节固定于关闭位（变浅）

j)

图6.5　i）胸椎T4/5；j）腰椎L5/S1

## 伸展、旋转、右侧弯——ERS（R）

这是右侧小关节固定于封闭位置的情况。如图6.7a所示，ERS（R）是指最上面椎体的定

### 屈曲位

接下来检查患者前屈时拇指的相对位置。这一次你会注意到左拇指显得更加突出（出现突起），右拇指更深，如图6.5h~j所示。这种拇指不对称的位置表明左侧小关节固定于封闭位置（图6.6）。

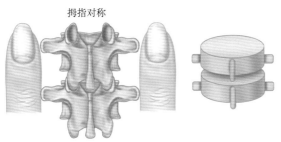

拇指对称

向后弯曲位（伸展）（非中立位力学机制）

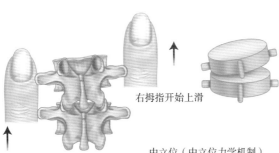

右拇指开始上滑

左拇指变得更突出（后部）　　中立位（中立位力学机制）

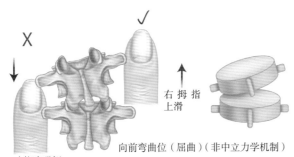

右 拇 指
上滑

左拇指变得更突出（后部）

功能障碍侧　　　向前弯曲位（屈曲）（非中立力学机制）

图 6.6　ERS（L）的拇指位置

位，该椎体被固定在伸展、侧屈和右侧旋转位。

下面思考两个例子：第一，假定 T4 被固定在 T5 右侧的封闭位置；第二，假定 L5 被固定在 S1 右侧的封闭位置上。我们现在将测试中立位、屈曲位和伸展位三个位置 T4 / 5 和 L5 / S1 的水平。

**中立位**

患者处于中立位时，将拇指放在 T4 和 T5 棘突的外侧大约 1 英寸（约 2.5cm）处，以便拇指轻轻触诊左右 TP（当你准备检测 L5 / S1 椎体

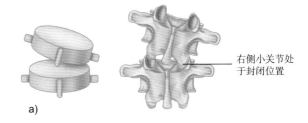

右侧小关节处于封闭位置

a)

图 6.7　a）伸展、旋转、右侧弯——ERS（R）

时，重复相同的方法）。如果存在 ERS（R），则会发现在中立位右拇指看起来更浅，左拇指看起来更深（见图 6.7b ~ d），表明椎体右旋。

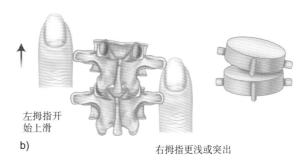

左拇指开始上滑

b)　　　　　　右拇指更浅或突出

图 6.7　b）中立位—右拇指显得更突出而左拇指显得更深，表明椎体右旋

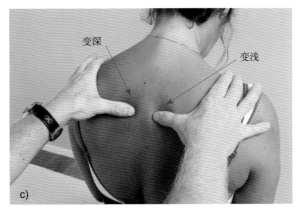

变深　　　　　　变浅

c)

图 6.7　c）胸椎 T4/5

**伸展位**

当患者向后弯曲时，观察拇指的相对水平。你会注意到左右拇指是水平的，如图 6.7e ~ g 所示。

**屈曲位**

接下来检查患者前屈时拇指的相对水平。

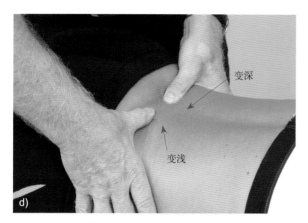

图 6.7　d）腰椎 L5/S1

你会注意到右手拇指显得更为突出（出现突起），左手拇指进入更深，如图 6.7h~j 所示。这种拇指位置不对称表明右侧小关节固定于封闭位（图 6.8）。

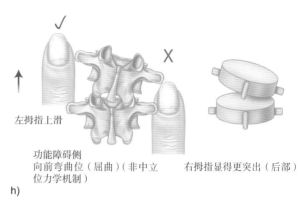

h)

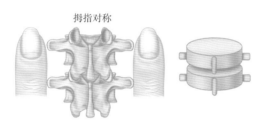

e)

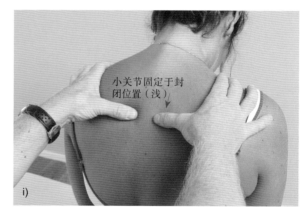

i)

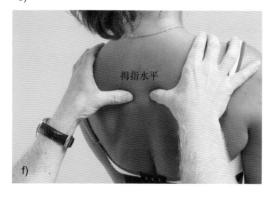

f)

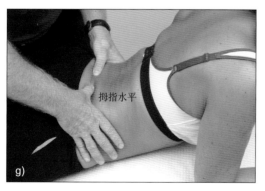

g)

图 6.7　e）伸展位——左右拇指变为水平；f）胸椎 T4/5；g）腰椎 L5/S1

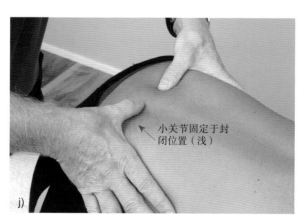

j)

图 6.7　h）屈曲位，右拇指显得更突出而左拇指显得更深，表明右侧小关节固定于闭合位；i）T4/5；j）L5/S1

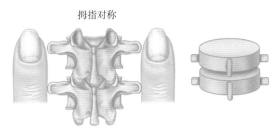

拇指对称

向后弯曲位（伸展）（非中立位力学机制）

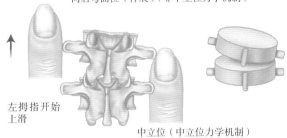

左拇指开始
上滑

中立位（中立位力学机制）

功能障碍侧
向前弯曲位（屈曲）（非
中立位力学机制）

右拇指变得更突出（后部）

左拇指上滑

图 6.8　ERS（R）拇指的位置

### 屈曲、旋转、侧弯（FRS）功能障碍

**定义：**它涉及小关节固定在开放位置。被定义为非中立位（Ⅱ型）脊柱力学功能障碍。

## 屈曲、旋转、左侧弯——FRS（L）

这是右侧小关节固定在开放位置的情况。需要注意的是，虽然是右侧小关节存在功能障碍，但是 FRS（L）指的是最上面椎体的定位，固定在屈曲、侧弯、左旋的位置。然而，由于右侧小关节固定在开放位置，因此它存在功能障碍，如图 6.9a 所示。

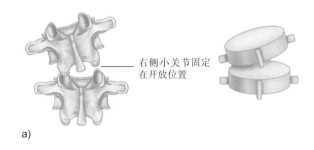

右侧小关节固定
在开放位置

a)

图 6.9　a）屈曲、旋转、左侧弯——FRS（L）

我们现在将测试中立位、屈曲位和伸展位三个位置的 T4 / 5 和 L5 / S1 的水平。

### 中立位

患者处于中立位时，将拇指放在 T4 和 T5 棘突的外侧大约 1 英寸（2.5cm）处，以便拇指轻轻触诊到左右 TP（当你准备检测 L5 / S1 椎体时，重复相同的方法）。如果存在 FRS（L），你会注意到在中立位时左拇指显得更为突出，右拇指显得更深（见图 6.9b ~ d），这表明椎体左旋。

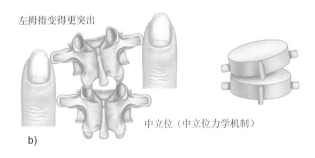

左拇指变得更突出

中立位（中立位力学机制）

b)

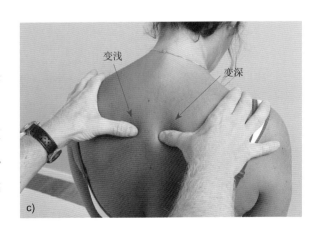

变浅

变深

c)

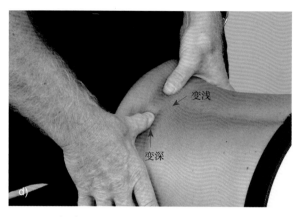

图 6.9 b) 中立位——左拇指显得更突出而右拇指显得更深，表明椎体左旋；c) T4/5；d) L5/S1

**伸展位**

当患者向后弯曲时，观察拇指的相对位置。你会注意到左拇指显得更加突出（出现突起），右拇指显得更深，如图 6.9 e~g 所示。这种拇指的不对称位置表示右侧小关节固定于开放位置（与旋转侧相反）。

图 6.9 e) 伸展位——左拇指显得更突出而右拇指显得更深，表明右侧小关节固定于开放位置；f) T4/5；g) L5/S1

**屈曲位**

接下来检查患者向前弯曲时拇指的相对位置。你会注意到左右拇指现在处于水平位置，如图 6.9 h~j、图 6.10 所示。

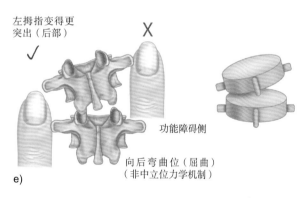

左拇指变得更突出（后部）

功能障碍侧

向后弯曲位（屈曲）（非中立位力学机制）

e)

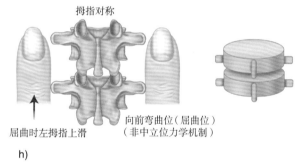

拇指对称

屈曲时左拇指上滑

向前弯曲位（屈曲位）（非中立位力学机制）

h)

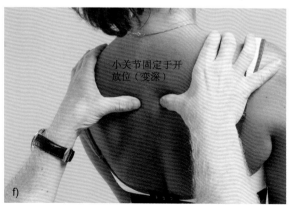

小关节固定于开放位（变深）

f)

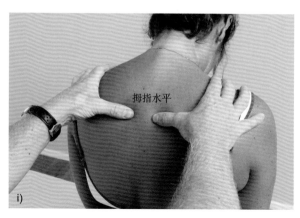

拇指水平

i)

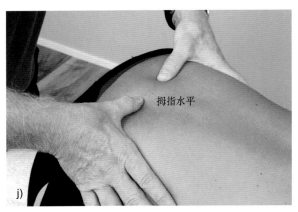

图 6.9　h）屈曲位——左右拇指变得水平；i）胸椎 T4/5；j）腰椎 L5/S1

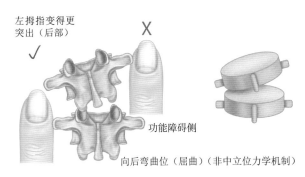

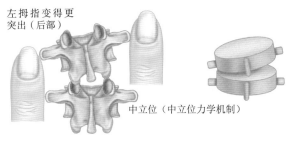

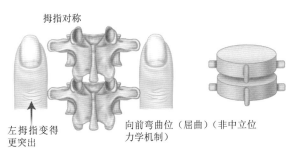

图 6.10　FRS（L）拇指的位置

# 屈曲、旋转、右侧弯——FRS（R）

这是左侧小关节固定在开放位置的情况。需要注意的是，尽管功能障碍在左侧，FRS（R）指的是定位于最上面的椎体固定在屈曲、侧弯、右旋的位置。然而，由于左侧小关节固定在开放位置，因此它存在功能障碍。如图 6.11a 所示。

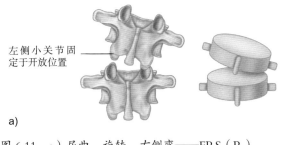

图 6.11　a）屈曲，旋转，右侧弯——FRS（R）

现在，我们将测试中立位、屈曲位和伸展位三个位置上 T4／5 和 L5／S1 的水平。

### 中立位

患者处于中立位时，将拇指放在 T4 和 T5 棘突的外侧大约 1 英寸（2.5cm）处，以便拇指轻轻触诊到左右 TP（当你准备检测 L5／S1 椎骨时，重复相同的方法）。如果存在 FRS（R），你将注意到在中立位左拇指显得更深，右拇指看起来更浅（图 6.11b～d），表明椎体右旋。

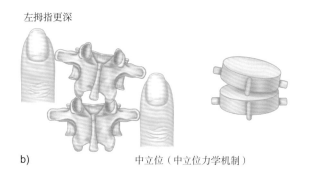

左拇指更深

b) 中立位（中立位力学机制）

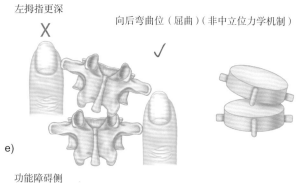

左拇指更深

向后弯曲位（屈曲）（非中立位力学机制）

e)

功能障碍侧

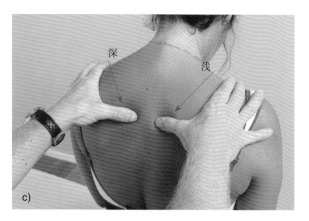

深

浅

c)

d)

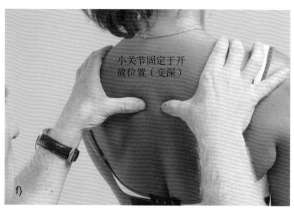

小关节固定于开放位置（变深）

f)

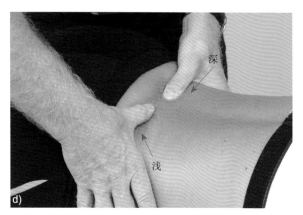

深

浅

图 6.11　b）中立位——右拇指更突出，左拇指更深，表明椎体右旋；c）T4/5；d）L5/S1

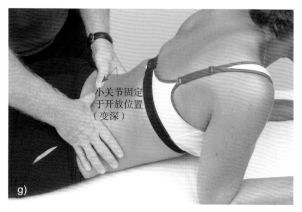

小关节固定于开放位置（变深）

g)

图 6.11　e）伸展位——右拇指更突出，左拇指更深，表明右侧小关节固定于开放位置；f）T4/5；g）L5/S1

### 伸展位

当患者向后弯曲时，观察拇指的相对位置。你会注意到右拇指看起来更加突出（出现突起），左拇指看起来更深，如图 6.11 e ~ g 所示。这种拇指的不对称位置表明左侧小关节固定在开放小关节（旋转侧相反）。

### 屈曲位

接下来检查患者向前弯曲时拇指的相对位置。你将会注意到左右拇指现在处于水平状态，如图 6.11 h ~ j、图 6.12 所示。

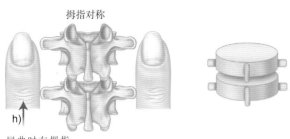

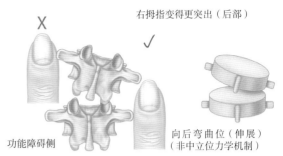

右拇指变得更突出（后部）

功能障碍侧

向后弯曲位（伸展）
（非中立位力学机制）

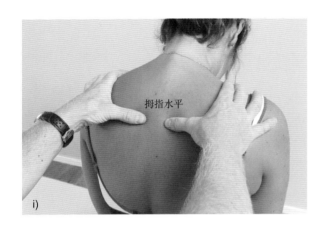

拇指水平

i)

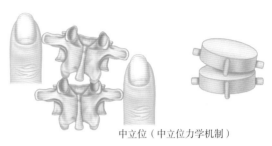

中立位（中立位力学机制）

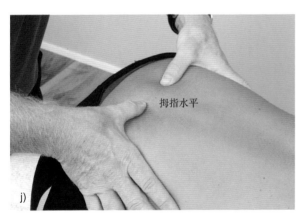

拇指水平

j)

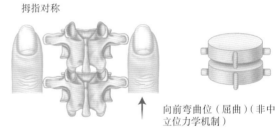

拇指对称

向前弯曲位（屈曲）（非中立位力学机制）

图 6.12　FRS（R）拇指的位置

图 6.11　h）屈曲位——左右拇指水平；i）胸椎 T4/5；j）腰椎 L5/S1

拇指对称

屈曲时左拇指上滑　　向前弯曲位（屈曲）（非中立位力学机制）

h)

转成分。正如前面所解释的那样，这种功能障碍在侧弯同侧产生凹面，而在旋转侧产生凸面。此类型功能障碍被认为是原发性功能障碍引起的代偿性功能障碍。原发功能障碍通常是一个 FRS 或 ERS。问题椎骨向一侧侧弯，向对侧旋转。

## 一组椎体（NR）的中立位力学（Ⅰ型）功能障碍

定义：它通常涉及一组 3 个或更多椎骨，并且侧弯被认为是主要受限的运动，伴有次要的旋

## 群组中立位功能障碍，左旋——NR（L）

这种情况至少涉及 3 个椎骨，它们向右侧弯曲的同时向左旋转。在向后弯曲、中立位和向

前弯曲过程中始终保持向左旋转，如图 6.13 所示。在整个活动范围中旋转量可能会有所不同，其中最大量很可能在中立位。

曲的同时向右旋转。在向后弯曲、中立位和向前弯曲过程中始终保持向右旋转，如图 6.14 所示。在整个活动范围中旋转量可能会有所不同，其中最大量很可能在中立位。

### 群组中立位功能障碍，右旋——NR（R）

这种情况至少涉及 3 个椎骨，它们向左侧弯

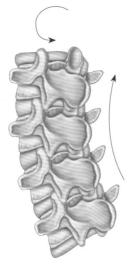

图 6.13　中立位功能障碍——右侧屈；左旋——NR（L）

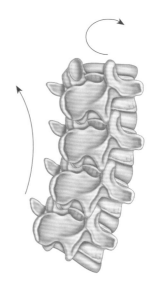

图 6.14　中立位功能障碍——左侧屈；右旋——NR（R）

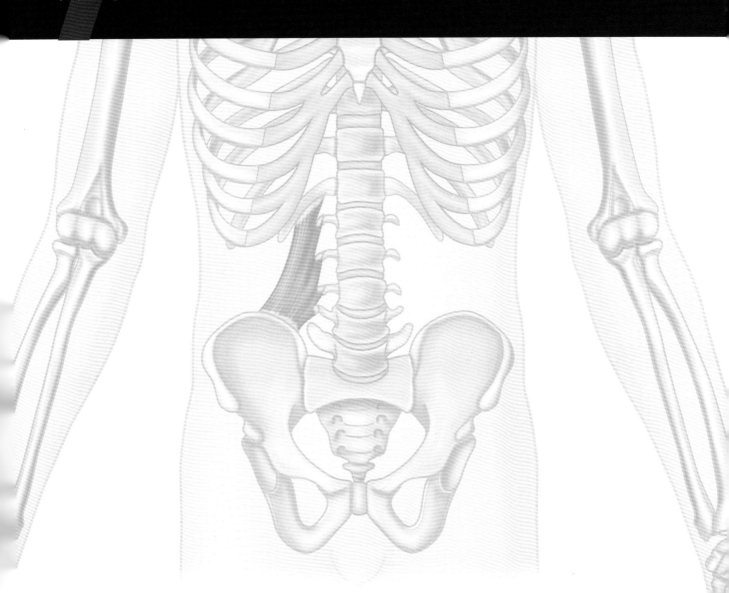

# 肌肉能量技术与骨盆

在后面的章节中，你将阅读并了解一些具体的技术，这些技术可以纳入治疗计划中来帮助矫正盆腔和腰椎功能障碍。我认为，我将在本章中展示的技术是一些最好的软组织技术，可以用来纠正任何软组织或脊柱关节的异常。你可能已经猜到了这种技术就是肌肉能量技术（MET）。

后面我会在本书中论述如何治疗与骶髂关节、骨盆和腰椎相关的功能障碍，因此我需要说明 MET 的作用，以便你更好地了解采用这种软组织治疗技术的时机和缘由。物理治疗师在治疗时有我所谓的放有各种技术的工具箱，可以帮助患者释放和放松肌肉，从而协助患者的身体促进愈合机制。 MET 于 1948 年由 Fred Mitchell 首先论述，这种工具如果使用得当，能对患者的健康产生重大的影响。

**定义**：MET 是一种整骨手法的诊断和治疗形式，在 MET 中患者根据要求从精确控制的位置，对抗远端施加的反作用力，向特定的方向主动收缩肌肉发力。

MET 在其应用中是独一无二的，因为患者提供了最初的作用力，而治疗人员只是促进了这个过程。最初的力量来自患者软组织（肌肉）的收缩，这种收缩被用于矫正肌肉骨骼功能障碍。这种治疗方法通常被归类为直接的治疗形式，而不是间接的，因为肌肉在受控的位置上抵抗由治疗人员施加在远端的反作用力，向特定方向运动。

## MET 的一些好处

我在向学生传授 MET 理念时，我强调应用该技术的一个好处是其可以使关节活动范围正常化，而不只是提高灵活性。这听起来可能有违直觉，举个例子说明一下这种情况。患者的颈部（颈椎）向右旋转角度不能和向左旋转一样大，即颈椎右旋障碍。颈椎的正常旋转范围是 80°，但是假设患者只能向右旋转 70°，这就是需要应用 MET 之处。用 MET 放松紧张受限的肌肉后，颈椎最终能够旋转至 80°。患者尽了所有的努力，作为治疗师的你也促进了颈椎进一步向右旋转，现在关节活动范围恢复到"正常"。这并不是严格意义上的拉——尽管整体灵活性得到了改善，但其实只是达到了被认为是正常关节活动范围的位置。

根据使用 MET 的情况和类型，这一治疗的目标包括：

1. 使高张力的肌肉恢复正常张力；
2. 加强薄弱的肌肉；
3. 为肌肉随后的拉伸做准备；
4. 增加关节的可动性。

### 使高张力的肌肉恢复正常张力

通过 MET 的简单处理，作为物理治疗师的我们试图让高张力缩短的肌肉得到放松。 如果我们认为关节在它的活动范围内受限了，那么通过对高张力结构的初步确认，我们可以使用这些技术来帮助组织恢复正常。某些类型的按摩疗法也可以帮助我们达到这种放松效果，因此通常将 MET 与按摩疗法结合使用。我个人觉得按摩结合运动是物理治疗师可以使用的最好的工具之一。

### 加强薄弱的肌肉

在患者被要求在延长过程之前收缩肌肉时，MET 可用于强化薄弱甚至无力的肌肉。如果患者抵抗治疗师的阻力，主动收缩肌肉能力较弱，治疗师可以调整 MET 的强度和时间。例如，可以要求患者使用最大力量的 20%～30% 做抗阻运动 5～15 秒。然后要求他们重复这个过程 5～8 次，在重复之间休息 10～15 秒。患者的表现可以随着时间的推移而提高。

### 为肌肉随后的拉伸做准备

在某些情况下，你的患者参加什么运动取决于他们关节活动度的大小。每个人都可以提高自己的灵活性，这个目标可以在 MET 的帮助下实现。请记住，MET 的重点是使关节的活动度恢复正常。

如果要提高患者的灵活性超过正常的程度，可能需要采取更积极的 MET 方法。此时，患者被要求更努力地收缩肌肉，收缩力量超过肌肉能力 10%～20% 这个标准。例如，我们可以要求患者以 40%～70% 的肌肉能力收缩肌肉。这种增加的收缩将有助于激活更多的运动单位，而这一变化反过来又会引起高尔基腱器（GTO）的刺激增强。然后，将会产生更好的肌肉放松效果，使肌肉进一步延长。无论哪种方式，一旦 MET 被纳入治疗计划，后续就可以遵循一个灵活性计划展开治疗。

### 增加关节可动性

当我教授肌肉测试课程时，我最喜欢的一句话是："僵硬的关节会导致肌肉紧张，肌肉紧张会导致关节僵硬。"这不是完美的解释吗？ 当正确使用 MET 时，它是改善关节活动性的最佳方法之一，尽管你最初只是放松了肌肉。这一情况在应用 MET 矫正骨盆功能障碍时尤为适用，详细内容将在第 13 章阐述。MET 的重点是让患者主动收缩肌肉，随后肌肉会有一个放松阶段，这一阶段允许特定的关节能达到更大的活动度。

## MET 的生理效应

MET 有两个主要的效应，并从两个不同的生理过程来解释这些效应：

- 等长收缩后放松（PIR）；
- 交互抑制（RI）。

当我们使用 MET 时，会出现某些神经学上的影响。 在我们讨论 PIR / RI 的主要过程之前，我们需要关注参与牵张反射的两种受体：

- 肌梭对肌肉纤维长度的变化以及速度的变化比较敏感；
- GTO，检测张力的持续变化。

拉伸肌肉导致从肌梭传递到脊髓的后角细胞（PHC）的冲动增加。反过来，前角细胞（AHC）传递到肌肉纤维的运动冲动增加，产生一个保护性张力抵抗拉伸。然而，GTO 能感测到几秒钟后的张力增加，这些 GTO 将冲动传递给 PHC。同时这些冲动对 AHC 中增加的运动刺激具有抑制作用。这种抑制作用引起运动冲动的减少和随后的放松。这意味着持续拉伸肌肉会增强肌肉的拉伸能力，因为 GTO 的保护性松弛会超过由于肌梭引发的保护性收缩。然而，快速的肌梭牵伸会造成肌肉即刻收缩，而且由于不会持续，

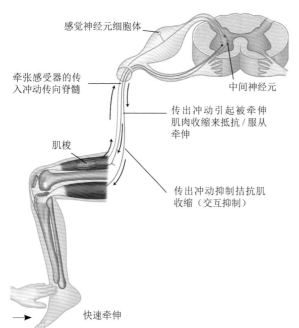

图 7.1　牵张反射弧——用手快速牵伸来激活肌梭

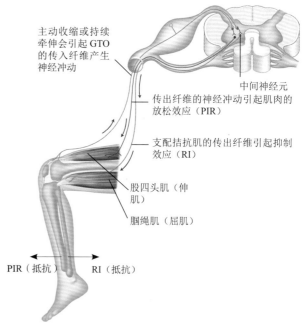

图 7.2　等长收缩后放松（PIR）和交互抑制（RI）

因此不会有抑制作用（图 7.1）。这被称为基本反射弧。

等长收缩后放松（PIR）是在持续等长收缩时，由从脊髓到肌肉本身的神经学反馈产生的，它会使收缩肌肉的张力降低（图 7.2）。这种张力的降低会持续 20～25 秒，所以你现在就有一个完美的时机来改善 ROM，因为在这个松弛期间，组织可以更容易地移动到一个新的静息长度。

当使用交互抑制（RI）时，张力的降低依赖于肌肉的拮抗肌收缩产生的生理抑制作用（图 7.2）。当拮抗肌处于收缩状态时，它的运动神经元接收到了传入通路的兴奋性冲动，与此同时，拮抗肌相对的肌肉（主动肌）的运动神经元接受到抑制性冲动，从而阻止其收缩。因此，主动肌的收缩或延长一定会引起拮抗肌的放松或抑制。相反，主动肌的快速拉伸将促进其收缩。

在 MET 大多数应用中，束缚点或者仅次于束缚点的位置，是实施 MET 的首选位置。显然，与其他技术相比，MET 是一种相当温和的拉伸形式，所以在康复过程中使用 MET 是更合适的。应该牢记的是，大多数有肌肉缩短的问题倾向于发生在姿势肌中。由于这些肌肉主要由慢缩型肌纤维组成，所以较温和的拉伸形式可能更合适。

## MET 的治疗流程

- 患者的肢体被移动到能感受阻力的位置，即束缚点。如果在你要治疗的区域中对一个稍微仅次于束缚点的点进行放松治疗，对于患者来说会更舒适，特别是当这些组织处于慢性阶段时。患者被要求使用 10%～20% 的肌肉力量来抵抗由治疗师施加的阻力，等长收缩治疗肌肉或拮抗肌。

- 如果使用 PIR 的方法，患者应该使用主动肌。这会直接放松紧张缩短的结构（请参阅下面的 PIR 示例）。如果使用 MET 的 RI 方法，则要求患者等长收缩拮抗肌。这会引起相反的肌群（主动肌）产生放松作用，此时，主动肌仍然归属为紧张和缩短的结构（请参阅下面的 RI 示例）。要求患者缓慢地进行等长收缩，持续 10～12 秒，避免在治疗区域有任何急促而猛烈的动作。上面所说的这种收缩，提供了启动 GTO 所需的时间，这使得它们变得活跃并影响肌梭的内部纤维。抑制肌肉张力的效应超过了对肌梭的影响。治疗师有机会以最小的努力把受影响的区域带到一个新的位置。

- 患者的收缩不应该引起任何不适或拉伤。通过深吸气使患者完全放松，并且在呼气时，治疗师被动地将特定关节的高张力肌肉延长到新位置，从而使关节活动范围正常化。等长收缩后，诱发 PIR，松弛时间为 15～30 秒，这期间是将组织拉伸到新的静息长度的最好时机。重复这个过程，直到没有进一步的效果（通常 3～4 次），并保持在最后的静止位置 25～30 秒。一般认为，25～30 秒的时间足够让神经系统去锁定这个新的静息位置。这种技术非常适合用于放松和释放紧张、缩短软组织的张力。

- RI 有约 20 秒的不应期（恢复静息电位所需的短暂时间），并被认为不如 PIR 强大。但是，这两种方法治疗师都需要掌握，因为在疼痛或损伤的情况下，使用主动肌有时是不适当的。由于 MET 施加的力量很小，所以可以降低损伤或组织受损的风险。

# MET 的应用方法

## "束缚点"（或"受限障碍"）

在这一章中，"束缚"一词会被多次提及。束缚点或受限障碍出现在当治疗师检查的手/手指第一次感觉到阻力时。通过体验和不断地练习，当受影响的区域被轻轻地带到束缚位置时，治疗师将能够检查到软组织的抵抗力。这个束缚位置不是拉伸的位置，而应是拉伸之前的位置。治疗师应该能够感觉到这种差异，而不是等到患者告知他们感觉到拉伸了。

## 急性和慢性疾病

使用 MET 治疗的软组织疾病一般分为急性和慢性两种，并且相关组织往往会具有某种形式的损伤或创伤。MET 可用于急性和慢性病症。急性包括任何明显的急性症状疼痛或痉挛，以及在最近 3～4 周内出现的症状。在选择合适的 MET 种类时，任何时间长且急性性质不明显的症状都被认为是慢性的。

如果你感觉呈现的病症相对较急（发生在最近 3 周内），可以在束缚点进行等长收缩。等患者肌肉持续收缩 10 秒后，治疗师将受影响的区域移动到新的束缚点。出现慢性病症（持续 3 周以上）时，患者在束缚点之前进行等长收缩，收缩 10 秒后，治疗师鼓励患者到达一个越过束缚点的新的位置。

## PIR 与 RI

患者的疼痛程度通常是确定初始治疗方法的决定性因素。PIR 方法通常被用于短缩而紧张肌肉的治疗，因为这些肌肉是在释放和放松的过程中最初收缩的肌肉。然而，有时当主动肌即缩短的结构收缩时，患者可能会感到不适。在这种情况下，收缩对侧肌群（拮抗肌）似乎更为合适，因为这样会减少患者的疼痛感受，还能使疼痛的组织放松。因此，如果主要缩短的组织敏感性增加，那么首选在拮抗肌上采用无痛的 RI 方法。

当患者的初始疼痛经过适当的治疗有所减轻时，可以加入 PIR 技术（如前所述，PIR 使用紧张缩短结构的等长收缩，与 RI 方法中使用拮抗肌相反）。在一定程度上，决定最佳方法的主要因素是敏感组织处于急性期还是处于慢性期。

在规范使用 PIR 和 RI 之后，我发现使用 PIR 技术（患者在应用这种技术时没有疼痛）可以使高张力结构的延长达到最佳结果。然而，在我使用 PIR 方法的过程中，如果我觉得缩短紧绷的组织需要更多的活动度，就会使用 RI 方法进行大约 2 次以上的重复练习，如下面的 RI 案例中所解释的那样。这种个体化的治疗方法在改善患者整体关节活动度方面已经取得了理想的效果。

### PIR 示例

为了说明 MET 治疗中的 PIR 方法，现在我们要将该方法应用于拇收肌。你可能会认为，通过一个与骨盆相关的例子来演示 MET 的工作模式会更合适。然而，我希望治疗师能够自己练习这种技术，以便他们更好地理解 MET 的概念。一旦理解了 MET 技术，并通过这个简单的例子

加以练习，治疗师就可以为处理更复杂的情况奠定基础，实现用 MET 技术帮助患者恢复骨盆功能的目标。

将左手（或右手）放在空白的纸上，尽可能地张开手，围绕手指和拇指周围画线（图 7.3）。拿开纸张并尽可能主动地外展拇指，直到感觉到一个束缚点。 接下来，将右手的手指放在左手拇指的顶部，应用等长收缩，内收拇指以对抗手指的向下压力，从而实现等长收缩（图 7.4）。在施加这个压力 10 秒后，吸气并在呼气时进一步被动外展拇指（但不要强行推动拇指）。 重复该过程 2 次以上，最后一次重复时，在最后的静止位置保持至少 20～25 秒。现在将手放在纸上并再次围绕它画线（图 7.5）。 希望你会看到大拇指比之前外展更多。

### RI 示例

应用 RI 方法，请遵循与 PIR 方法相同的步骤，即依然外展拇指到束缚点。同样从束缚点开

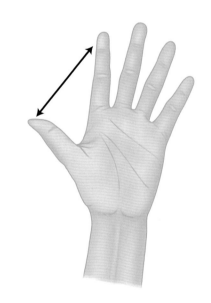

图 7.3　测量拇指和示指之间的距离

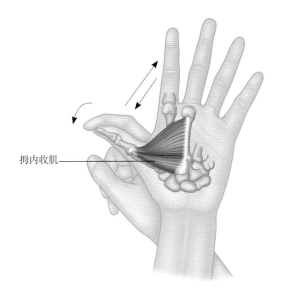

图 7.4　拇指内收抵抗对侧手施加的阻力（PIR 方法）

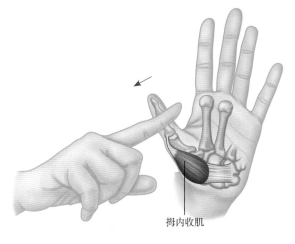

图 7.6　外展拇指并对抗另一只手所施加的阻力（RI方法）

复时，在最后的静止位置至少保持 20 ~ 25 秒。

像以前一样，把手放在纸上，然后再围绕它画线（图 7.5）。希望你会看到大拇指比之前外展更多。

# MET 技术与骨盆肌肉

与骨盆及腰椎相关的肌肉有：髂腰肌、股直肌、内收肌、腘绳肌、阔筋膜张肌及髂胫束、梨状肌、腰方肌。

我将会讲述如何评估这些肌肉，每块肌肉均有缩短随后紧缩的自然趋势。在解释完测试步骤后，我将展示详细的肌肉能量技术如何促使这些短缩 / 紧张肌肉变长。如此，我们便能够协助患者，使其功能障碍的姿势正常化。

### 髂腰肌（图 7.7）

髂腰肌：包括腰大肌和髂肌。

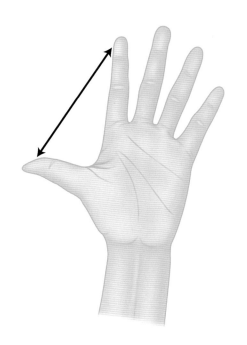

图 7.5　使用 MET 中的 PIR 和 RI 后重新测量拇指和示指之间的距离

始，这次不是抗阻内收拇指（PIR），而是执行相反的动作，使拇指抗阻外展（使用外展拇短肌 / 长肌）（图 7.6）。在施加压力 10 秒之后，吸气，呼气，被动地将拇指进一步外展（再次强调，不要强掰拇指）。重复这个过程 2 次以上，最后一次重

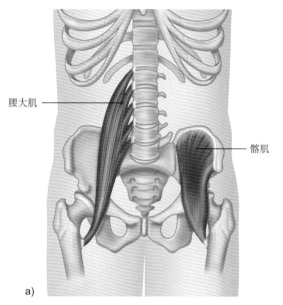

图 7.7　a）髂腰肌的起止、功能及神经支配

### 起点

腰大肌：全部腰椎的横突（L1 ~ L5）、胸12 及所有腰椎（T12 ~ L5）的椎体、腰椎间盘。

髂肌：髂窝上 2/3、腰骶前韧带及骶髂关节（SIJS）。

### 止点

股骨小转子。

### 功能

髋关节的主要屈肌，协助髋关节外旋。远端固定时，仰卧位至坐位，可使躯干前屈。

### 神经支配

腰大肌：腰神经腹侧支（L1 ~ L4）。

髂肌：股神经（L2 ~ L4）。

## 髂腰肌的评估

如 Grieve 所说（1983），即使骨盆力线被矫

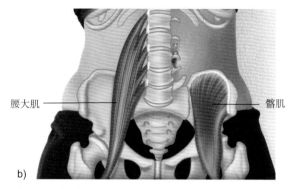

图 7.7　b）腹侧面观腰大肌和髂肌

正，髂腰肌张力增加仍是紊乱综合征再发的主要原因之一，因此评估髋屈肌的相对短缩就很重要。

Schamberger（2013）指出，左侧髂腰肌张力高于右侧是较常见现象。这一现象可能与左侧骶髂关节过度活动或其他原因所致的左侧髂腰肌的可动性减少有关。过度活动可能是因为右侧骶髂关节处于闭锁状态，进而使左侧骶髂关节的压力增加（由于右侧股骨向前伴左侧股骨代偿性向后方旋转）。左侧髂腰肌力图稳定过度活动的左侧骶髂关节。

### 改良托马斯（Thomas）试验

检查右侧髋关节时，患者仰卧于床沿并抱紧左膝。因髋关节的全范围屈曲可刺激髋骨旋后并避免脊柱前凸，故而使患者尽可能将其左膝贴近胸部，如图 7.7c 所示。在此体位，治疗师可观察到相对于右侧髋关节，右侧膝关节所处的位置。正常情况下，右侧膝关节要低于髋部水平。图 7.7c 所示为右侧髂腰肌的正常长度。

图 7.8 中，治疗师利用其上肢示范右侧髋部相对于右侧膝关节的位置。髋部处于屈曲位，以此来确认在此种状况下右侧髂腰肌的紧张度。

在改良托马斯试验（Modified Thomas Test）

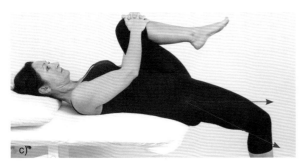

图 7.7　c）右侧膝关节低于髋关节，表明髂腰肌长度正常

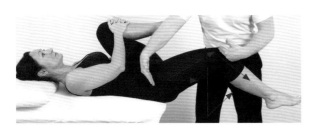

图 7.8　右侧髂腰肌及股直肌均紧张

中，治疗师可外展髋关节（图 7.9）、内收髋关节（图 7.10）。10°～15° 的外展或内收是正常的。如果髋关节外展角度小于 10°，表明内收肌群处于短缩位。内收活动受限，提示阔筋膜张肌及髂胫束处于短缩位。

### 髂腰肌 MET 治疗

以治疗右侧为例，起始体位与上述改良托马斯试验体位一致。患者左脚置于治疗师的右侧方，治疗师施加压力使患者左髋屈曲至最大范围。如图 7.11 所示，治疗师右手固定患者右髋，左手置于右膝上方，嘱患者屈髋以对抗治疗师阻力，维持 10 秒。髂腰肌收缩可诱导一次等长收缩后放松（PIR）。

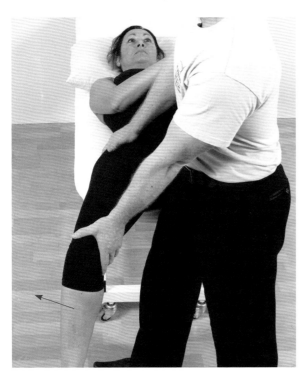

图 7.9　髋关节外展受限，说明内收肌紧张

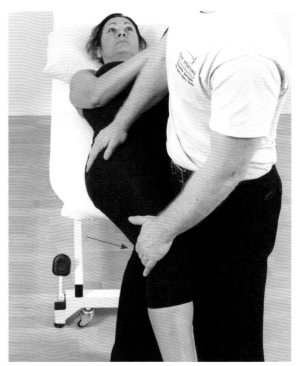

图 7.10　髋关节内收受限，说明阔筋膜张肌 / 髂胫束紧张

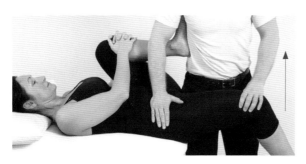

图7.11 治疗师用右手固定患者右髋关节，患者屈曲右髋关节对抗治疗师左手施加的阻力

如图7.12所示，在等长收缩后的放松相，治疗师施加一缓慢向下的力，以使髋部被动伸展，进而诱导右侧髂腰肌的延长。在应用此手法过程中，重力亦协助髂腰肌的拉长。

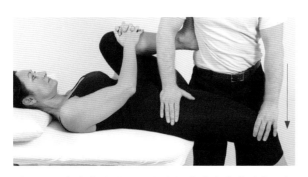

图7.12 在重力协助下，治疗师被动地伸展髋部以拉长髂腰肌

如果最初的激活髂腰肌的方法引起患者不适，常选择屈曲位收缩髂腰肌，如图7.13所示。髋关节处于更大范围的屈曲位，将使髂腰肌变松弛，这有助于其收缩并减少不适。

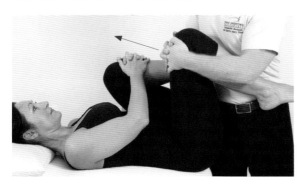

图7.13 患者于屈曲位时对抗屈髋

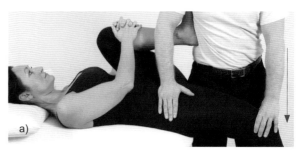

图7.14 a）拉长右侧髂腰肌

患者屈曲右侧髋关节时对抗治疗师左手施加的阻力（图7.13）。收缩10秒后放松，于放松相，治疗师通过使髋关节处于伸展位以拉长髂腰肌，如图7.14a所示。

**小贴士**：腰大肌对牛而言又名菲力牛排，为牛腰部嫩肉。如两侧腰大肌缩短将导致骨盆前倾，进而导致脊柱过度前凸并牵拉骶骨旋前。这将导致关节面受压，引起下背痛。

**注意**：如果有规律地进行全范围的仰卧起坐锻炼（并不推荐），髂腰肌为主要肌肉。反复的仰卧起坐将增加髂腰肌肌力及紧张度并使腹肌肌力减弱，这将导致下背痛持续存在。

为了增加髂腰肌的强度（仰卧起坐锻炼过程中），让患者屈膝仰卧于床上，治疗师双手置于足踝上施加阻力，并嘱患者背屈踝关节，这将激活包括髂腰肌在内的前链肌肉，然后患者进行全范围的仰卧起坐，如图7.14b所示（大部分健康

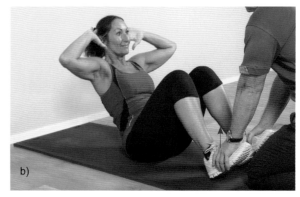

图7.14 b）背屈位帮助激活髂腰肌的收缩（开启）

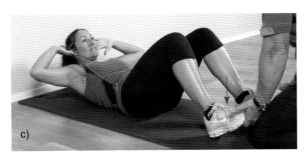

图 7.14　c）跖屈或者臀大肌激活导致髂腰肌收缩失活（关闭）

人能够完成很多次仰卧起坐）。

　　如想释放或者关闭髂腰肌，患者跖屈踝关节（而非背屈），或者夹紧臀部。这两个动作均可刺激后链肌肉，使髂腰肌放松。因为交互抑制（RI）原因，臀肌的激活将导致髂腰肌的放松。现在患者不能完成仰卧起坐，这证明髂腰肌是仰卧起坐的原动肌，如图 7.14c 所示。

## 股直肌（图 7.15）

### 起点
直头（前部头）：髂前下棘（AIIS）。
反折头（后部头）：髋臼上方的凹槽（位于髂骨上）。

### 止点
髌骨，跨过髌韧带止于胫骨结节。

### 功能
伸膝、屈髋（尤其在踢球等联合运动中）。远端固定时，协助髂腰肌完成躯干前屈。步行过程中，足跟着地时，防止屈膝。

### 神经支配
股神经（L2 ~ L4）。

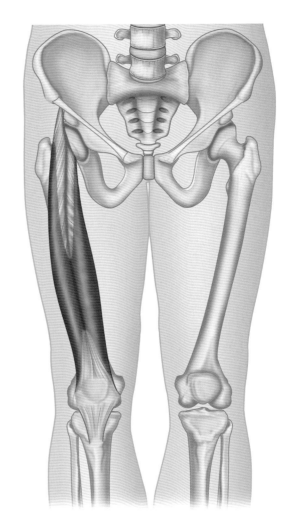

图 7.15　股直肌的起止、功能及神经支配

### 股直肌的评估
改良托马斯试验

　　该试验可用于判断股直肌以及髂腰肌的短缩。检查右侧股直肌，如图 7.16 所示，患者左下肢屈曲，使左膝尽可能靠近胸部，该动作将带动同侧髋骨旋后。治疗师注意观察右膝和右踝的位置，膝盖至足踝的角度应该约为 90°，右侧股直肌正常长度如图 7.16 所示。

　　图 7.17 中，治疗师示范相对于右踝，右膝所在的位置。小腿处于伸展位，该位置可确定股

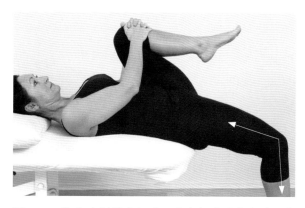

图 7.16 检查右侧股直肌时，患者仰卧于床上并固定左下肢，股直肌的正常长度如图所示

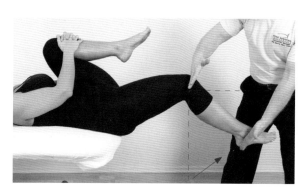

图 7.17 膝关节伸展表示股直肌紧张

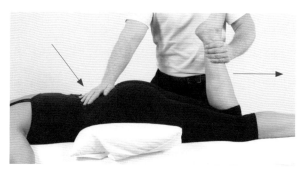

图 7.18 患者伸膝同时对抗治疗师施加的阻力

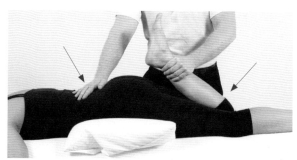

图 7.19 治疗师一手固定腰椎，另一只手被动屈曲膝关节以拉长股直肌

直肌紧张度。此时髋关节处于屈曲位，亦可表明髂腰肌的紧张度，如前面所讨论。

### 股直肌 MET 治疗

患者俯卧位，治疗师被动屈曲右膝至有束缚感，同时治疗师用右手固定骶骨，避免骨盆旋前及对下部腰椎的小关节施力。

**注意：** 如果你认为该体位增加腰椎前凸，可在腹部置一枕头，有助于纠正腰椎前凸并减少可能存在的不适感。

该起始位，患者伸膝并对抗治疗师所施加的阻力（图 7.18），该收缩将诱导股直肌等长收缩后放松。

收缩 10 秒后放松，治疗师鼓励膝关节进一步屈曲，以拉长股直肌，如图 7.19 所示。

### 股直肌 MET 的替代治疗

之前的股直肌肌肉能量技术使下背部极度紧张，一个基于改良的托马斯试验的股直肌肌肉能量技术可能更有效。

如前所述，患者处于改良的托马斯试验的位置，治疗师控制其右侧大腿并缓慢被动屈曲右膝至臀部，该动作很快即达到束缚感，故在首次应用该技术时应注意保护患者。在有束缚感的位置，患者伸膝并对抗治疗师所施加的阻力（图 7.20），收缩 10 秒后放松，治疗师随之被动屈膝使之达到更大范围（图 7.21）。这是非常有效的拉长股直肌的方法。

**小贴士：** 双侧股直肌肌张力增高将导致骨盆前倾，由于 L5 关节处于前凸位，将引起下背部疼痛。

如一侧股直肌处于短缩位（右侧为例），将

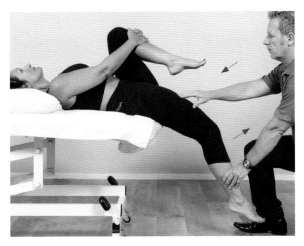

图 7.20　治疗师触诊股直肌，患者伸膝以对抗阻力

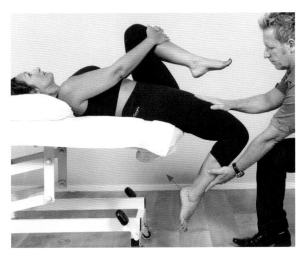

图 7.21　治疗师被动屈曲膝关节以拉长股直肌

导致股骨处于旋前位，而同侧骶骨处于旋后位。

## 内收肌群（图 7.22）

内收肌群：包括短收肌、长收肌、大收肌（图 7.22）。

### 起点

耻骨（支）前部，大收肌起于坐骨结节。

### 止点

股骨内侧全长，从臀部至膝部。

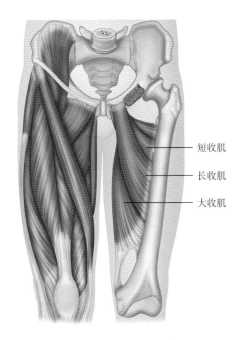

图 7.22　内收肌群的起止、功能及神经支配

### 功能

内收、屈曲、内旋髋关节。

### 神经支配

大收肌：闭孔神经（L2 ~ L4）、坐骨神经（L4，L5，S1）。

短收肌：闭孔神经（L2 ~ L4）。

长收肌：闭孔神经（L2 ~ L4）。

### 内收肌评估

#### 髋关节外展测试

检查左侧髋关节，患者处于仰卧位，治疗师手持其左腿并被动外展髋关节，同时右手触其内收肌群（图 7.23）。记录内收肌群有紧绷感时髋关节所处的位置。髋关节被动外展的正常角度为45°，如果小于45°，表明左侧内收肌群紧张。

然而，有种情况例外。如果关节活动度小于45°，有可能是股后肌群内侧限制被动外展。屈膝至90°（图 7.24），以区分短收肌群和股后

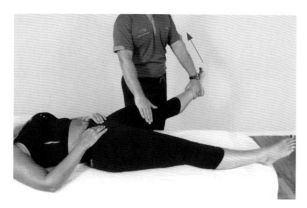

图 7.23 治疗师外展髋关节并触诊内收肌群感受其紧张度

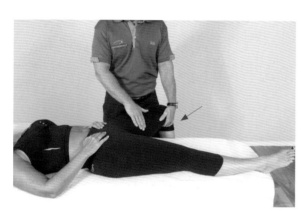

图 7.24 屈膝以分离出短内收肌群

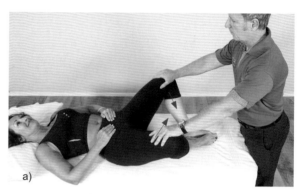

图 7.25 a) 患者内收下肢并对抗治疗师施加的阻力

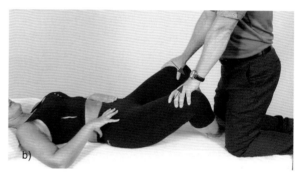

图 7.25 b) 可选择位置——治疗师跪在床边，患者内收下肢并对抗治疗师所施加的阻力

肌群内侧，如活动范围增加，表明股后肌群内侧短缩。

总之，为了确定股后肌群是否为限制因素，治疗师需被动屈膝并持续被动外展髋关节，如果关节活动度增加，股后肌群为其限制组织，而非短收肌群。

**注意：** 术语短内收肌包括除了股薄肌以外的所有附着于股骨的内收肌群，股薄肌附着于膝关节下方内侧的鹅足上，对膝和髋关节均起作用。

### 内收肌群 MET 治疗

最有效拉长内收肌群（短）的方法是利用肌肉能量技术，如图 7.25a、b 所示。患者仰卧位，屈膝，足跟相对，治疗师缓慢被动地屈髋，直至内收肌群有紧绷感。从有束缚感的位置，患者内收髋关节并对抗治疗师施加的阻力，以收缩短收肌群。

持续 10 秒后放松，治疗师被动地将髋关节置于更大的外展位，如图 7.26a、b 所示。

**小贴士：** 内收肌过度活动将可能导致外展肌无力，尤其是臀中肌力弱，进而导致摇摆步态，如第 5 章所述。

### 腘绳肌（图 7.27）

腘绳肌：包括半腱肌、股二头肌（长头）、股二头肌（短头）、半膜肌。

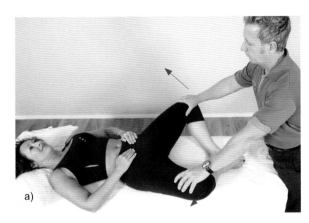

图 7.26　a）治疗师拉长内收肌群

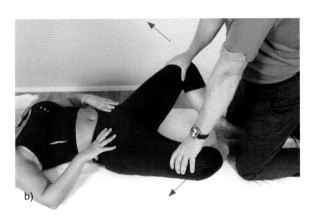

图 7.26　b）可选择体位——治疗师拉长内收肌群

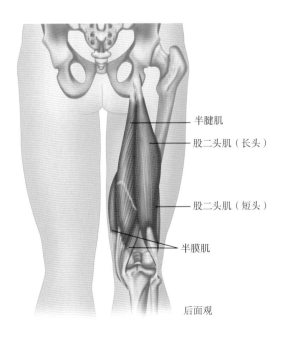

半腱肌

股二头肌（长头）

股二头肌（短头）

半膜肌

后面观

图 7.27　腘绳肌的起止、功能及神经支配

### 起点

坐骨结节（坐骨），股二头肌也起源于股骨后方。

### 止点

半膜肌：胫骨内侧髁后部（胫骨上内侧）。

半腱肌：胫骨干上内侧面。

股二头肌：腓骨头，胫骨外侧髁（胫骨上外侧部）。

### 功能

屈膝、伸髋。屈膝时半腱肌及半膜肌内旋小腿（内转），股二头肌外旋小腿（外转）。

### 神经支配

坐骨神经分支（L4、L5、S1、S2、S3）。

**腘绳肌的整体评估**

**髋关节屈曲测试**

通过该测试可知腘绳肌的总长度，以使治疗师形成一整体印象。患者仰卧位，双下肢伸展。治

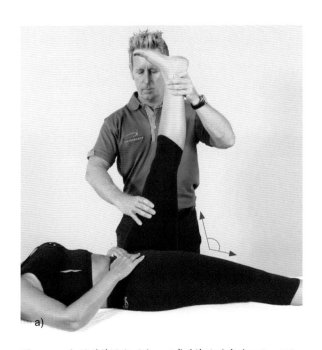

图 7.28　a）髋关节屈曲测试：正常关节活动度为 80°～90°

疗师被动屈曲患者左侧髋关节至有束缚感。正常关节活动范围为 80°~90°，小于 80° 代表腘绳肌紧张。然而，坐骨神经的神经张力及明确的股后肌群损伤也限制髋关节（屈曲）活动度。如图 7.28a 所示，该患者的关节活动度正常。只要髋关节活动度低于 80°~90° 均被归于短缩，如图 7.28b。

### 腘绳肌 MET 治疗（非特异性）

下面的技术非常有助于腘绳肌整体的拉长，本章节后面将介绍如何针对腘绳肌内侧及外侧的应用。

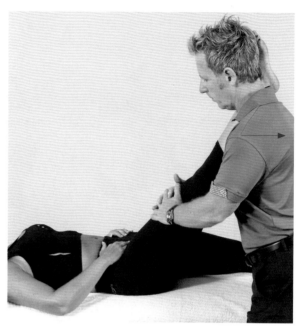

图 7.29　患者向下压右下肢对抗治疗师肩部

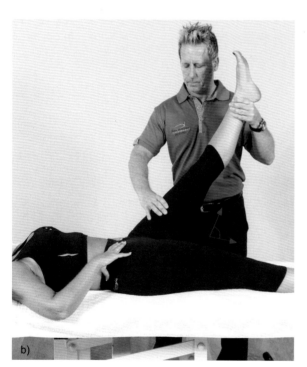

图 7.28　b）髋关节屈曲测试：屈髋 45°，表明腘绳肌短缩

治疗师站在患者一侧，被动地控制患者右下肢，屈髋至腘绳肌有束缚感。于该体位，患者小腿置于治疗师右肩，如图 7.29 所示。

患者向下压右下肢以对抗治疗师肩部，维持 10 秒后放松。腘绳肌收缩后放松，治疗师被动地将右下肢置于更大的屈曲位，如图 7.30。

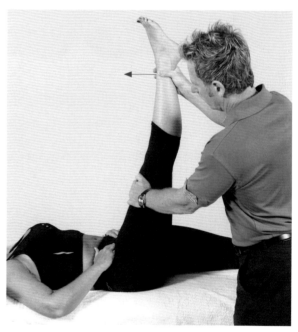

图 7.30　治疗师被动屈髋至更大角度

### 可选择的腘绳肌止点 MET 治疗

该技术非常有利于腘绳肌止点部分的拉长。患者屈髋至 90°，小腿置于治疗师肩部，如图 7.31 所示。

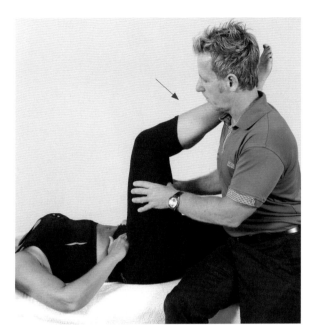

图 7.31　患者屈膝 90°，置小腿于治疗师肩部

在该位置，患者努力将足跟拉向臀部，以刺激腘绳肌收缩，收缩 10 秒后放松，治疗师被动伸膝至腘绳肌有紧绷感，如图 7.32 所示。

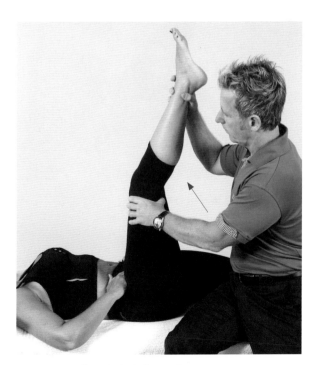

图 7.32　治疗师被动伸膝以拉长腘绳肌

### 交互抑制方法

患者摆位如上所述，在收缩 10 秒后和放松期间，患者缓慢伸直膝关节（起始时为屈曲位），同时治疗师被动地进一步伸膝。患者主动伸膝时股四头肌收缩，这将诱导交互抑制作用于腘绳肌，以使腘绳肌的拉长更安全有效。

### 内侧腘绳肌的评估（半腱肌和半膜肌）

腘绳肌整体评估后，如果关节活动度小于80°，可认为大腿后部肌群内有软组织限制。然而，整体评估并未明确指出哪部分腘绳肌是较紧张的结构。特异性测试可以明确腘绳肌哪一部分是责任部位。把下面的测试包含在评估中，有助于区分腘绳肌内侧或外侧肌肉长度的异常。

为了确定半腱肌 / 半膜肌是否为限制性组织，如图可将内侧腘绳肌单独分离出来。治疗师控制并外旋外展下肢，同时被动屈髋（图7.33a、b）至有束缚感。如果活动度小于初始测

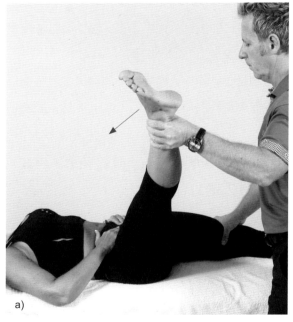

a)

图 7.33　a）为了确定内侧腘绳肌是限制组织，患者被动屈髋时，外旋并外展下肢

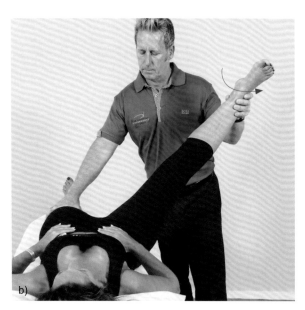

图 7.33 b）变换测试的观察角度

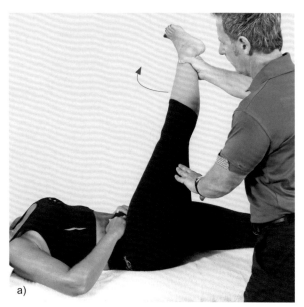

图 7.34 a）治疗师被动屈髋时，内旋内收下肢，以测试股二头肌

试时的角度，可以认为内侧腘绳肌为短缩肌肉。

### 外侧腘绳肌的评估（股二头肌）

特异性测试将分离出股二头肌。治疗师被动屈髋时，内旋、内收下肢（图 7.34a、b）。如果该动作受限，治疗师需确定该角度是否小于最初的髋关节屈曲测试。如果小于，股二头肌被确定为短缩组织。

**小贴士**：谨记，内侧和外侧腘绳肌需分别治疗，而不是一同治疗。

## 阔筋膜张肌（TFL）及髂胫束（ITB）（图 7.35）

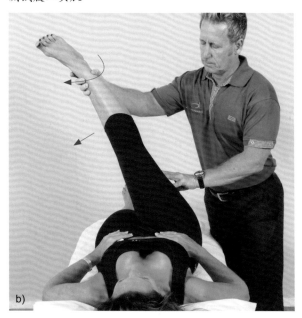

图 7.34 b）变换测试的观察角度

### 起点

髂嵴前份的外侧缘。

### 止点

在髋关节下汇入至髂胫束（长阔筋膜张肌），止于胫骨上外侧（Gerdy 结节）。

### 功能

屈曲、外展、内旋髋关节。拉紧阔筋膜以稳定膝关节。

### 神经支配

臀上神经（L4、L5、S1）。

### 阔筋膜张肌及髂胫束的评估

#### *奥伯（Ober）试验*

骨科医生 Frank Ober 发表了一篇名为"背部牵张力及坐骨神经痛"（Ober 1935a）的文章，并于 1937 年首次描述了该测试。探讨了阔筋膜张肌及髂胫束的收缩与下背痛及坐骨神经痛的关系。

患者侧卧位，治疗师协助患者将其肩、髋、膝置于一条直线上，如图 7.36a 所示。治疗师充分感觉到患者放松后，嘱患者缓慢屈膝（如半蹲），控制左膝使之缓慢向下至床面。如果膝关

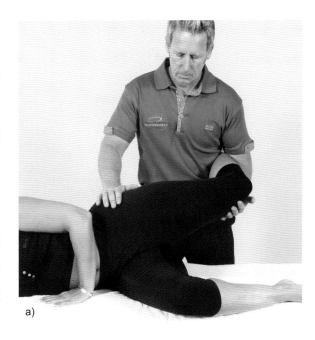

a)

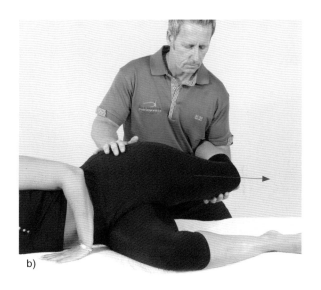

b)

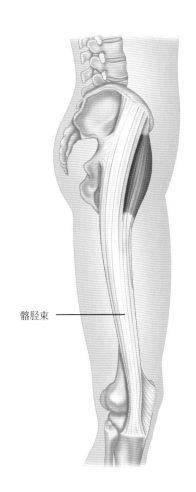

髂胫束

图 7.35　阔筋膜张肌 / 髂胫束的起止、功能及神经支配

节向下超过平行线，则阔筋膜张肌 / 髂胫束正常，如图 7.36b 所示。如果大腿保持平行（或者仅仅轻度下移），则阔筋膜张肌 / 髂胫束短缩，如图 7.36c 所示。

**注意：**如果能感受到阔筋膜张肌及髂胫束的短缩，下肢将保持相对外展位。但当治疗师放下下肢时，髋部将自然屈曲伴有内旋（见图 7.36d），如果下肢可以接近至床面，将错误地断

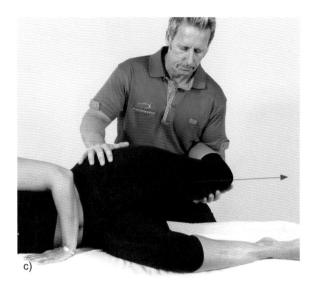

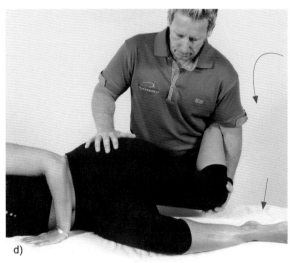

图 7.36 奥伯试验：a）治疗师控制患者左膝，嘱患者完全放松，然后膝关节向床面运动；b）膝关节下落，提示阔筋膜张肌/髂胫束处于正常长度；c）膝关节保持原位，提示阔筋膜张肌/髂胫束紧张；d）如髋关节屈曲内旋，将导致得出阔筋膜张肌/髂胫束正常的错误结论

定阔筋膜张肌及髂胫束的长度是正常的，而阔筋膜张肌/髂胫束紧张将导致髋关节处于功能障碍位置。因此，测试时控制患者下肢是非常重要的，以避免髋关节屈曲内旋。

谨记如下内容：奥伯试验阳性，我们自然判定阔筋膜张肌及髂胫束短缩、紧张，治疗计划是伸展和/或利用手法治疗延长髂胫束。然而，现在的研究表明，通过手法治疗改变髂胫束的长度几乎是不可能的。Chaudhry 等人（2008）认为手法治疗并不能改变髂胫束的长度，接近 1 吨（925kg）的拉力才能使髂胫束长度变化 1%。因此，通过手法治疗和拉伸技术，不太可能导致任何明显的髂胫束变形，从而使它不那么紧张。

然而 Tenney 的研究（2013）表明，激活下腰椎骨盆疼痛的受试者的腹肌及腘绳肌（奥伯试验阳性），将使骨盆位置得到改善，随后再次进行 Ober 试验，结果均得到改善。

**阔筋膜张肌及髂胫束的肌肉能量技术治疗**

肌肉能量技术已作为一种合适的方法纳入治疗方案中，这一技术将在某种程度上协助改变阔筋膜张肌的紧张度而不是改变相连组织内容，也就是髂胫束的长度。利用肌肉能量技术中的等长收缩后放松技术影响阔筋膜张肌将更加行得通。我个人相信，该技术有助于放松阔筋膜张肌并诱导髂胫束紧张度下降。这就是为什么我优先选择该方法拉长髂胫束，而不是花费大量时间进行深部按摩（也叫作髂胫束剥离），或者提倡使用泡沫轴。此类技术（尤其是泡沫轴）恐怕之前被设计出来后并没有实际有效应用过，因为研究已证实，即使在 1 吨重的压力下，髂胫束的软组织结构也不能被拉长 1%。

举例说明以上观点：天气特别暖和时，在我牛津的诊所，尤其是当我演讲时，我看向窗外，视线穿过跑道到达一小块草地，几乎每次（仅在天气好的时候）我都能看见一个年轻人花费 2～3 小时利用泡沫轴滚压他的大腿。基于此原因，我给他起了个绰号，名为"滚筒 Dave"，我问他为何这样做，他说他的治疗师告诉他每天那么做可以放松髂胫束……请大家一起抛弃那种想法吧！一些在牛津上过我课的学生读到"滚筒Dave"时都会笑出来，他们亦确实很多次看见他滚动他的大腿。

总之，回到治疗方案中。患者仰卧位，治疗师将患者屈曲的左腿交叉在右腿上，利用右手控制患者左膝，用左手握住患者右踝。患者右下肢处于内收位，直至感受到束缚感。从该位置起，嘱患者外展右腿并对抗治疗师施加的阻力，如图7.37 所示。

收缩 10 秒后放松，治疗师将患者右腿置于更大范围的内收位（图 7.38a）。这将促进右侧阔筋膜张肌拉长，可能也对髂胫束起作用（虽然作用很小）。

如图 7.38b，患者采用左侧侧屈，不但促进右侧腰方肌的拉长，也促进阔筋膜张肌及髂胫束拉长。

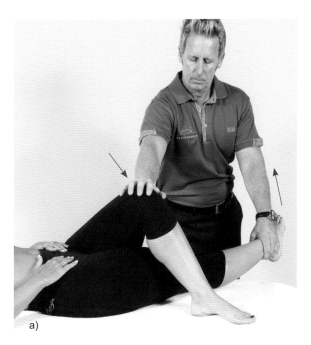

a)

图 7.38　a）固定患者左膝，治疗师内收其右膝，拉长阔筋膜张肌

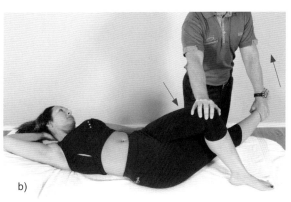

b)

图 7.38　b）患者向左侧侧屈，治疗师内收右下肢，拉长腰方肌及阔筋膜张肌

## 梨状肌（图 7.39）

### 起点
S2~S4 内侧面（前面）。

### 止点
股骨大转子（顶部）。

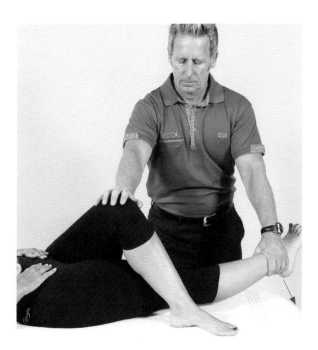

图 7.37　患者外展右腿并对抗阻力

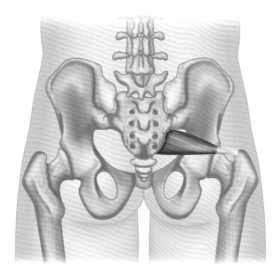

图 7.39　梨状肌的起止、功能及神经支配

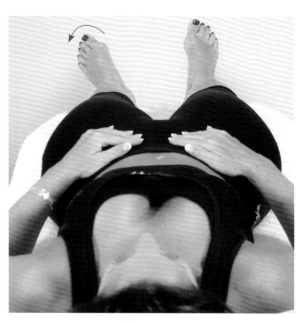

图 7.40　左下肢处于外旋位

### 功能

外旋、伸展髋关节。屈髋时外展大腿，维持股骨头位置。

### 神经支配

L5 神经根的腹侧支，骶神经（S1、S2）。

### 髋关节位置的观察评估

通过观察进行梨状肌相对长度的最初评估。患者采用仰卧位，从治疗床头端观察其下肢，关注点为足的相对位置。如图 7.40 所示，患者左足离中线的位置较右足远。实际上运动来自于髋部的外旋，这可能与左侧梨状肌短缩有关。梨状肌附着于骶骨的前面，故在骶骨扭转过程中梨状肌的作用非常重要。因其拉力在对角线方向，因此梨状肌能够向后旋转骶骨底部，并使髋骨相对地向下运动。该运动可楔入至髋骨，进而使骶髂关节活动度减小，从而关节的可动性减少。

### 梨状肌的被动评估

为了观察髋部位置，帮助我们判断梨状肌是否

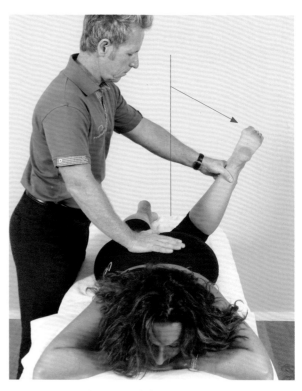

图 7.41　被动内旋左髋关节以评估梨状肌的短缩

处于短缩位，要求患者处于俯卧位，一侧膝关节屈曲至90°，治疗师被动控制患者髋关节，做内旋动作。对侧膝关节屈曲90°重复该动作。关节活动度小的一侧可能意味着该侧梨状肌相对短缩（图7.41）。

另外一种评估梨状肌相对长度的方法如下所示，患者俯卧位下屈曲双膝，然后突然向下向外掉落下肢，这将引发髋关节内旋。

从患者头部位置观察下肢的位置，如图 7.42所示，双下肢并不对称。当髋关节处于外旋位时，可以判断患者左下肢为功能障碍侧。在该病例中，髋关节内旋受限，意味着同侧梨状肌短缩。

### 梨状肌 MET 治疗

患者采用测试时的位置，如上述描述，但右下肢伸直，左下肢屈曲。治疗师用右手固定患者骨盆 / 骶骨，左手控制左下肢，患者左下肢被动内旋至有束缚感。嘱患者外旋下肢，收缩梨状肌，对抗治疗师左手施加的阻力。这将引起髋关节外旋（图 7.43）。

梨状肌收缩 10 秒后放松，治疗师将患者左髋部置于更大的内旋角度。这将拉长梨状肌，如图 7.44 所示。

### 梨状肌 MET 替代治疗技术
#### 技术 1

患者采用仰卧位，治疗师被动地将患者左下

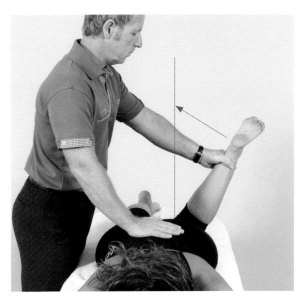

图 7.43　患者外旋髋并对抗阻力，治疗师用右手固定腰椎

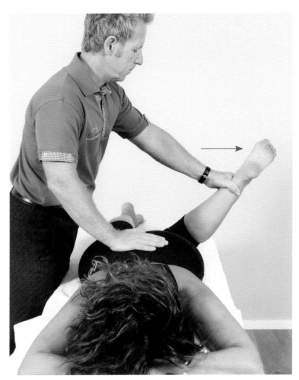

图 7.44　治疗师固定腰椎时拉长梨状肌

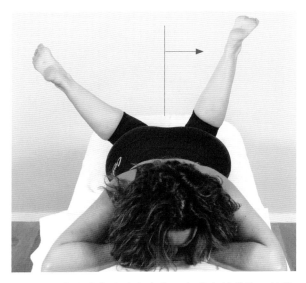

图 7.42　左髋关节活动度减小，表明左侧梨状肌短缩

肢交叉至对侧，右手控制患者左侧髋骨的运动，并于左膝处施加压力，被动使髋关节内收至束缚点。嘱患者外展左下肢（梨状肌为外展肌），治疗师对抗外展运动，如图 7.45 所示。

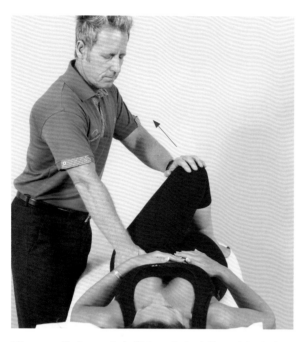

图 7.45　技术 1：从束缚点，患者外展以对抗治疗师所施加的阻力，方向如箭头所示

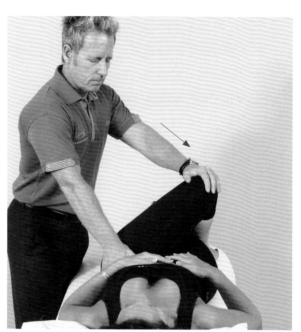

图 7.46　技术 1：治疗师用右手固定髋骨 / 腰椎，将患者左下肢置于更大内收位

收缩 10 秒后放松，治疗师被动地将患者左下肢置于更大内收位，如图 7.46 所示。

### 技术 2

我更喜欢用此方法拉长梨状肌。治疗师控制患者左下肢并尽量屈髋，同时在伴有部分内收的情况下外旋髋关节。该技术将梨状肌置于相对绷紧位，但是这需要治疗师微调及患者的反馈，以达到最佳位置。从微调的束缚位置，患者将膝关节向治疗师的腹部推，这将引起梨状肌收缩，如图 7.47 所示。

收缩 10 秒后放松，治疗师被动使髋关节置于更大外旋位，伴有髋关节部分屈曲 / 内收，如图 7.48 所示。

**小贴士：** 20% 的坐骨神经穿过梨状肌，这将导致半侧臀部及腿部疼痛，但一般没有背痛，因此确保排除椎间盘 / 腰椎病理学改变。

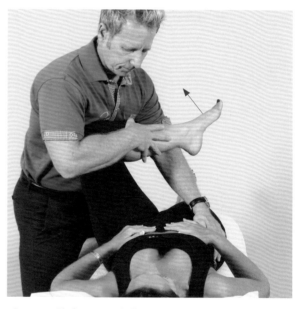

图 7.47　技术 2：该技术需要微调以达到最佳位置，从该紧绷位置嘱患者推开膝关节

**注意：** 屈髋 60° 后，梨状肌从外旋肌变成内旋肌，这与其解剖学附着点有关。仔细观察图 7.48，这就是为什么患者左髋部被置于外旋位。因为左髋部屈曲超过 60°，这将拉长梨状肌。

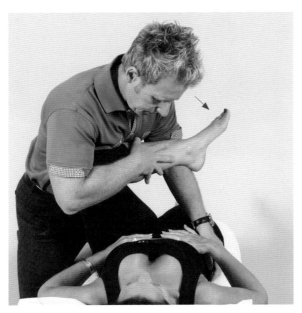

图 7.48　技术 2：治疗师利用胸部及手部，促进患者髋关节进一步外旋内收

## 腰方肌（图 7.49）

### 起点

髂嵴、髂腰韧带（第 4、第 5 腰椎至髂骨的韧带）。

### 止点

第 12 肋，上 4 腰椎（L1 ~ L4）。

### 功能

脊柱侧屈，深呼吸时稳定第 12 肋（例如，歌手进行声音控制训练稳定膈肌），伸展腰椎，并维持侧方稳定性。

### 神经支配

肋下神经腹侧支及上 3 或 4 腰神经（T12、L1、L2、L3）。

### 腰方肌的评估

据我的经验，对于发现腰方肌紧缩，立位侧

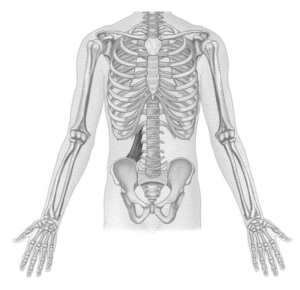

图 7.49　腰方肌的起止、功能及神经支配

屈试验相对较好。患者站直，维持腰椎中立位，向左侧屈，同时将左手滑至左腿外侧，如图 7.50 所示。达到有束缚感位置时（患者向左侧屈曲时，治疗师触诊感知右侧腰方肌），患者左侧中指尽力触向左侧腓骨头。如果左手中指接近或接触到左侧腓骨头，右侧腰方肌（对侧）正常。如果受限，说明右侧腰方肌紧张。

**注意：**该试验并非是腰方肌短缩的确定性试验，因为任何其他的腰椎因素均影响最终结果。例如，腰椎间盘病理性因素或椎间关节受限 / 疼痛将影响该测试，将出现假阳性结果。

### 腰方肌 MET 治疗
#### 等长收缩后放松法

患者于床上采取香蕉样体位：患者仰卧位，右手置于头下，右下肢置于左下肢上，左下肢置于床沿上，如图 7.51 所示。

患者采用该位置时，治疗师将患者右上肢置于患者头下，治疗师右手放置于患者右侧腋窝，左手固定患者左侧骨盆。在该位置，患者向右

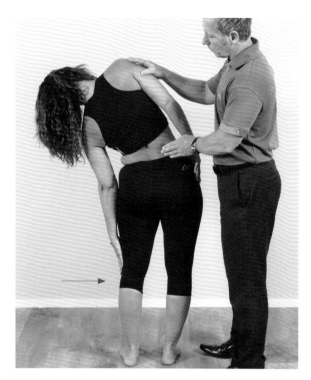

图 7.50　如果右侧腰方肌处于正常长度，左手将接近腓骨头

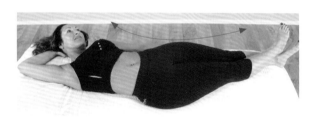

图 7.51　患者采取"香蕉"位，右侧腰方肌处于束缚点

侧屈曲对抗治疗师右手施加于腋窝的阻力（图 7.52），这是引发右侧腰方肌收缩的等长收缩后放松方法。

收缩 10 秒后放松，治疗师使患者向左侧更大范围地侧屈，将拉长右侧腰方肌。

### 交互抑制法

患者体位及操作步骤如同等长收缩后放松法，唯一不同点是当治疗师将患者置于新的束缚位置时，患者将其左手伸向左下肢（图 7.53），

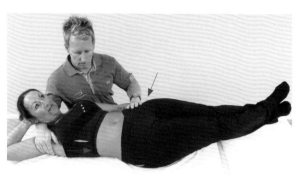

图 7.52　治疗师的左手固定患者左侧骨盆，患者向右侧屈曲

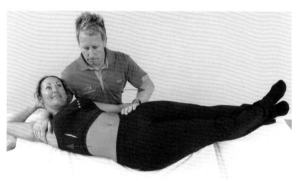

图 7.53　在治疗师引导下，患者缓慢向左侧侧屈，这将引发右侧腰方肌的交互抑制

这将引起左侧腰方肌收缩，并通过相互抑制引起右侧腰方肌放松，导致其被拉长。

### 腰方肌 MET 替代治疗技术

患者侧卧位，左下肢置于床外，如图 7.54 所示。治疗师右手固定下肋部（腰方肌附着

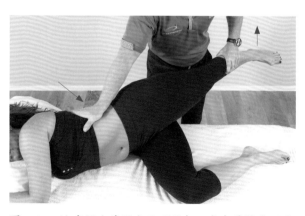

图 7.54　治疗师右手固定于下肋部，患者外展左下肢

点），左手控制患者左下肢。患者外展左下肢并对抗治疗师左手所施加的阻力，这将诱发左侧腰方肌的等长收缩后放松。

收缩 10 秒后放松，治疗师固定患者下背部，同时缓慢被动地将其左下肢置于更大的内收位（图 7.55）。这将拉长左侧腰方肌。

**小贴士：**如果对侧臀中肌较弱，腰方肌能够过度激活并随后短缩。如果一侧过度拉长，腰方肌会紧张，以右侧为例；该病例中，如果左侧拉力持续存在，将导致左侧腰方肌保护性痉挛。如果左侧腰方肌短缩，将在左侧髋骨出现类似骶髂关节上滑（参看第 12 章）。

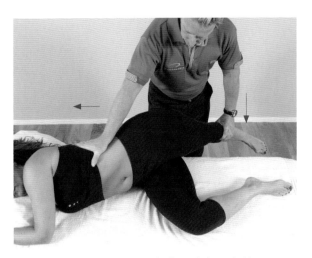

图 7.55　治疗师右手固定患者下背部，在第 12 肋施加一向头方向的压力，同时使患者左下肢内收

# 8

## 髋关节与骨盆

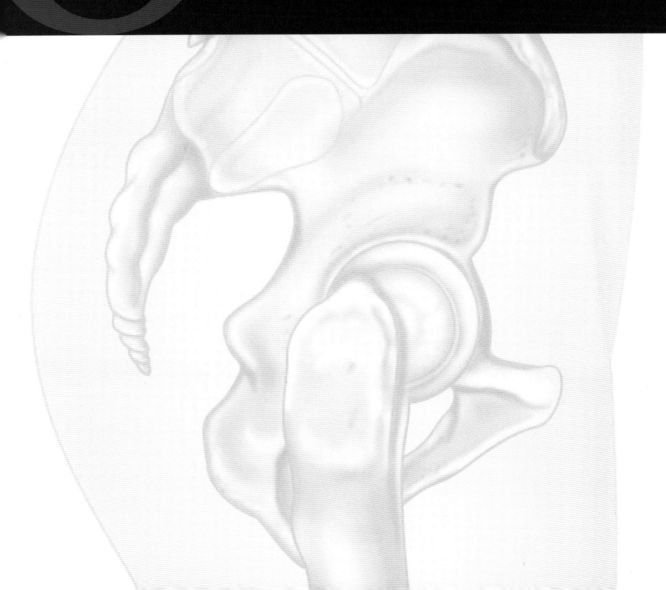

几乎每次我进行骨盆带、髋、腹股沟部位，甚至膝关节和踝关节的课程教授时，我总是会听到自己对学生说："如果在髋关节复合体之内有一个潜在的病理改变，那么这里会成为最终导致身体远端部位疼痛和功能障碍的潜在部位，特别是在骨盆和下腰部的某些部位，甚至在膝关节和下肢。"

说完这些话以后，我就提醒同学们回想一下 Ida Rolf 博士的名言："哪里有疼痛，哪里就不是问题所在。"

本章节希望特别强调 Ida Rolf 博士的名言，我们的治疗不应该集中在疼痛所在的部位（也就是患者表现出症状的部位），我们作为物理治疗师（我称之为治疗的探查者）必须努力把导致患者表现为疼痛的潜在原因找到并分离出来，而不是简单地"按摩受损部位"。

我曾经见过很多来就诊的患者，他们具有已经明确或分类为 SIJ 疼痛的典型表现，主要是因为表现的疼痛位于骨盆的特定区域。在我牛津大学的运动损伤和背部疼痛诊所，我看过成千上万表现为腰椎、髋外侧、腹股沟、臀部、内收肌和腘绳肌，还有膝关节及下肢持续性疼痛的患者，然而引起他们疼痛的潜在原因被发现来源于完全不同的结构/组织，这多于身体遭受的疼痛的部位。

现在当你读到这里时，我不希望你跳过任何以我刚才的叙述为基础的结论。我不是说每次你的患者在他们身体某个地方出现疼痛时，引起他们症状的主要原因都与髋关节这个特定部位有关。然而，有时候位于髋关节复合体内的某些潜在病理学改变，实际上很可能是导致患者出现症状的关键。本章的焦点自然是偏向于髋关节，因此通过阅读本章可以获得更多的知识，可能会为

你在询问自己和患者相关问题时，甚至是某些与你自己的症状相关的问题时提供一些答案。

本章将会引导你沿着正确的道路前进。你通过阅读获得的额外信息，应该至少可以帮助你为患者提供正确的治疗策略，可以通过使用手法治疗技术进行治疗，甚至能够增加你将患者转介给专家寻求另外意见的信心。

我在下面演示的评估过程将帮助你形成一个准确的假设，关于什么可能是导致患者主要症状的潜在诱发因素的假设。这就是为什么我总是喜欢"筛查"几乎每一位走进诊所大门的患者的髋关节。我个人希望确定在此关节中没有潜在的病理变化，特别是当患者出现骨盆带、腰椎、膝关节等部位疼痛时。

## 髋关节的解剖

我相信你知道，髋关节（髂股关节）被分类为滑液球窝关节。该关节由股骨头与骨盆带的关节窝（髋臼）连接组成，骨盆带由髂骨、坐骨和耻骨三块骨构成。毋庸置疑，髋关节是人体最灵活的关节之一，因为它可以发生多轴运动。考虑到其固有的深髋臼（窝）结构，此关节具有很大的稳定性和活动性（图 8.1）。

髋关节可能的运动在个体之间会有所变化，但是髋关节正常的关节活动度如下：屈曲 0°～130°，伸展 0°～30°，内旋 0°～35°，外旋 0°～45°，外展 0°～45°，内收 0°～25°。

正如前面的章节所解释的那样，骨盆带有前、后旋转/倾斜的功能，同时腰椎不是在屈曲位就是在伸展位。所有骨盆带的旋转/倾斜/运动实际上是由一个或多个位置的运动引起的——

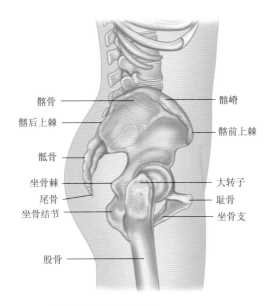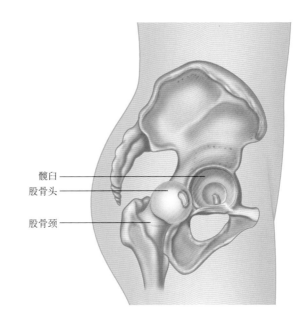

图 8.1 髋关节解剖（髂股关节）

左髋、右髋或腰椎。所有三个部位不是都必须发生运动，然而要使骨盆旋转在它们之中必有一处存在运动。表 8.1 强调了骨盆带的特定运动以及腰椎和髋关节的相关运动。

表 8.1 骨盆、髋关节和腰椎运动

| 骨盆运动 / 旋转 | 腰椎运动 | 右髋关节运动 | 左髋关节运动 |
| --- | --- | --- | --- |
| 前倾 | 伸展 | 屈曲 | 屈曲 |
| 后倾 | 屈曲 | 伸展 | 伸展 |
| 左侧移位 | 左侧侧弯 | 外展 | 内收 |
| 右侧移位 | 右侧侧弯 | 内收 | 外展 |
| 左横向旋转 | 右横向旋转 | 外旋 | 内旋 |
| 右横向旋转 | 左横向旋转 | 内旋 | 外旋 |

## 髋关节的检查

　　至于筛查，或者评估髋关节，我倾向于做一些简单的诊断测试来确认或排除关节内相关病理改变的存在。

1. 外旋的被动关节活动度
2. 内旋的被动关节活动度
3. 屈曲的被动关节活动度
4. 象限测试
5. FABER 测试
6. FAIR 测试
7. 托马斯试验和改良托马斯试验

这些测试作为指导原则，主要用以筛查任何可能与髋关节相关的潜在病理改变。请记住，本书是关于骨盆的，而不是关于髋关节的。然而，需要确定髋关节本身对骨盆带或腰椎区域的功能障碍和疼痛是否有责任，或实际上有部分责任。我将要演示的髋关节测试是从我自身治疗众多患者的治疗经验中获得的，因此某些测试中会包含一些我个人的想法。当然，还有许多其他测试可以用来进行髋关节的筛查，但那是其他治疗师与患者在私人诊所的选择。正如我已经说过的那样，我在这里演示的测试是根据我个人的经验和喜好选定的。

本章给出的检查髋关节病理学的特定被动ROM测试，尤其是用于通过治疗师在测试关节活动末端的手来辨别关节末端的感觉，这种技术叫作关节末端感觉。关节的末端感觉主要是治疗师在可使用ROM的末端感知到的运动质量。关节末端感觉能够揭示很多关于正在测试的关节中各种病变的性质。

被认为是"正常"的关节末端感觉（或关节末端范围）有四种常见分类，并且通常存在于任何滑膜关节内。

- 柔软的末端感觉，如膝关节屈曲
- 坚硬的末端感觉，如肘关节伸展
- 肌肉的末端感觉，如髋关节屈曲（腘绳肌）
- 关节囊的末端感觉，如肩关节外旋

当你评估患者/运动员时，尤其是在进行被动ROM测试时，你可能会体验到（通过手）一种不同于与被描述为"正常的末端感觉"的关节末端感觉。在这种情况下，你可以认为，在关节末端感觉。在这种情况下，你可以认为，在关节

的结构中存在着所谓的病理性末端感觉。记录下这个阳性测试，随后可能需要进一步检查，甚至转诊给专家。

请记住，患者有两条腿，应该进行两者之间的比较，以确定确实存在真正的病理异常。例如，如果你被动地将患者的左髋关节完全屈曲至少达到130°的范围，而没有疼痛或僵硬，并且患者在可活动范围的末端是舒适的，那么可以假设这个运动是正常的，没有病理异常存在。假设在右髋关节进行同样的动作（屈曲），仅能大约到达110°或更少，关节末端也变得特别疼痛和（或）患者感觉到受限（特别是在腹股沟区）。另外，在运动过程中，你会感觉到"坚硬的末端感觉"。从这些检查结果来看，你可以有把握地说右髋ROM是不正常的。此外，由于受限/痛苦障碍，末端感觉会被归类为病理状态，这意味着测试结果为阳性并且需要进一步检查。

一点警示：我过去评估的相对年轻的患者，他们在双侧髋关节的一些被动ROM测试中实际上已经表现出受限。不过，由于双侧运动和ROM都相同，我们仍然认为这个运动在ROM方面是正常的。

另一件要考虑的事情是，当髋关节内/外旋转受限时，这可能是由骨盆功能障碍引起的。例如，假设患者右髋骨旋前（最常见的功能障碍），与左侧相比，右侧髋关节的内旋通常会受限；与右侧相比，左侧髋关节的外旋将受限。如果患者疑似有左髋骨旋前，则会发现相反的情况，左侧内旋受限和右侧外旋受限。

当存在骨盆功能障碍时，即使每个髋关节内/外旋的被动全范围活动度非常相似，也可能出现髋关节旋转受限。我的意思是：以患者右髋骨旋

前（最常见的紊乱综合征）为例，则患者左髋骨代偿性旋后。由于骨盆排列不齐，右侧髋关节被动内旋测试受限只有 25°（35° 为正常），并且被动外旋测试增加到 55° 的范围（45° 为正常），测试所得的全范围活动度为 80°。然而左侧髋关节内旋的范围增加到了 55°，而外旋活动范围受限只有 25°，这样全范围活动度也是 80°。

两侧髋关节被动测试之间的差异主要是由于右侧和左侧髋骨已改变的错位位置，这与邻近髋关节的位置直接相关。由于这种关系，髋骨位置的改变将直接影响到对应的髋臼（髋）的位置。

在重新调整骨盆时，即使全范围活动度保持不变（即在此案例为 80°），通常会发现在 ROM 的改善程度是左右髋的旋转分量（内旋 / 外旋）的测试结果正常 / 相等。如果髋关节不存在潜在的结构病变（骨盆带功能障碍的矫正，见第 13 章），无论怎样，骨盆矫正都能够非常有效地改善整个髋关节的 ROM。

## 1. 外旋的被动 ROM

治疗师将患者的髋和膝被动屈曲到 90°（我称之为 90° / 90° 位置），如图 8.2a 所示：治疗师将一只手放在患者膝关节上，另一只手放在踝关节，然后被动外旋髋关节。正常的关节末端感觉活动度达到 45°，如图 8.2b 所示。

## 2. 内旋的被动 ROM

治疗师将患者的髋和膝被动屈曲到 90°（如上），一只手放在膝关节上，另一只手放在踝关节上。然后髋关节被动内旋。正常的关节末端感

觉活动度达到 35°，如图 8.2c 所示。

## 3. 屈曲的被动 ROM

髋关节被动完全屈曲。正常的关节末端感觉

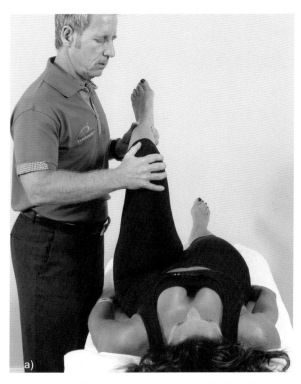

图 8.2　被动关节活动度测试：a）左侧髋和膝被动屈曲 90°——90°/90° 位置

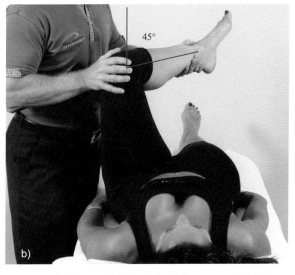

图 8.2　b）左侧髋关节被动外旋到 45° 正常活动度

活动度达到130°，如图8.2d所示。

注意：从图8.2e可以看到，在运动过程中右腿从床面抬起，这表明右侧髂腰肌可能相对缩短。这个测试也被称为托马斯试验，被用来检查髋关节固定的屈曲形变通常是由髂腰肌紧张造成的。

## 4. 象限试验

象限试验（Quadrant Test）旨在评估髋关节的内外象限。治疗师将患者的髋被动屈曲到90°，一只手放在膝关节上，另一只手放在踝关节上。接下来，治疗师通过股骨长轴纵向施加力，如图8.3a所示。然后如图8.3b所示，治疗师外展（同时伴挤压）髋关节，以评估外象限；内收髋关节（同时伴挤压）以评估内象限，如图8.3c所示。如果在髋关节有任何潜在的病变，这个试验将是阳性的，例如会表现出运动变得有抵抗性，以及患者感觉到某种形式的不适甚至疼痛。

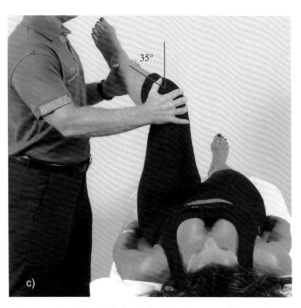

图8.2　c）左侧髋关节被动内旋到35°正常活动度

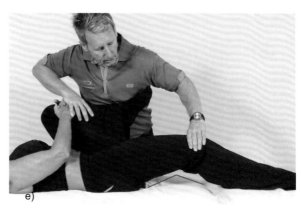

图8.2　e）可以看到右侧髋关节处于屈曲位，表示髂腰肌短缩（托马斯试验）

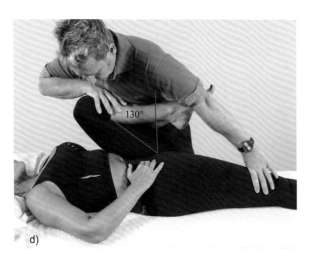

图8.2　d）左侧髋关节被动屈曲到130°正常活动度

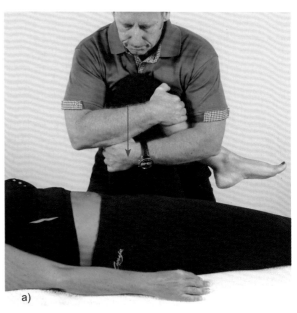

图8.3　象限试验：a）左髋关节在中立位挤压（90°）

## 5. FABER 试验

FABER 试验，即 4 字试验（或 Patrick's test，以 Hugh Talbot Patrick 的名字命名）与特定动作

屈曲、外展和外旋有关。

治疗师将患者的髋关节置于屈曲、外展和外旋位，如图 8.4 所示。有受限或疼痛存在，表明髋关节可能有病变或可能是骨盆（SIJ）功能障碍，尤其是如果这种动作 SIJ 特别疼痛时。我们来看一个例子。当你试图简单地将患者的髋置于 FABER 位——屈曲、外展和外旋位时，如果你观察到左侧髋受限或疼痛（在腹股沟或髋关节外侧），则这可能是由左侧髋关节的病变引起的。或者，受制 / 疼痛实际上可能与右髋骨被保持在旋前位有关，并且左侧 FABER 试验呈阳性。在这种情况下，矫正右侧髋骨旋前（见第 13 章）可能会改善左侧 FABER 试验的总体表现。然而，如果髋骨调整没有造成 FABER 位的表现出现任何改变，那么可以认为髋关节有实际的肌肉骨骼问题存在，或者累及 SIJ（如果骨盆后部区域存在疼痛，靠近 PSIS），这两种病理状况都需要进一步检查。

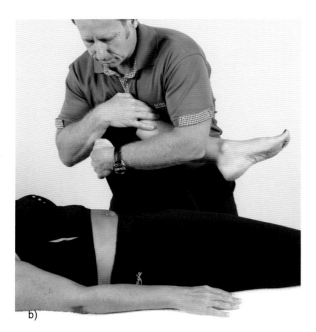

图 8.3　b）外象限通过外展和挤压进行测试

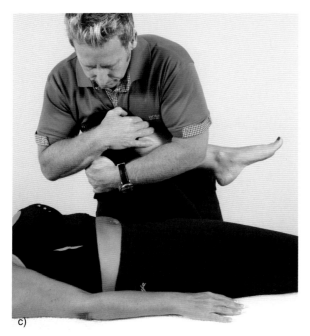

图 8.3　c）内象限通过内收和挤压进行测试

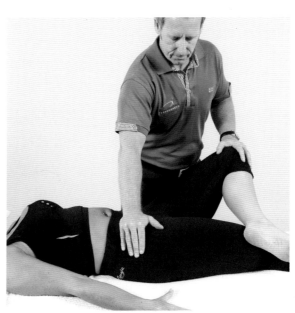

图 8.4　左 FABER 试验：左侧髋关节测试

## 6. FAIR 试验

FAIR 试验代表屈曲、内收和内旋，通常用于鉴别梨状肌综合征（此试验也被称为 FADIR 试验——屈曲、内收、内旋）。对于将要演示的特定动作，我已经修改了试验，以便排查出髋关节的任何潜在病变。

患者采取仰卧位，治疗师将患者的髋关节置于屈曲、外展和外旋的起始位置，如图 8.5a 所示；然后治疗师继续将患者的髋置于屈曲、内收和内旋的运动，如图 8.5b。如果测试中存在受限或疼痛（通常在腹股沟区域），那么表示髋关节可能有病变。但是，如果患者只感觉到臀部中央部位的疼痛，而不是腹股沟区域，那么梨状肌会被累及。

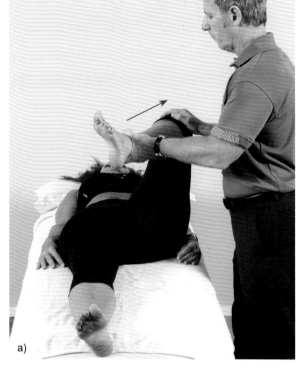

图 8.5　FAIR 试验：a）左髋测试起始位置

## 7. 托马斯试验和改良托马斯试验

### 托马斯试验

该试验用于检查髋关节保持在屈曲形变时与屈髋肌群明显短缺有关，特别是髂腰肌。要求患者仰卧在检查床上并抱住他们的左膝。当患者向后滚动时，将左膝尽可能地接近胸部（如果需要，治疗师可以帮助完成动作），如图 8.6a 所示。充分屈髋引起髋骨充分旋后，并使腰椎前凸变平。正常长度的髂腰肌，试验结果阴性，会观察患者到右侧大腿实际上紧贴于检查床上，如图 8.6a 所示。如果患者右侧髋关节抬离床面，固定的屈曲形变可能是由右侧髂腰肌缩短造成的，如图 8.6b 所示。

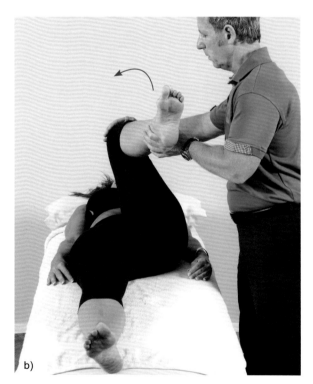

图 8.5　b）左髋测试结束位置

### 改良托马斯试验

你可能还记得，这个测试在第7章肌肉能量技术中演示过了。但是，再次提到这个试验是因为我认为它非常重要，尤其是在试验会直接影响到髋关节以及骨盆的特定肌肉（髂腰肌/股直肌）时。

改良托马斯试验被用于检验髂腰肌、股直肌、内收肌和TFL/ITB的相对缩短。我总是向我的学生们指出，尤其是髋关节的任何病理改变常会以不同方式累及髂腰肌（超出所有提及的肌肉）。此外，髂腰肌也是骨盆和腰椎功能组成不可分割的部分。

为了测试右侧髋关节，要求患者背部躺在检

查床的边缘，同时抱住左膝。当患者向后滚动时，将左膝尽量贴近胸部，如图8.7a所示。充分屈髋引起髋骨充分旋后，并使腰椎前凸变平。在这个姿势下，治疗师观察患者右膝相对于右髋所处的位置。膝关节的位置应该低于髋的水平，图8.7a显示髂腰肌和股直肌的长度正常。

在图8.7b中，治疗师正在用手臂演示右髋相对右膝的位置。你可以看到，髋被保持在一个屈曲位，在这种情况下可以确定右侧髂腰肌紧张。也可以看到股直肌紧张，因为膝关节保持在伸展位。

当患者处于改良托马斯试验位置时，治疗师可以使髋关节外展（图8.8）和内收（图8.9）。每个动作ROM 10°~15°通常被认为是正常的。如果髋外展受限，即角度小于10°就发生紧张束缚，则内收肌缩短。如果内收运动受限，则ITB和TFL缩短。

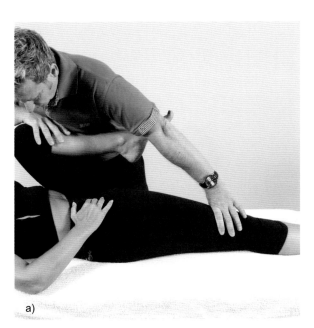

a)

图8.6 托马斯试验：a）右侧髂腰肌长度正常，显示髋关节后部紧贴检查床

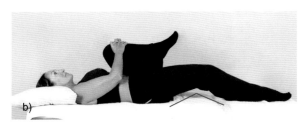

b)

图8.6 b）右侧髋关节抬离床面水平，表明髂腰肌短缩

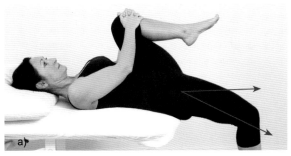

a)

图8.7 改良托马斯试验：a）右膝在髋水平以下，表示髂腰肌和股直肌的长度正常

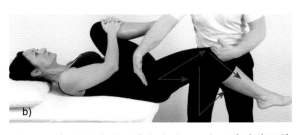

b)

图8.7 b）右侧髂腰肌紧张被确认；由于膝关节保持在伸展位，股直肌紧张也很明显

## 髋关节病理学

Mitchell 等人（2003）进行了一项名为"髋关节病理学：连续 25 例病例中磁共振造影、超声和关节镜检查与临床表现相关性的研究。"他们论述到，髋关节越来越被认为是腹股沟疼痛以及臀部和腰部疼痛的一种来源。

在研究中他们发现，所有受试者的髋关节在某一阶段都接受过关节镜检查，并且有一些潜在的病理特征。此外，72% 的被检查者诉说腰椎和腹股沟区有疼痛。然而，一些患者在臀部（36%）、膝外侧（20%）、大腿（16%）、腘绳肌（12%）和坐骨神经（16%），甚至在腹部区域（8%）也会表现出疼痛。

这些学者提到，尽管背痛是一种非常常见的肌肉骨骼症状，但是髋关节病变可能引起的腰痛与髋关节前表面的腰大肌密切相关。

唯一一致的临床阳性试验结果是与对侧髋关节相比，髋部象限的受限和疼痛（此试验中疼痛可能在腹股沟、髋关节、臀部或腰部）。应该指出的是，髋关节的疼痛也可能来自其他一些局部病变（如腰大肌滑囊炎或肌腱病），髋部象限紧张可能是由于臀部肌肉紧张引起的。在 88% 的受试者中发现 FABER 试验结果阳性，通常外侧髋部存在疼痛，偶尔在腹股沟或臀部也会有疼痛。FABER 试验阳性结果的鉴别诊断是 SIJ 病变，特别是牵涉到对侧臀部。

结论是，髋关节病变，尤其是髋臼上唇病变（68% 被诊断为上唇撕裂），可能比以前认为的更为常见。在那些慢性腹股沟和下腰痛患者中，尤其是那里有急性损伤史的患者，应该保持较高的怀疑指数。髋关节象限的临床表现为疼痛、受限和 FABER 试验结果阳性，应首选磁共

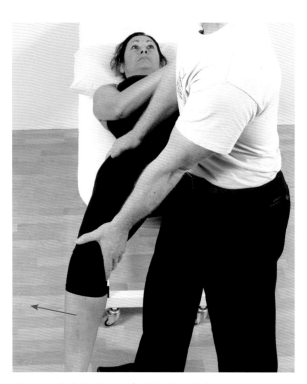

图 8.8　髋外展受限，表明内收肌紧张

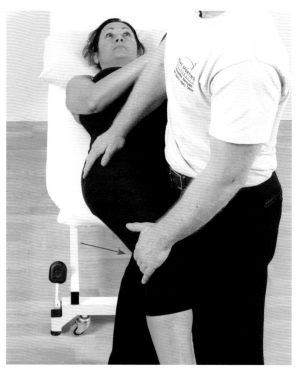

图 8.9　髋内收受限，表明髂胫束／阔筋膜张肌（ITB/TFL）紧张

振（MR）关节成像，如果为阳性，则考虑髋关节镜检查。

## 髋臼上盂唇撕裂

髋臼盂唇是环绕髋臼边缘的纤维软骨环，其主要功能是帮助加深关节窝以防止错位。它与肩关节的肩盂唇相似。

我见过的一些上盂唇撕裂的患者和运动员（主要是女性），主要是由旋转类型的体育运动造成，例如，有氧运动、滑雪或曲棍球。但是，我也遇到过一位女士，她的髋臼上盂唇撕裂（图8.10）是由于她用力将卡在泥中的惠灵顿靴拔出来造成的。还有其他类型的损伤机制，如跌倒。正如随后案例研究所讨论由创伤引起上盂唇撕裂的问题。

通常患者在腹股沟区域会有一些不适。然而，情况并非总是如此。有些人在各个部位都有疼痛（回想一下 Mitchell 的研究），此时甚至不会认为这些问题是由髋关节这一结构引起的。

有人说髋臼上盂唇撕裂的患者至少在 18 个月到 2 年内不能确诊。我认为，很可能的原因是大多数物理治疗师在确认撕裂方面存在困难。这对我来说也是如此，尤其是在我牛津的诊所，同样大多数我认为疑似存在上盂唇撕裂的患者都有疼痛，并且髋关节活动受限超过 1 年以上。我过去也注意到，大多数被我诊断存在髋臼上盂唇撕裂的患者是女性。

我记得有一次和患者通过电话讨论她在髋周围和腹股沟区域的疼痛。接下来的一点可能听起来相当奇怪，然而当我和她聊天的时候，我让她仰卧在地板上，在无症状侧将膝一直贴于胸上。

她回馈说，这个运动没有问题，也没有感觉到疼痛或僵硬。然后我让她在症状侧重复同样的动作时，她说无痛地做这个动作是很困难的，而且她的腹股沟区域特别僵硬。我告诉她去做髋关节磁共振检查，因为我认为可能存在上盂唇撕裂。我关于她髋关节问题的判断是正确的，几周后她通过电子邮件告诉了我检查结果，并且还说她正计划通过关节镜来解决这个问题。

在腹股沟区域有撞击感，甚至有锁定感觉是患者提到的一些症状。我确信，如果没有治疗，上盂唇撕裂的时间越长，髋关节就越容易累积退化和永久性损伤，如骨关节炎，特别是在以后的生活中。

### 案例分析

我的一位整骨治疗师朋友问我是否可以去看看她，因为她感觉其右臀下部，靠近坐骨结节区域有疼痛。不过，她也提到有时候会感觉疼痛位于身体其他部位，比如右侧腘绳肌上部的疼痛。在其他时候，她会感到右臀中央部位的疼痛。奇

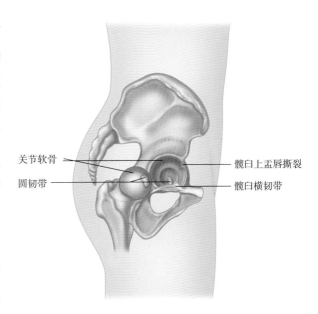

关节软骨　　　　　　　　髋臼上盂唇撕裂
圆韧带　　　　　　　　　髋臼横韧带

图 8.10　髋臼上盂唇撕裂

怪的是，又有一天，疼痛出现在右髋股骨大转子处。为此她很困惑。

病史非常重要，由于最初的损伤发生在 4 个多月前她跑步时，摔倒在冰上，身体的右侧重重地撞到了地面。她说是很严重的摔倒，因为那时她感觉非常疼痛，右髋和大腿周围有大量的瘀青。她休息了 1 周左右，但是每次跑步时，在我提到过的四个区域之一她会感觉到疼痛。在此期间，她咨询了一些执业医师并收到了各种诊断意见。有人说，疼痛源于椎间盘突出，而另一些人则说，这是由腘绳肌腱病、梨状肌综合征、转子和坐骨滑囊炎、骶棘韧带扭伤，甚至是小面关节综合征引起的，在此仅举一些为例。她做了腰椎和骨盆 MRI 检查，但没有任何相关性发现。

我必须承认，当我触摸潜在的疼痛部位时，坐骨结节、骶结节韧带、梨状肌和转子滑囊区域特别敏感。有人可能会推测这些结构中的任何一个都可能该对她的疼痛负责。我甚至认为腰椎可能该负责任，因为在最初检查她的髋关节时，我没有任何相关的发现。

几周过去后，在进行了大约 10 英里（16 千米）的长跑之后，患者感到腹股沟处疼痛并且由于不适而开始跛行。她的全科医生有些沮丧，因为她的腰椎和骨盆的 MRI 没有显示存在病变，所以在髋关节做了局部皮质类固醇注射，看看症状是否会改变。

疼痛似乎立即减轻，特别是在接下来的几天，她因此被安排了髋关节的 MRI 检查，最终被诊断出髋臼的后上盂唇撕裂。上盂唇撕裂程度相当大，因此通过关节镜进行了上盂唇修复。现在患者能够在最初报告有问题的任何区域无疼的状态下跑步。

这个案例研究符合 Ida Rolf 博士关于不要治疗疼痛所在部位的名言。如果患者只接受出现疼痛的部位的治疗，毫无疑问，除非她必须休息并完全停止跑步，否则她不会有任何改善。在这个案例中她肯定不想这么做。

## 股骨髋臼撞击综合征（FAI)

我在患者中多次遇到的与髋关节相关的另一个病理学问题是被称为股骨髋臼撞击综合征（femoroacetabular impingement, FAI）的疾病。这种疾病也可能导致身体各部位牵涉痛，与髋臼上盂唇撕裂的症状类似。

"股骨髋臼撞击"一词涉及股骨（大腿骨）和髋臼（关节盂）之间的封闭区域。这是由于髋关节周围的一些软组织被挤压（撞击）而引起疾病，并且这种病理通常被认为是由该关节处骨的形态异常造成的。由于形状改变，股骨和髋臼不能完美地配合在一起，因此它们开始彼此摩擦并造成关节损伤。

随着股骨髋臼撞击，骨刺倾向于围绕股骨头（球）和（或）沿着髋臼（关节窝）生长。额外的骨骼过度生长导致这些骨彼此摩擦，而不是流畅地滑动。随着时间的推移，这可能导致上盂唇撕裂和关节软骨破坏，最终可能引起退行性改变，从而导致骨关节炎。

### FAI 的类型

FAI 有三种主要类型：凸轮式、钳式、混合凸轮式和钳式。

### 1. 凸轮式 FAI

凸轮式 FAI 通常在男性中更常见。在此式中股骨头不像自然应有的那样圆滑，并且不能在髋臼内流畅地旋转。表现为在股骨头的边缘形成一个"手枪柄"式的突起形态（图 8.11）。由于骨刺的过度生长，增加的剪切力被置于关节软骨和髋臼上盂唇。

### 2. 钳式撞击

钳式撞击多发在女性中。在此式中过度生长的骨会延伸超过髋臼正常的边缘（图 8.12）。由于这种钳式撞击，上盂唇会被有力地挤压并随后在髋臼的突出边缘下方被撕裂。

### 3. 混合凸轮式和钳式撞击

混合撞击意味着钳式和凸轮式同时存在（图 8.13）。

随着股骨髋臼撞击，患者最初易于在腹股沟出现疼痛。这通常伴随咔咔声、锁定或被束缚的症状，特别是在慢性撞击导致髋臼上盂唇撕裂时。当同时存在上盂唇撕裂和 FAI 时，通常随着长时间的站立、坐或行走，症状表现往往会变得

更糟，尤其是患侧腿上关键运动。由于是慢性疾病，自然会出现继发性问题。例如，一些患者可能因为疼痛和僵硬而跛行，有些患者可能呈现特伦德伦堡征（Trendelenburg sign）。其他患者可能在臀部、腰部和 SIJ 以及大腿和膝部出现进行性疼痛。

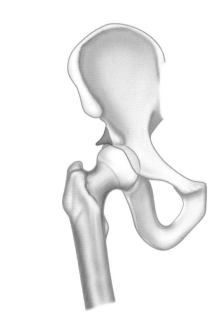

图 8.12　钳式撞击

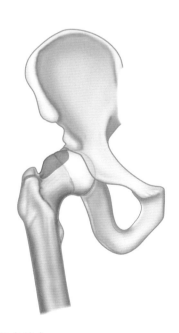

图 8.11　凸轮式撞击

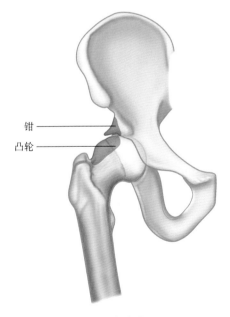

钳

凸轮

图 8.13　混合凸轮式和钳式撞击

# 9

## 臀肌与骨盆

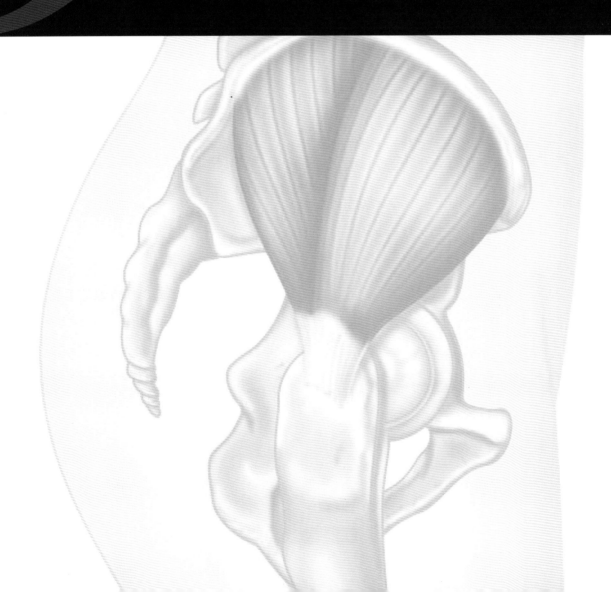

本书的焦点显然是骨盆带和骶髂关节，然而，我想我应该提及臀肌的作用，因为这些特殊的肌肉是骨盆带整体功能和稳定的核心组成部分。

本章的目的是研究臀部肌肉与骨盆区域的特殊关系，以及骨盆带中可能存在的任何功能障碍是如何引起臀部肌肉组织无力或潜在的弱化性抑制的。在本章中，我将集中讨论臀中肌（Gmed）和臀大肌（Gmax）的解剖、功能、评估，以及与骨盆的关系。

# 臀中肌（图9.1）

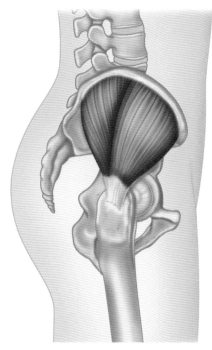

图9.1  臀中肌的起止、功能及神经支配

### 起点

起于髂骨翼外表面，髂嵴下方，位于臀后线和臀前线之间。

### 止点

股骨大转子外侧面的斜嵴。

### 功能

上纤维束：髋外旋，可以促进髋关节外展。

前纤维束：髋内旋，可以促进髋关节屈曲。

后纤维束：髋外旋并伸展髋关节。

### 神经支配

臀上神经（L4、L5、S1）。

## 臀中肌的功能

如果回忆一下第4章，你可能会想起，当我们单腿站立时，我们激活了所谓的侧方肌筋膜链系统。正如已经解释过的那样，这个系统由同侧的臀中肌、臀小肌（Gmin）、内收肌和对侧的腰方肌（Quadratus lumborum，QL）组成，如图9.2所示。

臀中肌的潜在性减弱可能是由于其他肌肉过度激活而导致的，因为代偿作用（这将在下面讨论）。臀中肌表现出肌力减弱的患者，特别是后束，易于出现内收肌和与阔筋膜张肌（TFL）连接的髂胫束（ITB）过度激活。如果臀中肌后纤维束减弱，梨状肌也可能过度激活。

臀中肌被认为是骨盆动态稳定性的关键肌肉。例如，根据我的经验，以跑步为乐甚至是参加竞赛的患者，由于臀中肌可能减弱而骨盆稳定性差，往往会缩短他们的步长。他们将会采用更像拖着腿走路的模式，从而减少足跟接触地面时的地面反作用力和保持盆腔姿势所需的肌肉控制数量。

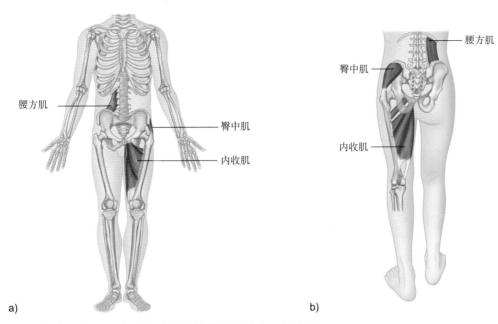

腰方肌

臀中肌

内收肌

a)

腰方肌

臀中肌

内收肌

b)

图 9.2 a）侧方肌筋膜链系统；b）步行周期期间激活的侧方肌筋膜链

## 臀中肌的评估

无论何时在我检查膝关节、腰椎或骨盆疼痛的患者时，部分我评估的过程包括检查臀肌的肌力。在本章中，除了讨论臀中肌和臀大肌的功能，以及它们与骨盆的关系之外，还将包括髋外展和髋后伸激活模式测试。这些测试用于检测髋外展肌 / 伸肌（包括臀中肌 / 臀大肌）的正确激活顺序。

在我看来，对于每一位在腰椎和骨盆部位，甚至在下肢和上肢出现疼痛的患者和运动员，都应该评估臀中肌（以及臀大肌）。许多来我诊所的运动员的下肢和躯干都存在与跑步相关的过度使用类型的损伤，其中大多数运动员也存在我认为的臀中肌或臀大肌（或两者均有）功能不良。我得出这样的结论，即这些肌肉的肌力和控制可能在所有实现高效生物力学模式的部分中是最重要的，特别是在像跑步这样的运动中。试想，在跑步时你常常完全在空中或者在单腿上动态平衡。所有物理治疗师都应该能够评估和重建臀中肌和臀大肌的功能。

我们来仔细观察一下臀中肌的解剖结构：肌肉附着在髂嵴的全范围，到臀后线和臀前线之间的髂骨外侧，到臀肌筋膜，到阔筋膜张肌（TFL）的后缘，以及 ITB 上方。臀中肌分为三个不同部分——前束、中束和后束，它们共同形成一个宽大的联合肌腱，环绕并止于股骨大转子。在使髋外展时，臀中肌较垂直的前部和中间部与更水平的后部相比似乎处于更加有利的位置。

如上所述，臀中肌在其结构中包含后纤维束以及前纤维束，我们作为治疗师所关心的是后纤维束。臀中肌后纤维束与臀大肌一起工作，特别是这两个肌肉控制髋的位置使其外旋，这有助于在步态循环开始时髋、膝和下肢的对位对线。

举一个例子，分析一位在治疗师检查过程中被要求行走的患者。当患者在步行周期的最初触地阶段将其身体重量放在左腿上时，臀中肌负责下肢稳定机制，这也将有助于下肢整体的对线对位。患者继续完成步行周期，现在进入支撑相。在步行周期中的这一阶段，左侧臀中肌收缩以允许髋外展。即使是左侧臀中肌收缩，也可以把其看作是使右髋上抬的运动。然后可以看到右髋开始抬高，比左侧还略高。这个过程非常重要，因为它允许右腿从地板上抬起一小段距离，并且自然地使处于步行周期摆动相的右腿做摆动运动。

如果左侧臀中肌有任何减弱，在步行周期中，身体会采取以下两种方式之一做出反应：支撑腿对侧的骨盆向下倾斜（在此案例中为右侧），出现一个臀中肌步态模式（图9.3a）；或者采用代偿性臀中肌模式，在这种模式下，可以观察到患者整个躯干向较弱的髋过度转移（图9.3b）。

臀中肌肌力减弱不仅会影响骨盆带和腰椎的整体稳定性，而且还会影响到从足跟触地到支撑相中期所有向下的动力链。臀中肌肌力减弱可能

会导致：臀中肌步态模式或代偿性臀中肌步态模式；腰椎病变和骶骨扭转；对侧（相反侧）腰方肌（QL）过度紧张；同侧（相同侧）梨状肌和阔筋膜张肌（TFL）及髂胫束（ITB）过度紧张；股骨过度内收和内旋；将膝关节改变为外翻或可能内翻的位置，引起髌骨轨迹不良综合征；下肢（胫骨）相对于足位置内旋；体重向足内侧转移增加；距下关节（STJ）过度旋前。

从上述臀中肌功能减弱的影响中可以看出，由于脊椎侧弯／旋转增加（可能由臀中肌步态模式引起）以某种方式导致运动员／患者处于所有运动相关损伤疾病的持续风险中，也可能由其他的生物力学机制作用到动力学链引起。随着腰椎侧弯运动增加，伴随着旋转（通常到相反侧），其后将导致骶骨旋转并侧弯到与腰椎运动相反的方向。因此，现在可能会存在骶骨向前扭转，例如L-on-L或R-on-R，如第2章所述。

臀中肌减弱还可能造成距下关节（STJ）持

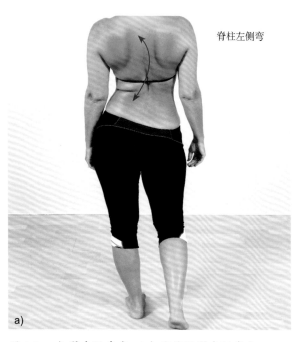
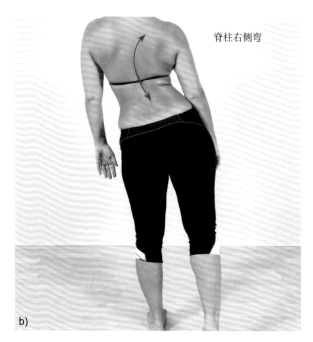

图9.3　a）臀中肌步态；b）代偿性臀中肌步态

续旋前从而导致疾病，如髌股疼痛综合征、胫骨内侧压力综合征（胫夹）、足底筋膜炎或跟腱病。

### 髋外展激活模式测试

为了检查左侧髋外展激活顺序，患者采取侧卧位双腿并拢的姿势，左腿位于上方。三个肌肉将按以下顺序测试：臀中肌、TFL 和 QL。治疗师将右手轻轻放在肌肉上触诊 QL 肌肉。接下来，为了触诊臀中肌和 TFL，治疗师将他们的手指放在 TFL 上，拇指放在臀中肌上，如图9.4a 和 b 所示。

在治疗师评估激活顺序时，要求患者外展髋将其左腿抬起到距离右腿几英寸（约10cm）处

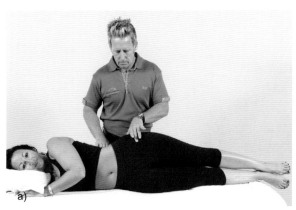

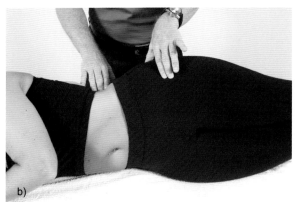

图 9.4 a）QL、臀中肌和 TFL 的触诊；b）手部位置的特写

（图 9.5）。检查所有的代偿或虚假康复很重要。这个测试的想法是患者必须能够外展髋而不存在：①左侧骨盆抬高（髋关节抬高意味着他们正在激活左侧 QL）；②导致骨盆带旋前；③使骨盆向后倾。

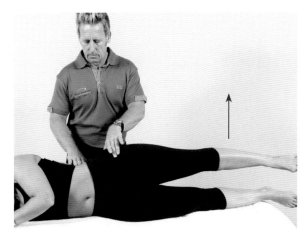

图 9.5 当患者外展左侧髋关节时，治疗师注意观察肌肉激活的顺序

正确的激活顺序应该是臀中肌，紧接着是TFL，最后是使骨盆抬高大约 25° 的 QL。如果QL 或 TFL 首先出现，这说明激活的顺序错误，可能会导致这些肌肉的适应性缩短。

一旦我们查明了髋外展激活的顺序，我们就要决定下一步。大多数患者觉得自己需要去健身房去加强减弱的臀中肌，特别是如果他们被告知这个肌肉肌力减弱时，而且他们会做大量的髋外展训练。然而其困难在于这个训练（侧卧外展髋训练）不能强化臀中肌，我要重申不能，特别是如果 TFL 和 QL 在外展髋运动中处于优势地位时。梨状肌也会受累，因为它是一种较弱的外展肌，可能会导致骨盆 / 骶髂关节功能障碍，使潜在的问题更复杂化。

所以答案是最初先将臀中肌的强化推后并聚

焦于缩短 / 紧张的内收肌、TFL 和 QL。从理论上讲，如第 7 章所述，通过 MET 延长紧张的组织，被拉长和减弱的组织会变短，自动恢复其力量。如果经过一段时间（推荐 2 周），臀中肌还没有恢复其肌力，可以增加此肌肉的特定训练和功能性力量练习。

### 臀中肌"前部纤维束"肌力测试

为了测试左侧臀中肌的前部纤维束，患者采取左腿在上方的侧卧姿势。治疗师用右手触诊患者的臀中肌，并要求患者将其左腿外展抬高到距离右腿几英寸（约 10cm）的上方，并以保持在此等距位置开始。将左手放在患者的膝附近，治疗师向下施加阻力，要求患者抵抗阻力（图9.6）。如果他们能按要求进行的话，则臀中肌的前部纤维束正常。

### 臀中肌"后部纤维束"肌力测试

在测试左侧臀中肌时，为了更加强调突出臀中肌的后部纤维束，治疗师将患者的左侧髋关节置于轻微的伸展和外旋的位置，如图 9.7 所示。治疗师像之前一样施加向下的阻力（图 9.8）。如果患者能够抵抗这种外加阻力，则臀中肌后部纤维束为正常。如果你想评估的是肌耐力而不是肌力，请让患者外展腿并保持姿势至少 30 秒。

回想一下，从起初关于在步行周期中角色的讨论可以看出，臀中肌减弱可能导致臀中肌或者代偿性臀中肌步态模式。用几秒钟想想这个以及臀中肌减弱可能的影响！当左腿触地开始支撑时，侧方链必然发挥作用，当试图在左腿上稳定骨盆时，左侧臀中肌是负责控制右侧骨盆高度的主要肌肉。如果左侧臀中肌肌力减弱，由于承受

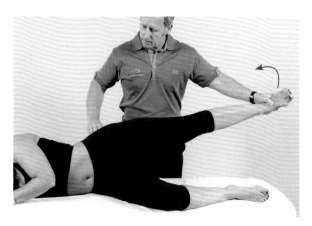

图 9.7　髋关节外旋和轻微地后伸，以突出臀中肌的后部纤维束

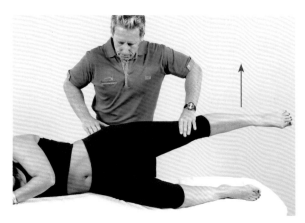

图 9.6　患者外展他们的左髋对抗治疗师施加的阻力

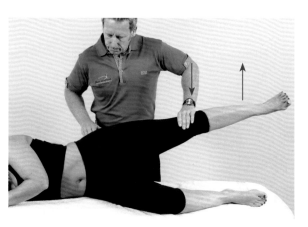

图 9.8　治疗师向患者外展的髋关节施加向下的阻力

身体重量的骨盆会向右倾斜。下降运动通常将导致腰椎侧弯（向左）和向右旋转（Ⅰ型脊柱力学机制），左侧的关节突关节，以及椎间盘和经过的神经根被压缩而导致疼痛。这种向左侧弯曲的运动还可以造成脊柱右侧的髂腰韧带以及其他结构如关节突关节的关节囊被置于拉伸位置，这也可能是疼痛的来源（局部或牵涉性）。

我之前也提到了骶骨扭转，如果左侧臀中肌肌力减弱，那么由于腰椎向左侧弯曲并向右旋转，其后果是将引起骶骨相反的运动。因此，骶骨会向右侧弯曲并向左侧旋转，如骶骨 L–on–L 扭转。

我们再看一个例子。如果左侧臀中肌肌力减弱，相反侧（右侧）QL 就会代偿并努力工作，以承担减弱肌肉的工作。随着时间的推移，这种增强的代偿模式会造成右侧 QL 适应性缩短，这可能导致触发点的形成，并随后引发疼痛。

## 案例分析

思考以下的案例：患者前来就诊，在腰椎的右侧下方 / 髂骨上方（QL 区域）疼痛，特别是步行 / 跑步一段时间后加重。在触诊患者右侧下背部 / QL 区域后，物理治疗师说，肌肉紧张而且可能已经形成的触发点连续分布。然后可能使用收缩 / 放松类技术（如 MET）来促使 QL 长度正常化。患者和治疗师对治疗效果非常满意，因为大部分症状现在已经消退。然而，当患者走

了 10 分钟的路程后，QL 疼痛又回来了——为什么？因为左侧臀中肌减弱迫使右侧 QL 更加努力工作而超过其本身应承担的能力，治疗师只治疗了表现出的症状却没有处理根本的原因！记住 Rolf 博士的名言——疼痛所在不是问题的所在！

请注意，患者或运动员发现的任何骨盆功能障碍（如第 12 章所述）也可能是导致臀部肌肉减弱 / 抑制的主要潜在诱发因素之一。骨盆对位排列错位可能是问题的关键，因为这种功能障碍会在身体的其他肌肉自然地诱发过度代偿机制。这是由于骨盆位置的改变引起臀肌特定激活顺序错误，而不是因拮抗肌处于缩短和紧张的位置致使这些肌肉单纯地减弱和激活顺序错误。

治疗方面，骨盆矫正之前，臀肌不会恢复正常的激活顺序，甚至不会发挥其内在的肌肉力量。人们可能会发现，重建臀肌正常的激活顺序和恢复肌肉力量，只需调整骨盆的位置。在进行骨盆带矫正之后，推荐对这些肌肉进行基于力量的训练之前先延长其拮抗肌（但只在你感觉拮抗肌仍适合延长时）。

让我们快速回顾一下上面的内容。我首先建议的是纠正任何存在的骨盆功能障碍（第 13 章）。接下来，如果你发现拮抗肌仍然短缩，我建议使用 MET 技术来延长这些肌肉（第 7 章）。最后，我推荐简单的基于力量的外部核心训练，以促进和保持骨盆在重新矫正位（第 3 章）。

# 臀大肌（图9.9）

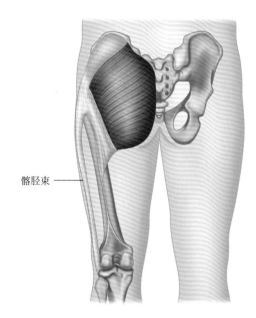

髂胫束 ——

图9.9 臀大肌的起止、功能及神经支配

### 起点

髂骨外侧面的后臀肌线之后，另外一部分在髂骨的后上方，邻近骶骨和尾骨的后侧面。骶结节韧带。竖脊肌腱膜。

### 止点

后侧的深层肌束：股骨臀肌粗隆。

其他肌束：阔筋膜张肌的髂胫束。

### 功能

辅助髋关节外展。通过延伸到髂胫束来帮助稳定伸膝。

上部肌束：外旋，可能帮助髋关节外展。

下部肌束：后伸，外旋髋关节（有力的伸展，例如跑步或坐位站起）。直立躯干。

### 神经支配

臀下神经（L5、S1、S2）。

## 臀大肌的功能

从功能层面上讲，臀大肌在控制与之相关的骨盆、躯干及股骨上起到了关键的作用。它具有外展和外旋髋关节的能力，帮助稳固膝关节以及下肢的生物力学结构。例如，在爬楼梯时，臀大肌外旋外展使下肢在最适宜的对线上，同时伸髋支持整个身体抬高到上一级台阶。当臀大肌无力或激活异常时，可见膝关节往内侧偏移以及骨盆外侧倾斜。正如臀大肌被认为是一个起到力学闭合作用的肌肉，它在稳定骶髂关节上也起到了重要的作用。骶结节韧带和胸腰筋膜是强壮且不能收缩的结缔组织，只有在附着在其上的肌肉激活的情况下才会产生张力，而一部分臀大肌的肌束直接附着在骶结节韧带和胸腰筋膜之上。背阔肌也与胸腰筋膜相连，它与对侧的臀大肌联系在一起——这一对组合被称为后斜链（图9.10），在第3章中讨论。后斜链在步行周期中的负重单腿站立相增加了对骶髂关节的挤压。

臀大肌激活异常或无力会减少后斜链的效益，这会导致骶髂关节更易损伤。人体会增加对侧背阔肌的激活，通过胸腰筋膜来提升整体的紧张度，以便代偿臀大肌的力量缺失。任何代偿机制都会产生"结构影响功能"同时"功能影响结构"的现象。这意味着，身体的其他区域也被影响：例如，肩部的生物力学改变，因为背阔肌附着在肱骨和肩胛骨上。只要背阔肌因代偿而过度激活，就可以观察到肩部会在上台阶或类似快速前进身体前倾的动作时下沉。

正如第4章所述，臀大肌和腘绳肌的协同作用在步行周期中起到了关键的作用。在足跟刚刚触地之前，腘绳肌将激活，这将经由臀大肌位于

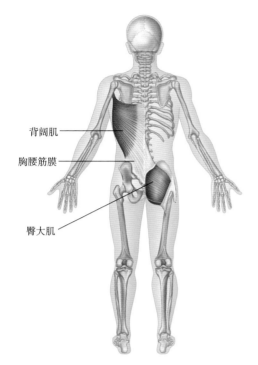

背阔肌

胸腰筋膜

臀大肌

图 9.10　后斜链和背阔肌相连

骶结节韧带处的附着来增加骶髂关节的紧张度。这种关联促进了骶髂关节在负重周期时的自锁机制。从足跟着地到支撑相中期，由于骨盆的自然旋前以及骶结节韧带的逐渐松弛，腘绳肌的张力会减小。此时，为了开始伸髋动作，臀大肌的激活开始增加，相反腘绳肌减少。臀大肌在支撑相早期和中期通过后斜链极大地增加了骶髂关节的稳定性。

臀大肌激活异常或无力会导致腘绳肌为了在步行过程中稳定骶髂关节和骨盆的位置而一直保持激活状态。因此，过度激活的腘绳肌会受到持续且不正常的应力。

我先前提到，这一章节将着重探索，当臀肌因为抑制而无力会使骨盆的功能发生怎样的变化。我们谈论过臀小肌，所以此章关注于臀大肌。这种类型的肌肉有一种特性，就是当它的拮抗肌变得短缩紧张或是有任何潜在的骨盆不对称

时，容易变得无力。然而，也可以测试臀大肌的无力是否源于神经源性的异常，例如突出的椎间盘（第 10 章）影响了 L5、S1 神经根（支配臀大肌）。其他的髋关节病理性改变——例如髋臼上盂唇的撕裂（第 8 章）或者关节囊炎症，这都可以导致臀大肌抑制无力。潜在引起臀大肌抑制无力的肌肉主要有髂腰肌、股直肌和内收肌群，它们被归为髋屈肌群，是产生伸髋动作的臀大肌的拮抗肌。

在第 7 章已经提到如何运用改良的托马斯试验来检查髂腰肌和其他相关短缩的拮抗肌群。只要充分分析理解了所做的评估后，你就可以运用肌肉能量技术（MET）去调整短缩紧张的拮抗肌。在运用了这些先进的治疗技术后，治疗师就能够加入一些他们自己的治疗方法来伸展短缩的软组织。这样的流程将会促使骨盆和腰椎处于正常的位置，最后，无力的臀大肌就像关掉的电灯一样，将会被再次"点亮激活"。

## 臀大肌的评估

在这一小节，我将讨论伸髋激活模式测试（hip extension firing pattern test），用来检查包括臀大肌髋伸肌群的激活顺序。这个测试的目的是保证这些肌群的正确激活顺序就像引擎的气缸一样（图 9.1）。而在运动员或者患者身上经常发现异常的激活模式。

伸髋激活模式测试在它的运用上是唯一的。想象自己是一辆具有 6 个气缸的车：我们的身体就是引擎。引擎是具有固定的点火方式的，我们的身体也是如此。例如，车的引擎没有按照数字顺序 1-2-3-4-5-6 让每个气缸点火，它将会用预

先确定的适宜顺序，例如 1–3–5–6–4–2。如果汽车维修时，技工弄错了两个火花塞导线，错误地进行了安装，这时引擎仍然可以工作，但是效率会大打折扣，最后，引擎将会发生故障。我们的身体也是一样：即使活跃但有激活功能异常，身体将会发生故障，最终产生疼痛。

### 顺序 1

治疗师将指尖轻轻放在患者的左侧腘绳肌和左侧臀大肌上（图 9.12a 和 b），然后要求患者将腿抬离治疗床 2 秒（5cm 高）（图 9.12c）。治疗师尽力去识别哪块肌肉是最先激活的，然后记录为第一顺序（附录一中的表格 A1.1 可以用来记录，表 9.1）。

### 顺序 2

治疗师将指尖轻轻放在患者的竖脊肌上，然后要求患者将腿抬离治疗床 2 秒（图 9.13a 和 b）。治疗师识别并记录（附录 1 中的表格 A1.1，表 9.2）哪边的竖脊肌先激活。

顺序 1、2 之后，同样的操作运用在右腿上，然后记录结果（附录 1 中的表格 A1.2）。完成后，治疗师就能判断是否肌肉有异常激活的现象了。正常激活模式为：①臀大肌；②腘绳肌；③对侧竖脊肌；④同侧竖脊肌。当在顺序 1 触诊时，如果是臀大肌最先激活，你也可以毫无疑问地认定这是正确的顺序，然后同样在顺序 2 中对侧竖脊肌先收缩也是正确的顺序（图 9.11）。

然而，如果你感受到腘绳肌，或同侧的竖脊肌是第一顺序，臀大肌没有收缩，你可以推测这是激活异常的模式。如果激活功能异常没有被纠正，身体（像引擎）将会开始损坏，然后产生功能异常的代偿模式。

在以往经验中，我发现了很多患者腘绳肌和同侧竖脊肌最先收缩，而臀大肌是第 4 顺位。这些案例中的竖脊肌和腘绳肌将会变成最主要的帮助完成伸髋动作的肌肉。这会引起骨盆过度前倾，因而脊柱过度前凸，导致腰椎的椎间关节的炎症。

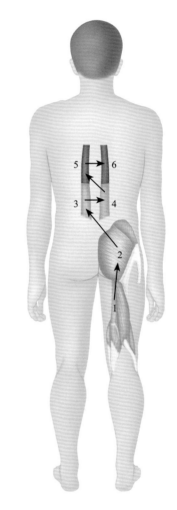

图 9.11　正确的伸髋激活模式

正常的肌肉激活顺序：

| | |
|---|---|
| 1. 腘绳肌 | 二者都可以 |
| 2. 臀大肌 | 优先激活 |
| 3. 对侧腰椎伸肌群 | |
| 4. 同侧腰椎伸肌群 | |
| 5. 对侧胸腰椎伸肌群 | |
| 6. 同侧胸腰椎伸肌群 | |

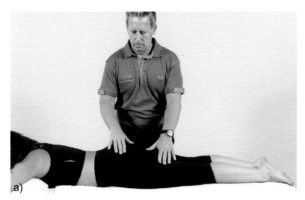

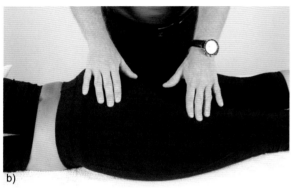

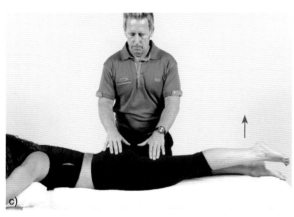

图 9.12　伸髋激活模式——顺序 1：a）治疗师将指尖轻轻放在患者的左侧腘绳肌和左侧臀大肌上；b）治疗师闭上眼睛去感受手所在位置的变化；c）让患者将左腿抬离治疗床

**注意**：5、6 顺位的肌肉激活模式在这里没有被讨论，是因为我们先得确定 1~4 顺位的肌肉顺序是正确的。我也发现，当 1~4 顺位的肌肉激活模式纠正以后，肌肉 5、6 会自然地自我纠正，往正常的激活模式调整。

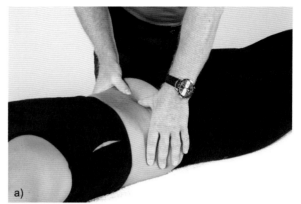

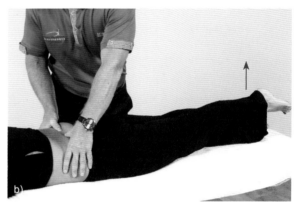

图 9.13　伸髋激活模式——顺序 2：a）治疗师的指尖轻轻放在患者的竖脊肌上；b）让患者将左腿抬离治疗床

早前的受伤是影响激活模式的另一因素。Bulock-Saxton 等人（1994）探究伸髋时腿部与后侧躯干肌肉激活的时间顺序和先前踝关节扭伤的影响。这些学者发现，存在关节扭伤病史的患者与没有扭伤的患者相比，臀大肌的激活时间有明显的不同（延迟激活）。

## 步行周期后续

无力和激活异常可能会导致不同的代偿模式。首先，让我们探究一下，什么情况下会导致臀大肌无力。髂腰肌、竖脊肌和内收肌群等拮抗肌的紧张可能会导致臀大肌的抑制而出现无力，

|  | 第1 | 第2 | 第3 | 第4 |
|---|---|---|---|---|
| 臀大肌 | ○ | ○ | ○ | ○ |
| 腘绳肌 | ○ | ○ | ○ | ○ |
| 对侧竖脊肌 | ○ | ○ | ○ | ○ |
| 同侧竖脊肌 | ○ | ○ | ○ | ○ |

表 9.1　伸髋激活模式——左侧

|  | 第1 | 第2 | 第3 | 第4 |
|---|---|---|---|---|
| 臀大肌 | ○ | ○ | ○ | ○ |
| 腘绳肌 | ○ | ○ | ○ | ○ |
| 对侧竖脊肌 | ○ | ○ | ○ | ○ |
| 同侧竖脊肌 | ○ | ○ | ○ | ○ |

表 9.2　伸髋激活模式——右侧

通常这被称作交互抑制（reciprocal inhibition）。这些前侧组织的紧张会限制步行过程中伸髋的程度。作为代偿反应，骨盆会被迫旋转到前侧位置，而对侧的骨盆会相对旋后。腘绳肌，尤其是股二头肌，因为臀肌的无力，将会参与帮助增加骨盆旋前的代偿模式。Sahrman（2002）提出，如果由于臀大肌抑制使腘绳肌处于主导地位，在俯卧位伸髋中可以触及大转子在前侧摩擦。

现在，两侧骨盆之间细枝末节的内容会有一点复杂（但是在前面的章节已经解释过）。例如，因为骨盆的旋转增加，骶骨不得不旋转并且侧屈一些。骶骨的代偿体现在增加它自身在一个方向上的扭转（向一边旋转并向相反的一边侧屈）。这会产生要么是 L-on-L（围绕左斜轴左旋）骶骨扭转，见图 9.14a；要么是 R-on-R（围绕右斜轴右旋），见图 9.14b。腰椎也可能会往与骶骨代偿相反的方向旋转以产生代偿，在图中也有显示。

在步行中，骶骨和腰椎会正常地旋转，然而，骶骨和腰椎不得不去代偿骨盆增加的旋转。现在可以想象，腰椎和骶骨（L5 和 S1）之间的椎间盘（第10章）被两者扭转着，这会对椎间

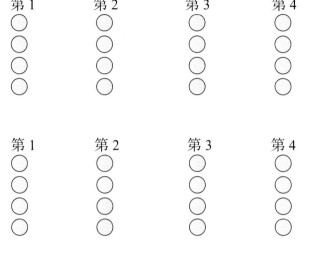

点头

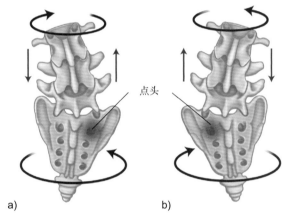

a)　　　　　　　　b)

图 9.14　骶骨扭转：a）L-on-L；b）R-on-R

盘产生不好的影响——就像把水挤出海绵，而椎间盘不喜欢这样的动作。

有一个可以纠正激活顺序异常的方法如下。通过肌肉长度测试（改良托马斯试验），我们需要去查明哪些肌肉真正处于缩短的状态；肌肉能量技术（第7章）和一些软组织松解技术可以被用来治疗和调整这些缩短紧张的软组织。

需要谨记的是，我先前提到：任何潜在的骨盆带位置的不对称都是臀大肌抑制无力的诱因。在尝试去调整激活顺序的时候一定要记住这一点。

## 胸腰筋膜及其与臀大肌骨盆的关系

　　胸腰筋膜是一条厚而强壮的韧带样的结缔组织。它间接覆盖了躯干上的肌肉、骨盆以及肩膀。功能正常的臀大肌会在该筋膜上产生拉力，从而拉紧它的下缘，见图 9.15。我们在图上可见，在臀大肌和它对侧的背阔肌之间的连接就是胸腰筋膜的后侧面。臀大肌和背阔肌在步行中产生相反方向的力而增加胸腰筋膜的紧张度（通过后斜链）。这个功能对躯干的旋转以及下腰椎和骶髂关节的力封闭稳定性至关重要。

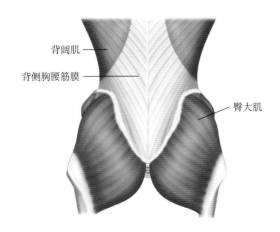

图 9.15　胸腰筋膜和臀大肌之间相连

　　此外，还有深层肌肉协同收缩参与腰椎稳定性——例如腹横肌和多裂肌。我们在第 3 章谈论过这些肌肉在肢体运动时协同收缩。在我的意识里，最近好像没有关于腹横肌和多裂肌能被臀大肌的参与所激活的文献发表。但是，我个人认为，腹横肌一定会对臀大肌的收缩产生反应，并且我怀疑多裂肌也是如此，因为它们都与骶结节韧带联系在一起（直接或间接），并参与了骶髂关节的力封闭。

## 案例分析

　　在这个案例中，我希望强调臀大肌和骶髂关节的关系是患者症状表现的关键环节。

　　患者，34 岁，女性，英国皇家空军体能教练。她的症状表现为左侧肩胛骨上方处疼痛（图 9.16）。疼痛发生在跑步 4 英里（6.5km）后，由于疼痛剧烈，她不得不停下休息。不适感在停下后消失，但是如果她又开始跑步，很快会再次产生不适。跑步是唯一让她产生疼痛的活动。这个问题一直困扰了她 8 个月，近 3 个月疼痛加重进而影响工作。她没有与现在症状相关的既往史以及外伤。

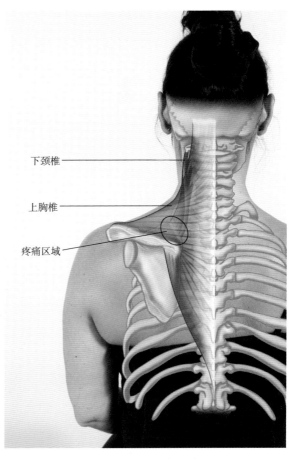

图 9.16　患者疼痛区域：左侧肩胛骨上方

之前不同的治疗师都着重于斜方肌上部的治疗上。她找过整骨师，处理过颈椎与肋骨区域。她所接受的治疗偏向于软组织松解斜方肌、肩胛提肌、胸锁乳突肌、斜角肌等。整骨师手法治疗处理了 C4/5 和 C5/6 的关节突关节。局部的肌肉能量技术和扳机点松解也只是暂时缓解症状，但是在跑步后还是会产生疼痛。她没有接受过影像学检查（例如，MRI 或者 X 线检查）。

### 全面处理

现在我们全面而不是局部地评估这个案例，要注意的疼痛是在跑步 4 英里后才会产生的。

每当我与患者第一次接触时，无论疼痛的表现怎样，我通常先评估骨盆的位置和运动，因为我认为骨盆是一切的"根基"。在临床中我经常发现，当调整了功能紊乱的骨盆之后，患者的症状趋于减轻。然而，当我评估这位患者时，我发现骨盆的位置和活动都是正常的。

我接下来测试了臀大肌激活模式（先前有阐明），这是我经常会在患者或者运动员，尤其是经常运动的人群中进行的测试。然后，只要我觉得骨盆的位置正确我就会去测试肌肉激活的顺序。逻辑就在于，只要骨盆有轻微的位置异常，就很容易发现肌肉激活异常的现象。

就这位患者的问题而言，我发现臀大肌双侧无力 / 激活异常，而右侧似乎比左侧的激活慢一些。由于我并没有发现骨盆的功能异常，因此我顺着这个思路做了更进一步检查。

在我们继续之前，我想提出几个问题让大家思考。

- 右侧的臀大肌萎缩是怎样导致左侧斜方肌疼痛的？

- 臀大肌和斜方肌是否有联系，如果有，是怎样的？

- 怎么去解决？

- 最先这个问题是如何产生的？

### 臀大肌功能

臀大肌的主要作用是作为一个强大的髋伸肌和髋外旋肌，但它也通过在步行周期中辅助 SIJ "力封闭"发挥了部分稳定 SIJ 的作用。一些臀大肌纤维附着于骶结节韧带，这条韧带从骶骨到坐骨结节，是辅助稳定 SIJ 的关键韧带。

### 结合所有问题

所以，我们知道了什么？我们知道了患者右侧的臀大肌就正确的激活模式而言激活稍微延迟，而臀大肌在骶髂关节力学锁合中起着重要作用。这告诉我们臀大肌无法履行稳定骶髂关节的任务，而其他部位会帮助臀大肌稳定骶髂关节。左侧的背阔肌就是帮助右侧臀大肌稳定的（图9.10），甚至说是骶髂关节的好伙伴。在该患者跑步时，每当右下肢接触地面进行步行周期的循环时，左侧的背阔肌会过度收缩。这导致左肩胛骨趋于下压，而斜方肌上部、肩胛提肌会对抗下压的拉力。最终，这些肌肉会趋于疲劳，就像该患者一样，跑步 4 英里后才出现左肩胛骨上方疼痛。

### 治疗

你可能想到最简单治疗臀大肌的方法就是针对它的力量训练。然而，在实践中这不一定是正确的解决方案，因为表面上的无力可能是因为相对紧张的拮抗肌引起的。就这个案例而言是髂腰肌（髋屈肌），它的短缩会使臀大肌抑制无力。

我对这个案例分析的答案是拉长右侧髂腰肌（第7章），然后去看会不会改变臀大肌的激活模式，同时介绍一些简单的力量训练。

### 预后

我建议该患者停止跑步并且让她的同伴用肌肉能量技术拉长她的髂腰肌、股直肌、髋内收肌群（第7章），每天2次。另外我建议加强外核心肌群的力量及稳定性训练（第3章），每天1次，直至下次治疗。10天后的再次评估发现，她在俯卧位伸髋测试中，臀大肌的激活模式已经正常，而且髂腰肌、股直肌、髋内收肌群的紧张度有所下降。因为这些好转的迹象，我建议她在没有不适感的前提下回归跑步。我不确定我的治疗是不是正确的，但是她反馈说在6英里（10km）的跑步过程中和之后都没有出现疼痛。她持续无痛，并且继续进行常规的臀大肌力量练习和紧张肌肉牵伸。

### 结论

这个案例阐明了症状和疼痛的部位并不是真正的问题源头。这意味着应全面地考虑所有问题。

我希望这个案例所包含的信息引起了你继续阅读的兴趣。我期待你在下次评估和治疗患者时会用与往常有点不一样的方式去看待问题。

我想这本书（以及我写的所有书）能够带你经历我称作拼图解密的旅行。如果你能紧随前行，会发现图像会变得越来越清晰。

在阅读本章和上述案例之后，你应当会对如果臀大肌无力或激活减弱导致胸腰筋膜紧张度下降，同侧的竖脊肌及对侧背阔肌过度激活的情况有更深的理解。薄弱受到抑制的臀大肌和臀中肌将过度刺激整个动力链中的其他代偿机制，所有这些都将以某种方式自然地对骨盆的功能和稳定性产生影响。

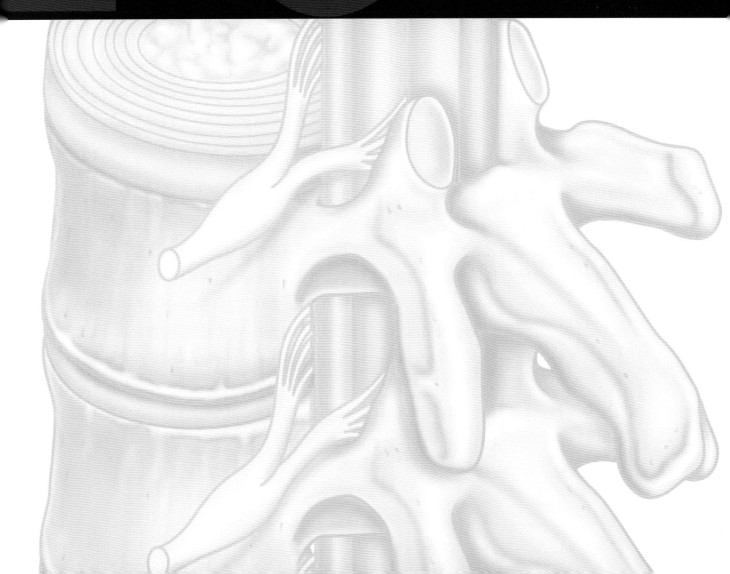

# 10

腰椎与骨盆

这章的目的是给读者一些关于腰椎骨骼病理以及潜在致病原因的见解。举一个例子：一位竖脊肌疼痛患者来就诊。在检查中发现其右侧骨盆处于旋前位（最为常见）。这可能是由于右侧髂腰肌、股直肌过度收缩进而短缩造成的（见第7章中改良托马斯试验）。股直肌的起点在髂骨的髂前下棘，因为这个附着点的位置，股直肌会自然向前下方"拉扯"骨盆。骨盆旋前位会导致右侧臀大肌抑制无力（像关灯），在第9章有详细讨论。

如果因为骨盆旋前位使臀大肌受到抑制，臀大肌将不会在伸髋动作（例如行走、跑步）时产生正确的激活顺序，腰部竖脊肌会成为过度代偿臀大肌抑制无力的一部分（第9章），过度代偿机制下的竖脊肌会让患者觉得腰背紧张和疼痛。

针对骨盆功能异常治疗选择有很多，其中有一种被称为MET（肌肉能量技术）的利用软组织的方法（就我个人而言，它的效果非常好，在第7章有介绍），它能使髂腰肌和股直肌恢复正常状态，此外还有特别针对骨盆前旋的MET调整方法（见第13章骨盆的治疗）。在使骨盆和这两块肌肉恢复正常后，臀大肌的激活会趋于正常。如果臀大肌仍然抑制，可以矫正调整臀大肌激活模式来促进臀大肌的重新激活。[更多臀肌激活和矫正调整的信息可以参见Gibbons（2014）。]

在继续评估和治疗腰椎功能紊乱之前（除非脊柱旋转是主要问题），优先矫正骨盆的功能异常（骶骨、髂骶、耻骨联合）是比较合乎逻辑的（见第11和第12章）。可能在继续阅读之前，你需要思考一下我所说的。

很可能你会得到这样的结论：解决任何问题的基础是处理与这些问题相关的原始结构。例如，我认为骨盆就像建房子的地基，我们都不会在不平整的地基上盖房子。我在评估腰椎区域的时候也会用到这样的类比。如果骨盆一开始就不平整，腰椎一样不会平整；腰椎会自发地代偿，进而改变正常的位置，造成功能性/结构性的脊柱侧凸。代偿机制下的异常的腰椎位置只会导致一个结果，你很容易猜到——那就是疼痛。

我坚信在这章中大多数被讨论的脊柱病理是直接或间接的骨盆带位置和稳定性的问题。证实这一点非常困难，因为我的观点在最新的临床研究中得不到验证。不管怎样，我会最开始调整骨盆，因为它是基础中的基础，它一定会是人体不同功能异常产生代偿的主要区域。这会对整个躯体运动链有一个撞击效应，而腰椎是代偿链机制中明显的一部分。

这里我们稍微回归下实际情况。比如有个可能被诊断为特异性或非特异性下背痛的患者来找你，并已经表现出一些脊柱病理性改变的特征。该患者可能已经通过MRI、X线检查或其他诊断测量证实了脊柱病理存在。简而言之，其实我上面所想表达的意思是，在他们走进诊所之前，这些脊柱病理性的改变就已经存在了。

在我作为运动整骨医师和治疗师遇到的上千位患者中，我可以用单手数出那些咨询我早期骨科评估和对预防早期脊柱骨盆病理改变，以及其他结构或软组织小问题的人数。我先重申的是，99.9%来我诊所的运动员或患者已经存在疼痛和功能异常的症状，更可能已经形成了脊柱或骨盆的功能异常/病理改变。

## 腰椎解剖

腰椎有 5 节，每节由以下结构组成（图 10.1）：

- 椎体
- 棘突
- 横突
- 上 / 下关节突关节
- 椎孔
- 椎板
- 椎弓根
- 椎间盘：髓核 / 纤维环

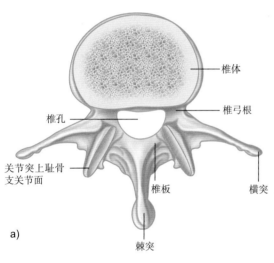

a)

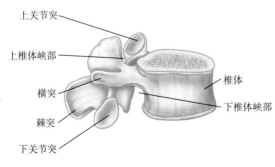

b)

图 10.1　腰椎的解剖（L3）：a）前面观；b）侧面观

## 椎间盘

在相邻两节腰椎之间的结构为椎间盘，整个脊柱一共有 23 个这样的软组织结构。椎间盘由三部分组成：纤维环坚硬的外壳；位于中央像胶体一样的髓核；与椎体连接的终板（图 10.2）。当我们老去，椎间盘中央会失去水分而逐渐失去延展性，吸收震动的效率就会减弱。

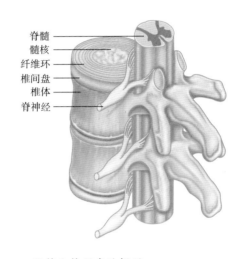

图 10.2　腰椎和椎间盘的解剖

神经根从椎管中发出，穿过脊椎和椎间盘之间的称作椎间孔的小通道。疼痛或其他症状可能是由于损坏的椎间盘推向椎管或神经根导致——这种情况常被叫作椎间盘突出。

### 椎间盘突出

椎间盘突出常涉及椎间盘的突出、膨出、脱出。这些术语的运用取决于位于中央的胶状髓核被挤出的动作性质。需要阐明的是，它本身不会溢出，而是位于中央的髓核受到巨大压力造成纤维环突出甚至撕裂，如图 10.3。严重的椎间盘突出可能会压迫一条或多条神经根，会导致局部牵涉痛或麻木，腰背、腿部甚至足踝和足无力。85%～95%的椎间盘突出位于L4–L5或L5–S1节段。受到椎间盘压迫的神经会导致沿着L4、L5和S1神经根走行的疼痛感，如图10.4。

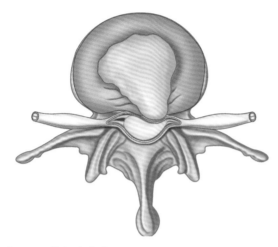

图10.3　椎间盘突出

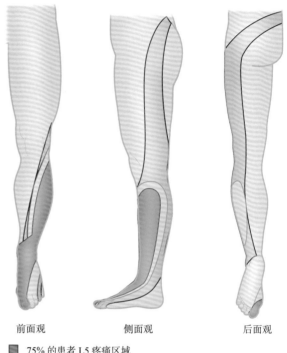

前面观　　　　侧面观　　　　后面观

■ 75% 的患者 L5 疼痛区域
□ 50% 的患者 L5 疼痛区域
■ 25% 的患者 L5 疼痛区域

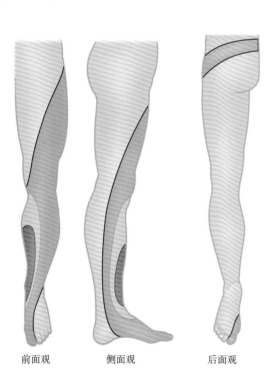

前面观　　　　侧面观　　　　后面观

■ 75% 的患者 L4 疼痛区域
□ 50% 的患者 L4 疼痛区域
■ 25% 的患者 L4 疼痛区域

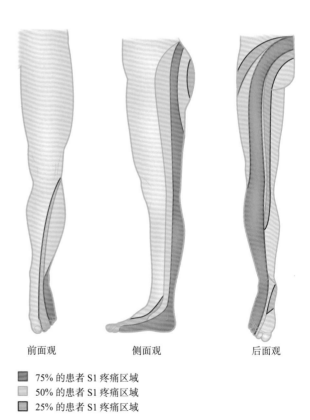

前面观　　　　侧面观　　　　后面观

■ 75% 的患者 S1 疼痛区域
□ 50% 的患者 S1 疼痛区域
■ 25% 的患者 S1 疼痛区域

图10.4　L4、L5、S1 神经根痛的皮区分布

### 椎间盘退行性疾病

椎间盘退行性疾病倾向于与年龄相关，涉及椎间盘导致的，可放射到髋周的慢性下背痛。这个疾病通常出现在下背以及相关结构的损伤之后，例如椎间盘（图 10.5）。持续性的损伤会导致炎症反应和之后的椎间盘外层（纤维环）的无力，随后对内层髓核产生明显的影响。这种反应机制会因为椎间盘不能控制上下相邻椎体的活动而导致过度活动。这种过度活动与炎症反应相结合会使化学因子进一步激惹局部区域，从而导致常见的慢性下背痛。

椎间盘退行性疾病一经发现会增加位于纤维环的软骨细胞（来自软骨基质，主要由胶原构成）的数量。长时间后，内层胶状的髓核会纤维软骨化，而且已经发现损伤的纤维环会使髓核溢出，导致椎间盘皱缩，最终形成骨刺，称为骨赘。

与背部的肌肉不同，腰椎间盘没有血供，所以不能自我修复。椎间盘退行性疾病的疼痛症状会慢性化，导致更多的问题，例如椎间盘突出、钩椎关节疼痛、神经根受压、椎体滑脱（椎体峡部的缺陷）、狭窄（椎管）。

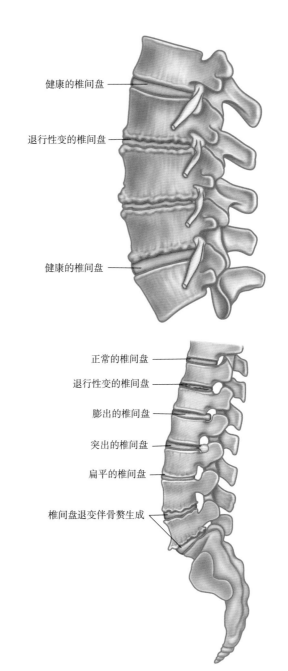

健康的椎间盘

退行性变的椎间盘

健康的椎间盘

正常的椎间盘

退行性变的椎间盘

膨出的椎间盘

突出的椎间盘

扁平的椎间盘

椎间盘退变伴骨赘生成

图 10.5　腰椎间盘退行性疾病

## 关节突关节

腰椎的关节突关节（解剖上又叫作钩椎关节）也会导致疼痛。关节突关节位于椎体的后侧，会辅助脊柱活动，例如前屈、后伸、侧屈，以及旋转。这些关节会提供一些方向上的活动，同时会限制另一些方向上的活动，这取决于关节突关节的位置和方向，例如，腰椎旋转会受到限制，但前屈和后伸不会受到影响。在胸椎，旋转和前屈不会受限，而后伸会受到关节突关节（以及肋骨）限制。

每节椎体有两个关节突关节：上关节突关节在上方像链条一样，而下关节突关节在其下方。例如：L4 的下关节突关节与 L5 的上关节突关节形成一个整体。

如其他滑液关节一样，每个关节突关节由结缔组织关节囊包裹，产生滑液以滋养润滑关节。关节表面覆盖有关节软骨来促进活动的顺滑度。关节突关节所分布的神经存在大量疼痛感受器，因此其容易受到影响并产生腰痛。

## 关节突关节症状 / 疾病

关节突关节会在彼此之间滑动，所以会很自然地使脊柱产生活动。像所有承重关节一样，它们很容易磨损并且随着年龄增长开始退化。当关节突关节受到激惹（软骨甚至磨损），这会使在关节突关节下的骨性结构开始产生骨赘，导致关节突关节增生，这就是关节突关节症状 / 疾病的演化（图 10.6）。这种症状或疾病在慢性下背痛的患者中非常常见。

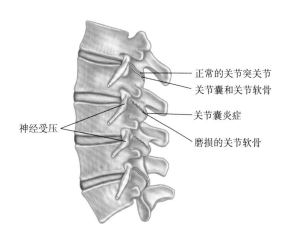

正常的关节突关节
关节囊和关节软骨
神经受压
关节囊炎症
磨损的关节软骨

图 10.6　关节突关节症状 / 疾病

## 腰椎问题导致的骨盆功能紊乱

关于骨盆及髋关节是与腰痛和骨盆带疼痛有关的关键区域我已提及多次。然而，其他一些结构（我还没提及的）仍需强调并全面考虑以解决问题，实际上这些我准备讲的内容可能更重要一些。一旦你理解了这个章节，我希望这会让你将拼图游戏的方块放到正确的位置，让整个画面更加明朗。

一些潜在的因素可能一直潜伏，未显现出功能异常，就像一动不动地躺在草地上。让我们思考一下这样的一种可能性：实际出现问题的部位在腰椎，并且这个部位是解决问题的关键，也是导致骨盆功能异常的主要原因。

例如，有位患者反复发作骨盆功能障碍，你调整过很多次骨盆，直至没有更好的治疗效果产生。你可能会有碰壁感，因为你可能未找到关键问题进行治疗，而过去同样的治疗对其他患者却有效。这种情况下关键问题可能就在腰椎了，这可能就是导致骨盆功能异常的潜在因素。如果存在腰骶连结处的旋转（L5/S1），这已经被认为是导致骨盆失调的原因之一。

让我们看一个关于腰椎是问题本质的例子。如果腰椎第 5 节（L5）有顺时针（右）的旋转，右侧的横突就会向后旋转。腰骶韧带是在附着在 L4、L5 区域的韧带组织，并直接连接到髂嵴。右旋的右侧横突通过腰骶韧带增加了局部的张力，使右侧骨盆后旋；左旋的左侧横突使左侧骨盆前旋（图 10.7）。Farfan（1973）指出，横突越短，腰骶韧带越长，扭转的力量越大。

右侧 L5 的下关节突关节会在第 1 骶骨（S1）之上处于相对打开的位置，而左侧的下关节突会相对闭合。如果左侧关节突关节受到挤压，并且这个位置维持了一定时间，就会形成一个杠杆样的支点。左侧 L5、S1 的固定会促使骶骨旋转至右斜轴（R–on–R），最终使整个骨盆处于右旋位置，见图 10.7。

　　所以，我们如何去纠正因腰椎引起的骨盆异常呢？第 12 章中包含了一系列如何确定腰椎异

常是否存在的信息。只要你阅读并且弄懂如何判断腰椎异常，你就会在第 13 章明白如何纠正腰椎问题。

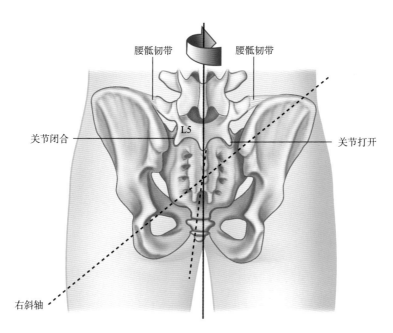

图 10.7　L5 在骶骨和髋骨上的旋转作用（通过附着的腰骶韧带）

# 11

骶髂关节筛查

本章将以一个全面的骨盆评估方案开始。在此之前，我们首先来看一下骶髂关节筛查的标准测试程序，这很有意义。通过这种方式，我们能够确定骶髂关节是否就是造成患者目前症状的原因。当然，从另一个角度来讲，筛查程序也可能引导我们得出骶髂关节并不是病因的相反结论。

下面，我将通过一个例子向大家说明，为什么要首先进行骶髂关节的筛查试验。当我在临床工作中接待了一名患者，他的下腰部和（或）骨盆区域出现了疼痛，我会自然而然地通过筛查髋关节来找出根本的病变（如同我在第 7 章髋关节中所展示的那样）。因为我个人认为，髋关节在某种程度上是造成患者后背或骨盆疼痛的潜在原因。在这个案例中，我至少可以判断，我是否需要更深入地研究髋关节的病理／功能障碍。这样的临床研究结果可能会让我重新考虑和反思我的治疗策略，转而去关注髋关节相关方面的问题，而不是局限于腰椎或骨盆部位，尤其是当我希望治疗方案能够在减轻患者持续性下背痛和骨盆疼痛症状上有更持久疗效时。

Schamberger（2013）谈及姿势不良综合征的概念时，他指出 80%～90% 的成年人会出现骨盆姿势不良的问题。骨盆旋转的不对称是目前为止最为常见的因素，尤其是右侧髋的前旋和左侧髋的代偿性后旋最为普遍（约占患者数量 80%）。这种形式的旋转不对称要么单独出现，要么会合并其他症状（如上移／外展／内收；具体见第 12 章中骨盆功能障碍部分）。单独出现向上滑动的患者大约有 10%，合并有其他症状（旋转／外展／内收）的患者有 5%～10%。有外展和（或）内收表现的患者共 40%～45%，这些患者要么单独存在某一种症状，要么混合其他一种症状，甚至会混合两种症状。

Klein（1973）也表示，在中学毕业生当中，有 80%～90% 的人存在不良的骨盆姿势。这些人当中，约有 1/3 无任何症状，而另 2/3 的人会出现诸如下背痛或腹股沟痛等症状。Klein 谈及骨盆不对称，发现 90%～95% 的人都表现为以下三种常见的形式。

1. 旋转不对称——无论是前旋，或者后旋，或者两者结合出现的骨盆旋转（占 80%～85%）。
2. 外展／内收（40%～50%）。
3. 上移（15%～20%）。

请记住，采集患者的病史是帮助你做出临床决策最重要的部分，它能够验证你所考虑的是否恰好就是患者表现出的真正状态／功能障碍。检查者在问诊时，通常会询问患者哪里疼痛。假设在一个评估骨盆的特殊案例当中，患者指向髂后上棘下内侧区域（图 11.1a），而且能够连续指认两次，且每次都在半径 1cm 以内的区域。基于 Fortin 和 Falco（1997）的理论，这就是骶髂关节功能障碍的阳性体征。

以上所讲的被称为 Fortin 手指测试，我认为这个测试仅仅在同下面将要讲到的诱发试验结合的时候才有价值，特别是 FABER 试验。

Schamberger（2013）提出，局部的疼痛可能由单侧或双侧的骶髂关节引起。那些一侧骶髂关节活动范围小或者闭锁的人，会经常抱怨疼痛来源于自认为"正常"的骶髂关节区域。对这种疼痛的一种解释是，受损的骶髂关节灵活性缺失，这种"正常"的关节及其关节囊和韧带试图加以代偿，从而承受了过大的压力。

在 1997 的一项研究当中，Fortin 手指测试

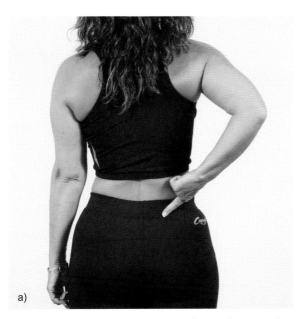

a)

图 11.1　a）Fortin 手指测试，由患者指出疼痛的区域

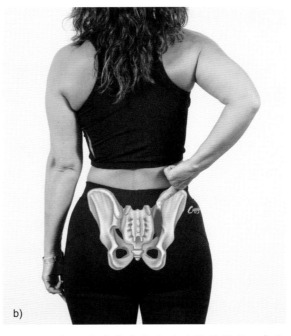

b)

图 11.1　b）骶髂关节感觉减退的转移模式，来自 Fortin 等人 1994 年的研究

被当作鉴别腰痛和骶髂关节功能障碍的一种方式。骶髂关节激发试验阳性注射被用作对骶髂关节功能障碍患者临床表现适用性的鉴别。利用 Fortin 手指测试，从 54 例持续发病的患者中选取 16 名患者，随后进行骶髂关节激发试验，来验证骶髂关节是否异常。结果显示，Fortin 手指测试作为一种简单而有效的方法，其阳性指征可以成功鉴别骶髂关节功能障碍的患者。

　　Fortin 等人（1994）通过向 10 名志愿者的骶髂关节注射利多卡因，对骶髂关节进行了一项关于疼痛模式图的早期研究。研究者指出，在注射利多卡因之后立即对志愿者进行感觉检查，显示臀部感觉减退区域向髂后上棘的方向扩大了约 4 英寸（10cm）（向下），并且横向扩大了约 1.2 英寸（3cm），如同图 11.1b 所示。这些感觉减退区域与疼痛最明显的注射区域一致。

　　然而，关于骶髂关节感觉转移的具体定位，已经有了很多数据佐证：Fortin 试验认为，该位置在髂后上棘向下延伸 10cm、横向延伸 3cm

处。相比之下，由 Slipman 等人（2000）进行的一项被称为"骶髂关节疼痛转移区域"的研究，记录的结果与 Fortin 的调查结果存在显著差异。该研究选取了 50 名满足临床标准同时能够对骶髂关节注射有积极反应的持续发病的患者，结果发现，47 名患者（94.0%）主诉有臀部疼痛，36 名患者（72.0%）主诉有下段脊柱的疼痛，25 名患者（50.0%）主诉有相关联的下肢疼痛，14 名患者（28.0%）主诉有膝关节远端疼痛，7 名患者（14.0%）主诉有腹股沟疼痛，6 名患者（12.0%）主诉有足部疼痛。在试验过程中发现了 18 种疼痛转移的模式。疼痛位置和患者年龄之间的关系有统计学意义，越年轻的患者越有可能会出现膝关节远端疼痛。该研究得出结论：骶髂关节疼痛的转移模式并不会局限于腰部和臀部。

# 骶髂关节激发 / 筛查试验

基于严格地文献回顾，发现有大量的筛查骶髂关节的方式。不过，我现在仅使用其中 5 种激发试验——这些试验对临床医务人员有真正价值，在英国（以及世界其他国家）被当作日常诊断骶髂关节障碍的普遍基准。这些骶髂关节激发试验，若是相互为用，而不是独自为伍，将会十分精确。作为骶髂关节的反馈指标，这些试验具有灵敏性高、特异性强的优势，当提供了骶髂关节功能障碍的潜在影响因素时，试验的优势尤为显著。这些试验并非特异性地作用于骶髂关节，因为它们同样会对髋关节和腰骶部施压。

压力类型的测试更有可能直接确定关节内的疼痛，而分离测试则会引起相应的韧带和关节囊的疼痛。

下列 5 种试验中，若出现 3 项有阳性结果，则可怀疑该受试者存在骶髂关节功能障碍。

> 1. FABER 试验
> 2. 骨盆挤压试验
> 3. 屈髋冲压试验
> 4. 骨盆分离试验
> 5. 盖斯林试验

## 1. FABER 试验

你们可能记得我在第 7 章谈起过 FABER 试验（屈曲、外展、外旋），FABER 试验通常用来筛查潜在的髋部病变。同时，FABER 试验同样对明确骶髂关节功能障碍也是十分有效。FABER 试验之所以能够帮助治疗人员明确骶髂关节的功能障碍的主要原因在于 FABER 试验能够诱导髋骨相对骶骨向后侧和外侧活动，髋骨运动会促使骶骨前屈，从而压迫相关的韧带（骶结节、骶骨嵴和骨间的韧带）。其次，处于旋后位置的髋骨会成为一个杠杆，用以对骶髂关节加压，并率先打开该关节，这样前侧关节囊和相关联的韧带就会得到伸展，而且韧带能够相互联结。

治疗者将患者髋部置于屈曲、外展、外旋位，在其对侧骨盆（在髂前上棘处）保持平衡的情况下，向患者的同侧膝关节施加一个缓慢平稳增大的压力，从而逐渐增大髋关节的屈曲、外展和外旋的活动度，如图 11.2 所示。如果在此过程中出现阻力（主要是髋关节），或骶髂关节后部的疼痛，则表明骶髂关节很可能存在病理改变 / 功能障碍。

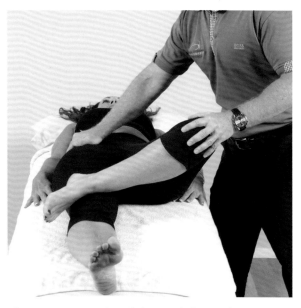

图 11.2　FABER 试验筛查骶髂关节功能障碍

## 2.　骨盆挤压试验

患者侧卧位，背对治疗人员，双膝间垫软枕以放松，治疗师双手放在髋骨前方股骨大转子和髂骨翼之间部位，逐步施加向下的压力，检查相对应的骶髂关节是否有疼痛表现，如图 11.3a～b 所示。

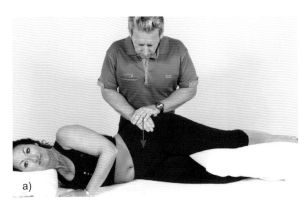

图 11.3　a）骨盆挤压试验筛查骶髂关节功能障碍

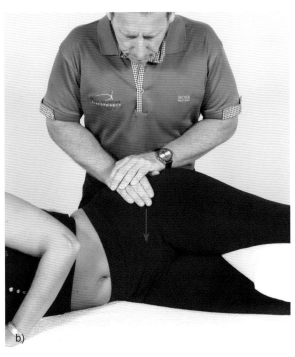

图 11.3　b）骨盆挤压试验的近视图

## 3.　屈髋冲压试验

患者仰卧位，一侧下肢屈曲 90°，治疗师站于患者屈曲腿的同侧，同时通过在对侧髂前上棘施加压力使骨盆固定。接下来，沿股骨轴线方向逐渐增大压力，确定骶髂关节是否有疼痛表现，如图 11.4a～b 所示屈髋冲压试验（thigh thrust test，骶髂关节疼痛激惹试验之一）。

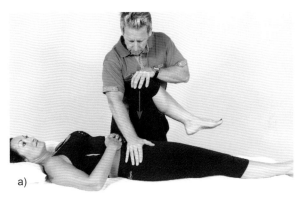

图 11.4　a）屈髋冲压试验筛查骶髂关节功能障碍

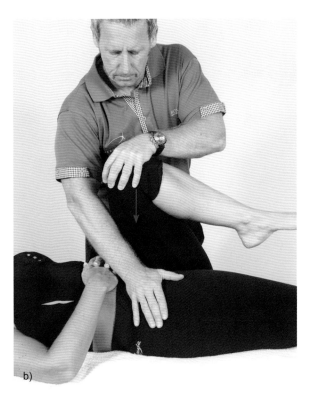

图 11.4　b）屈髋冲压试验的近视图

## 4. 骨盆分离试验

患者仰卧位，双膝下垫软枕支撑。治疗人员上肢交叉，双肘相对伸直，将双手分别置于两侧髂前上棘处，两手同时向外推按髂骨翼，使骶髂关节向两侧分开，如图 11.5a、b 所示。同时记录疼痛表现。

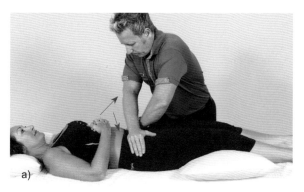

图 11.5 a) 骨盆分离试验筛查骶髂关节功能障碍

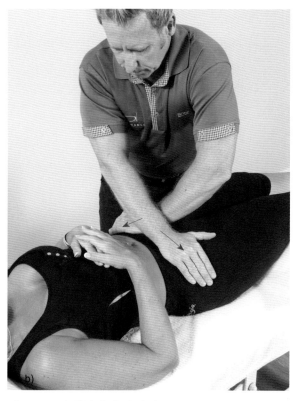

图 11.5 b) 骨盆分离试验的近视图

## 5. 盖斯林（Gaenslen）试验（床边试验）

患者取仰卧位，靠近床沿左侧。患者在指导下屈曲右侧髋关节，使右膝尽量靠近胸部，此时右侧髋骨向后旋转，左侧髋骨向前旋转。同时，这一特定动作还具有锁住骶髂关节的作用。治疗师将患者的左下肢滑向床沿之下，并在伸展的左腿上逐步向下施加压力，同时在右腿上施力（通过患者手部）促使髋关节屈曲，如图 11.6a、b 所示。

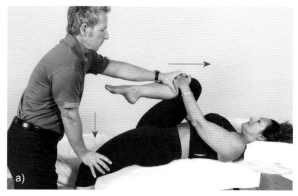

图 11.6 a) 盖斯林试验筛查骶髂关节功能障碍

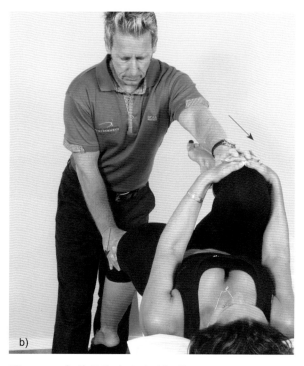

图 11.6 b) 盖斯林试验的近视图

# 12

骨盆的评估

当学会使用第 11 章推荐的 5 个激发试验来筛查骶髂关节后，你至少可以确定疼痛和功能障碍是否存在于骶髂关节内部。所以下一步要做的就是对骨盆进行评估。

本章将介绍的评估步骤，类似于我在牛津诊所工作时，对患者所采取的评估方案。然而，你不能期望一开始就严格遵循每个步骤，特别是在第一轮会诊的时候。你需要花费大量的时间来收集个人测试的所有信息，并从中提取出你所需要的有用信息，以便做出一份检查方案。

我相信，包括我自己在内的许多治疗师都可以在某一阶段对患者进行指导，但即便如此，充分了解患者的肌肉骨骼和生物力学机制仍会花费一定的治疗时间。所以我不会在初次会诊中实施本章节所演示的所有测试。并且一些特定的测试指标可能在第 2，甚至第 3 或第 4 次之后的会诊中更有意义。

我希望你们能够好好利用本书，并将本章作为要点反复阅读，尤其是当第一次接诊骨盆或腰椎病患的时候。我坚信，本书既能够促进你尝试着去理解这一让人着迷的领域，又能够教会你纠正任何形式的骨盆力线问题。这会对于你的工作有极大的帮助。

# 评定程序：第 1 部分

本节将会阐述下列评定试验。

- 骨盆平衡试验
- 主动直腿抬高试验
- 立位体前屈试验

- 后伸试验
- 坐位体前屈试验
- Stork 试验
- 髋关节伸展试验
- 腰椎侧弯试验
- 骨盆旋转试验

附录 1 表 A1.3 对确定患者在站立位下的位置标志十分有帮助。类似的，表 A1.4 可以用于记录临床上发现的任何类型的骨盆功能障碍。

## 骨盆平衡测试

患者站立位，对比如下体表标记的水平：髂嵴（后侧观），髂后上棘（PSIS），股骨大转子，腰椎，臀纹，腘窝横纹，腿、足和踝关节的位置（前/后侧观），骨盆顶部（前侧观），髂前上棘（ASIS），耻骨结节。

### 后面观

患者直立，使身体重心平均分布于两腿之间。检查者在患者身后取坐位或跪位，将双手放置在髂嵴上方来判断髂嵴连线是否处于水平位置，如图 12.1a、b 所示。

一般来说，右侧髋关节内旋（最常见）或骶髂关节向上滑动，多会导致右侧髋轻度高于对侧。需要注意，如果在解剖学上，左腿确实长于右腿（即真实性长短腿），那么即便右侧髋关节处于旋前位，右侧髂嵴仍然可能要低于对侧。然而，当患者在坐位或俯卧位时，由于腿长度偏差这一影响因素被去除，处于旋前位置的右侧髋骨会使右侧髂嵴高于对侧。

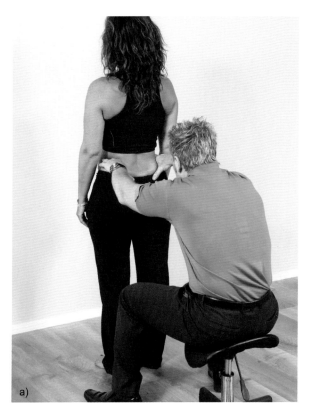

图 12.1　骨盆平衡试验：a）髂嵴的后面观，检查髂嵴的水平高度

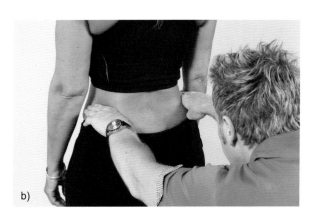

图 12.1　b）手位置的近视图

随后，检查者展开手掌，将拇指指腹垫于髂后上棘下方，从而判断双侧髂后上棘高度是否在同一水平，如图 12.1c 所示。

接下来，检查者将双手（多为指尖）对准两侧股骨大转子，再一次评估双侧股骨大转子高度是否一致，如图 12.1d 所示。检查者还需触诊患

者臀下皱褶部及坐骨结节以了解其对等性，如图 12.1e 所示。

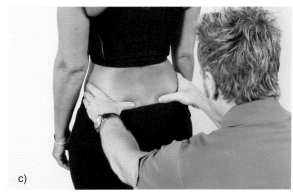

图 12.1　c）用双手触诊左右两侧髂后上棘的高度并进行比较

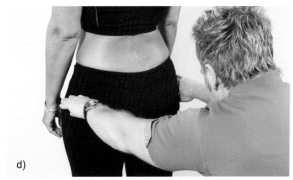

图 12.1　d）用手触诊评估股骨大转子的高度

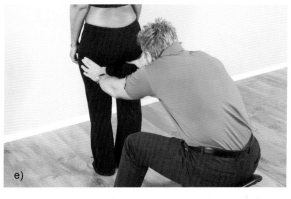

图 12.1　e）用手触诊臀部下褶皱及坐骨结节的高度

检查者还需要观察腰椎位置、臀纹，以及腘窝（膝部）褶皱是否存在不对称的情况，之后再观察双腿、足以及踝部的相对应位置。如图

12.1f 所示，尤其要仔细检查小腿的外旋（扁平足）、旋后（高弓足）或中立位（正常足弓）的情况（请回顾第 5 章关于下肢不等长内容）。

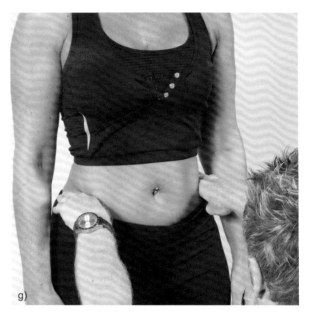

图 12.1　g）双手检查髂前上棘水平高度的前面观

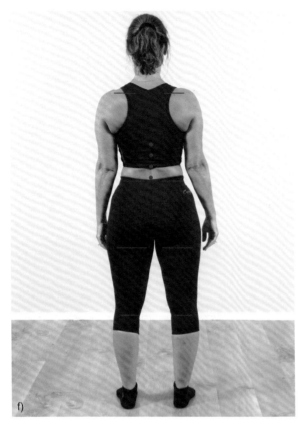

图 12.1　f）观察腰椎形态、臀纹、腘窝皮褶以及腿、足和踝的相对位置

### 前面观

患者直立面对检查者，身体重心平均分布于两腿之间。检查者根据需要坐于或跪于患者对面，将双手放置在髂嵴上方来判断骨盆两侧是否等高，如图 12.1g 所示。

检查者将双侧拇指指腹垫于髂前上棘下方，从而判断双侧髂前上棘高度是否在同一水平，如图 12.1h 所示。

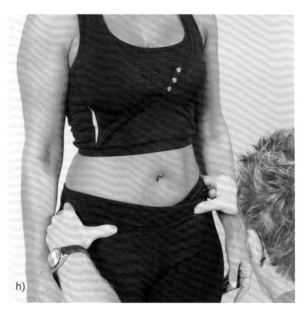

图 12.1　h）用双手检查双侧髂前上棘的高度并进行比较

治疗师触诊耻骨结节的高度 / 水平以确定其位置，如图 12.1i 所示。

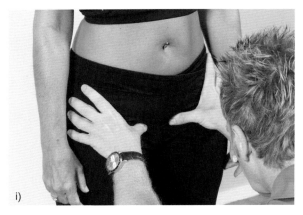

图 12.1 i）用双手触诊确定耻骨结节的高度

**注意**：通过观察，相对于左侧足（相对旋后），右侧常常表现为右腿呈轻微外旋，右足相对旋前的症状。若有以上发现，则表明右侧髋骨旋前的功能障碍，同时左侧髋骨旋后以代偿。若在对侧有以上发现，即左侧髋骨旋前，示右侧髋骨旋后的功能障碍（但不常见）。

若一侧的髂嵴或大转子位置较低，则表明该侧下肢在解剖学上较短；若股骨大转子在同一水平，但两侧髂嵴不对称，则表明存在骨盆功能障碍。

## 主动直腿抬高试验

Mens 等人（1999，2001，2002）已经确立了一个诊断骶髂关节功能障碍的试验，他们通过研究主动直腿抬高试验与有/无骨盆带参与的骨盆关节活动性之间的关系，发现该测试对诊断患者的骨盆带疼痛（PGP）的灵敏度和特异性都非常高，而且该测试还可用于区分健康者与骨盆带疼痛（PGP）的患者。

*测试程序*

嘱患者采取仰卧位，身体放松，一条腿从治疗床上抬起约 2.5cm，另一侧腿（对侧）重复该动作并回到初始侧（同侧），完成该过程 3～4 次，如图 12.2 所示。然后询问患者单腿抬高的动作是否加重了骶髂关节的症状，以及抬起哪一侧腿对症状的影响更大，或者是哪一侧的腿更难以从治疗床上抬起来。

髂肌和股直肌的收缩会引起髋骨旋前，从而完成腿部抬高运动。该动作可降低骶结节韧带的张力，并且减少形封闭的发生。髋骨的旋前可引起动态稳定性的激活减弱（力封闭）。

Mens 等人（1997）认为在仰卧位下，患者主动直腿抬高的能力下降与骨盆带活动性的异常增加有关。

在以下的评估过程中，我将添加六个有助于力封闭与形封闭形成的要点。先举个例子帮助理解：假设治疗师观察到患者直腿抬高时左腿感觉更沉，即右腿感觉较轻，则可以认为左腿情况较

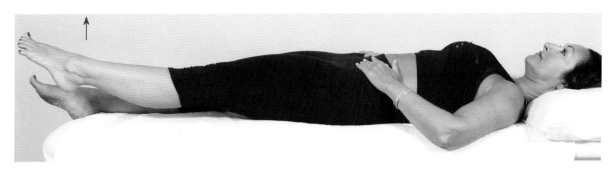

图 12.2 主动直腿抬高试验：患者交替抬腿，并说明哪条腿感觉更沉

严重。

Snijders 等人（1993a）发现，若局部和整体系统（内核心肌群与外核心肌群）可以正常工作，则执行右侧主动直腿抬高试验时腰骶椎与右侧骶髂关节的稳定性更好，能更有效地将负荷从脊柱传递至右腿。

六个要点分别如下。

1. 后斜侧链的右侧背阔肌对侧（对面）收缩增加了力封闭，如图 12.3 所示。右侧背阔肌在收缩的同时，抬起左腿应感觉较轻。

2. 右前斜侧链的收缩增加了形封闭，如图 12.4 所示。右侧斜肌收缩的同时，抬起左腿应感觉较轻。

3. 内核心肌群（腹横肌）的激活，增加了力封闭，如图 12.5 所示。腹横肌收缩的同时，抬起左腿应感觉较轻。

4. 右侧髋骨的旋后将减小力封闭，如图 12.6 所示。抬起左腿时应感觉较沉。

5. 左侧髋骨旋后可增加力封闭，如图 12.7 所示。抬起左腿时应感觉较轻。

6. 双侧同时压迫髋骨将增加力封闭，如图 12.8 所示。抬起左腿时应感觉较轻。

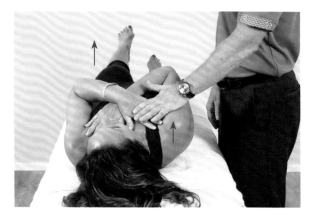

图 12.4　抬起左腿时激活前斜侧链

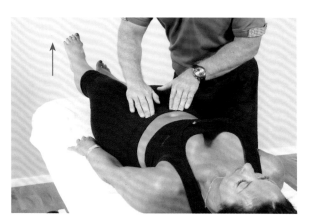

图 12.5　抬起左腿时激活内核心肌群

若没有腹部深层肌肉的支撑，髋屈肌（如髂肌）将向前牵拉髂骨，导致骶髂关节反点头。Mens 等（1999）证实，反点头出现在无负荷状

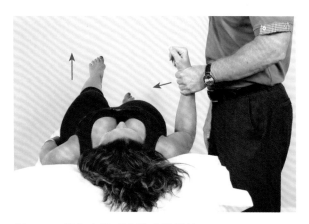

图 12.3　抬起左腿时激活后斜侧链

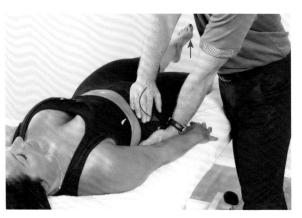

图 12.6　右侧髋骨旋后，同时抬起左腿

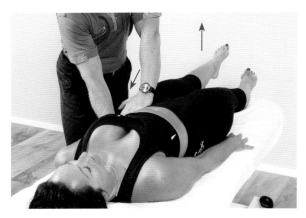

图 12.7　左侧髋骨旋后，同时抬起左腿

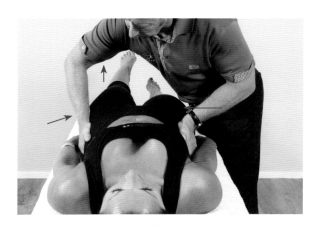

图 12.8　双侧同时压迫髋骨，并抬起左腿

况，如仰卧位。

Shadmehr（2012）认为，当患者存在骶髂关节疼痛，进行主动直腿抬高试验时，竖脊肌、臀中肌、股二头肌和腹外斜肌的张力都将减小。

## 立位体前屈试验（髂骶关节功能障碍）

第 2 章中已经介绍过，在躯干前屈过程中，左右髋骨和骨盆带作为一个整体在股骨上旋前。此时骶骨前屈，髋骨前旋至 60° 左右。这个关节活动度是正常的，因为后部结构（后斜肌、骶骨韧带、胸腰筋膜和腘绳肌）的紧绷会限制骶骨的旋转。骶骨的反点头会降低骶髂关节的稳定性。

腘绳肌的紧张和短缩是引起骶骨过度反点头和骶髂关节稳定性降低的主要原因。

### 测试程序

嘱患者自然站立，身体重心均匀分布在双脚。治疗师将手置于患者髋骨处，拇指指腹轻放在髂后上棘下方，如图 12.9 所示。

然后，治疗师要求患者尽可能地伸直膝关节，并向前缓慢屈曲躯干。治疗师的拇指指腹始终位于患者髂后上棘下方，并注意观察患者髋骨的运动，如图 12.10 所示。

脊柱向前屈曲引起骶骨的基部向前，从而导致骶髂关节的运动。髋骨向前旋转之前有一个自然的停顿，此时可感到左右髂后上棘缓慢向上（头部方向）抬高，如图 12.11 所示。

在脊柱屈曲时，如果看到一侧拇指向上移动（头部方向）的幅度大于另一侧，表示髋骨固定在该侧的骶骨上，如图 12.12 所示，被称为髂骶关节功能障碍。另一种说法是，髂骶关节在该侧过早锁定，导致该侧髂后上棘位置高于另一侧。

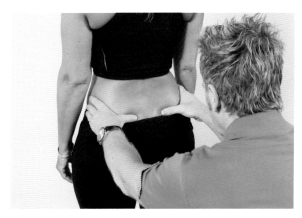

图 12.9　立位体前屈试验：治疗师将拇指放在髂后上棘下方

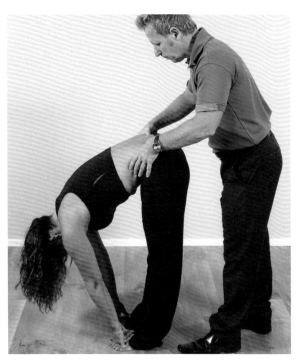

图 12.10 患者躯干向前屈曲时，治疗师用拇指进行触诊

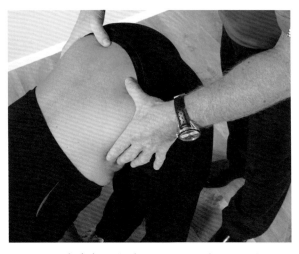

图 12.11 患者躯干向前屈曲时，治疗师用大拇指触诊时的近视图

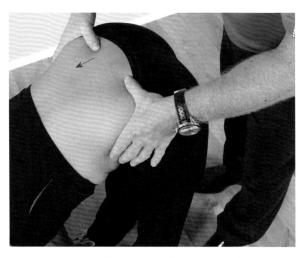

图 12.12 与对侧相比，右侧拇指处于较高（头部方向）位置，表明存在右侧髂骶关节功能障碍

于短缩和紧张的状态，右侧髂后上棘高于左侧；即左侧髋骨因腘绳肌短缩而活动受限。

此外，若同侧腰方肌短缩并处于紧张状态，也会出现假阳性结果，但是在同侧而非对侧。例如，若右侧髂后上棘高于左侧，右侧腰方肌短缩并处于紧张状态，会牵拉髋骨并限制其活动，如图 12.13 所示。

**注意：**立位体前屈试验并不能确定引起功能障碍的具体性状，如旋转、外倾或滑动，它仅说明髋骨固定于骶骨。在本章接下来的内容中，我们将通过进一步的检测和触诊来确定髂骶关节功能障碍的具体类型。在第 13 章中，我们将对患者常见的髂骶关节功能障碍进行矫正。目前来说，立位体前屈试验将作为临床检查的主要方法之一。

### 假阳性结果

若对侧腘绳肌收缩并维持在紧张状态，从而限制了该侧髋骨的活动，则会出现假阳性结果。例如：在立位体前屈试验中，由于左侧腘绳肌处

### 后伸试验

嘱患者自然站立，身体重心均匀分布在双脚。治疗师将手置于患者髋骨处，拇指指腹轻放

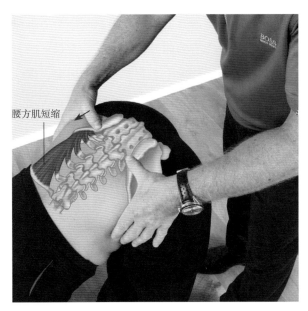

腰方肌短缩

图 12.13　右侧拇指的位置高于左侧，表明右侧腰方肌紧张度较高

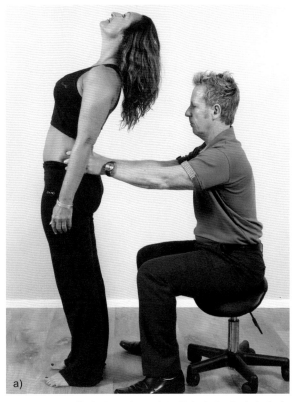

a)

图 12.14　后伸试验：a）治疗师将拇指指腹放在患者髂后上棘以下，并要求患者后仰

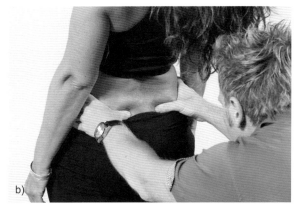

b)

图 12.14　b）患者后伸时，治疗师用大拇指触诊时的近视图

在髂后上棘下方。要求患者的躯干完全后伸，治疗师注意观察患者髋骨的运动，尤其要注意观察髂后上棘的运动。通常情况下，髂后上棘向下的运动幅度较小，如图 12.14a、b 所示。

后伸时，髋骨与骶骨始终保持相同的位置，因此拇指的位置不发生明显变化。然而，在后伸过程中为了保持骶髂关节的稳定性，可以看到和感觉到骶骨的轻微变形。

## 坐位体前屈试验（骶髂关节功能障碍）

在进行坐位体前屈试验之前，确定髂嵴的位置非常重要，如图 12.15a 所示。Schamberger（2013）提到坐位可能会显示出一些问题，是因为坐骨结节位置处于动态的变化：在前旋及上升一侧抬高，在后旋一侧下降。这还表明，右侧前旋或抬高时，易导致右坐骨结节离开坐位表面 1cm，额外的重量将由左侧坐骨结节承担。

### 姿势 1

嘱患者坐在治疗床的边缘，双脚平放于地面，或以较放松的姿势坐在治疗床上。治疗师将手置于患者髋骨处，拇指指腹轻轻地放在髂后上棘下方，如图 12.15b 所示。

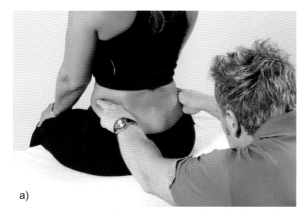

图 12.15 坐位体前屈试验：a）治疗师将手指放在髂嵴顶部以确定髂嵴的位置

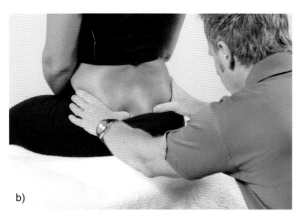

图 12.15 b）治疗师将拇指放在患者髂后上棘下方

治疗师要求患者的躯干缓慢向前屈曲，尽量将下颌靠近胸前，双手放在膝上作为支撑，如图 12.15c 所示。

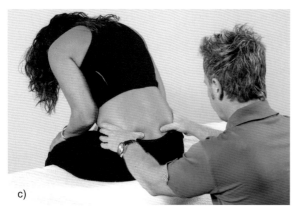

图 12.15 c）治疗师在患者向前屈曲时，用拇指进行触诊

治疗师观察髋骨的运动，重点关注髂后上棘的运动，若在患者前屈时，位于髂后上棘下的一侧的拇指比另一侧向上（头部）移动更多，则认为骶骨固定于该侧髋骨上，如图 12.15d 所示，称为单侧骶髂关节功能障碍。

**姿势 2**

患者处于中立位时，治疗师将拇指指腹从起始位置（髂后上棘下部）向骶骨顶端后侧移动，最终移动至骶骨下外侧角并确定其位置，如图 12.16a 所示。

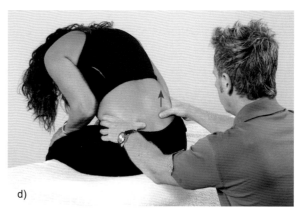

图 12.15 d）治疗师发现，他们的右拇指比左拇指向上（头部）移动更多，表明存在右侧骶髂关节（SIJ）功能障碍

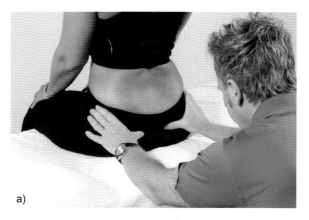

图 12.16 a）治疗师将拇指放在骶骨顶端并观察骶骨下外侧角（ILA）的相对位置

需要注意的是，两侧骶骨下外侧角（ILA）的不对称可以作为评估骶髂关节功能障碍的一部分。随后，治疗师要求患者前屈，观察骶骨下外侧角（ILA）的运动 / 位置，如图 12.16b 所示。

**注意：**坐位体前屈试验并不能确定骶髂关节功能障碍的具体类型，通过本试验仅能辨别相对于哪一侧骶骨固定于髋骨上。试验采用坐姿，因此消除了腿部和骨盆活动对骶骨的影响，有助于鉴别骶髂关节的固定情况。（然而，需要注意的是，如果腰方肌短缩并处于持续紧张状态，该侧有可能出现假阳性结果。）

### 髂骶关节或骶髂关节

在立位体前屈试验和坐位体前屈试验中，治疗师将大拇指置于髂后上棘下方，若右拇指移动的幅度大于左拇指，即左拇指的位置低于右拇指，表明右侧同时存在髂骶关节（iliosacral）功能障碍和骶髂关节（sacroiliac）功能障碍。若仅在立位体前屈试验中发现右拇指移动的幅度高于左拇指，则存在右侧髂骶关节功能障碍。若仅在坐位体前屈试验中发现右拇指移动的幅度高于左拇指，则存在右侧骶髂关节功能障碍。

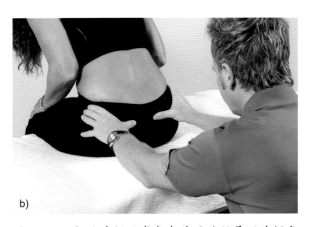

b)

图 12.16　b）治疗师观察患者前屈时骶骨下外侧角（ILA）的相对位置

## Stork 试验（单腿）

Stork 试验由两部分组成：上极和下极。

### 测试 1：上极

患者站立，治疗师坐或跪在患者身后。治疗师将左手置于患者左侧髋骨顶端，左手拇指指腹放在髂后上棘下部，右手放在右边的髋骨上，且右拇指的位置与 S2 保持水平（与髂后上棘的位置相一致），如图 12.17 所示。

要求患者抬起左髋至完全屈曲，至少要高于髋关节水平面。治疗师左手保持与左侧髋骨的接触并观察其活动。相对于仍然位于 S2 水平的右手拇指，位于髂后上棘的左手拇指会感觉到髂后上棘产生了向后、向内和向下的旋转（向远端），如图 12.18a、b 所示。

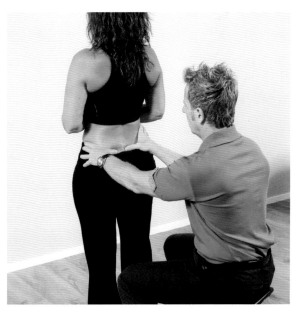

图 12.17　Stork 试验——上极：治疗师将左手拇指放在髂后上棘下部，右手拇指放在与 S2 齐平的位置上

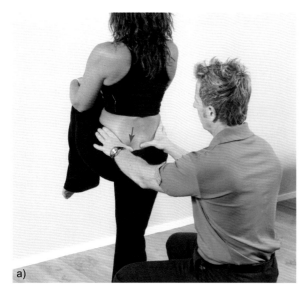

图 12.18　a）患者屈曲髋关节，治疗师观察患者髋骨的运动

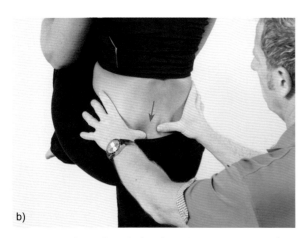

图 12.18　b）治疗师的手和拇指分别接触髂后上棘和 S2 的近视图

**注意：**虽然还未得到研究证实，但我们认为 Stork 试验可表明髋骨在骶骨上向后旋转的能力。过去与我交谈过的大多数治疗师都说，当他们进行 Stork 试验时，只是在寻找前面描述的某种运动（拇指向下的运动），如果运动不论何种方式原因受到限制，就会出现髂骶关节功能障碍。并且本试验仅能表明测试中呈现阳性的一侧存在髂骶关节功能障碍，但无法确定髂骶关节功

能障碍的类型。

如果进行立位体前屈试验和 Stork 试验时，在同一侧出现阳性反应，则表明存在髂骶关节功能障碍。本章接下来的测试可用于确认髂骶关节功能障碍的具体类型，对侧的测试可作为对照。如图 12.19a、b 所示，当无法观察到位于髂后上棘上的拇指向后、向内及向下移动时，试验结果为阳性。

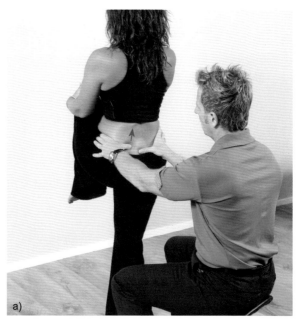

图 12.19　a）髋骨的运动发生改变，表明存在功能障碍

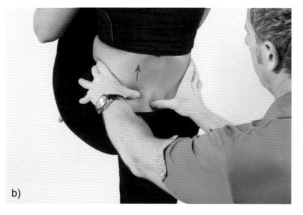

图 12.19　b）左侧髋骨运动发生改变的近视图

## 测试 2：下极

患者站立，治疗师坐或者跪在患者身后。治疗师将左手置于患者左侧髋骨顶端，左手拇指放在髂后下棘下部，右手置于患者右侧髋骨上，右手拇指放在与 S4 齐平（靠近骶管裂孔）的位置上，如图 12.20 所示。

要求患者抬起左髋至完全屈曲，至少要高于髋关节水平面。治疗师左手保持与左侧髋骨的接触并观察其活动。相对于仍然位于 S4 水平的右手拇指，位于髂后下棘的左手拇指会感觉到髂后下棘产生了向前、向外的旋转，如图 12.21 所示。

如图 12.22 所示，当无法观察到位于髂后下棘上的拇指移动或向上移动时，试验结果为阳性。

**注意：** Stork 试验的上下极测试对髂骶关节或骶髂关节的运动变化较为敏感。若上极测试为阳性，则存在骶髂关节向后扭转的功能障碍。若下极测试为阳性，则存在骶髂关节向前扭转的功能障碍。由于目前相关的研究还十分有限，因

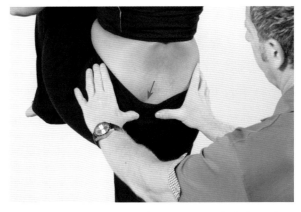

图 12.21　患者屈曲髋关节，治疗师观察患者髋骨向前、向外的运动

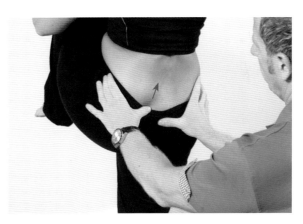

图 12.22　髋骨的运动发生改变，表明存在功能障碍

此，通过以上测试证明骶髂关节功能障碍较为困难。但是，这些测试有助于治疗师得到重要的触诊反馈，对进行全面诊断以及制订后续治疗计划都十分有益。

## 髋关节伸展试验

患者站立，治疗师坐或者跪在患者身后。治疗师将右手置于患者右侧髋骨顶端，右手拇指放在同侧髂后上棘下部。左手置于患者左侧髋骨处，左手拇指放在与 S2 齐平的位置上，如图 12.17 所示。

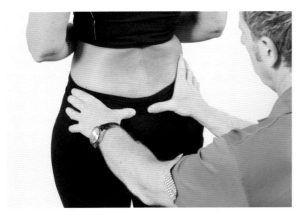

图 12.20　Stork 试验——下极：治疗师将他们的左手拇指放在髂后下棘下部，右手拇指放在与 S4 齐平的位置上

要求患者在舒适的情况下，尽可能高地抬起右髋至完全伸展。治疗师手放在右侧髋骨处并观察其活动。相对于仍位于 S2 水平位的左手拇指，位于右手拇指的髂后上棘会感受到髋骨向上、向外的旋转，如图 12.23 所示。这表明，与对侧（相对侧）进行比较，髋骨有相对于骶骨向前旋转的能力。

当无法观察到位于拇指的髂后上棘向上或向外移动时，试验结果为阳性，如图 12.24 所示。

### 腰椎侧弯试验

患者自然站立，双脚与肩同宽。治疗师坐或者跪在患者身后。治疗师将手置于患者髂嵴顶

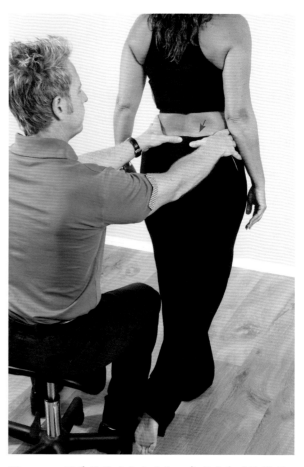

图 12.24　髋骨的运动发生改变，表明存在功能障碍

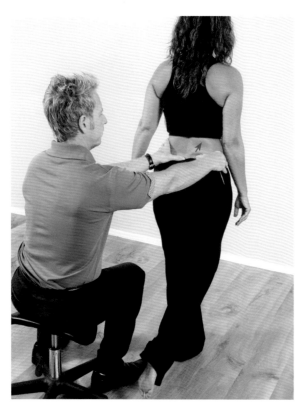

图 12.23　髋关节伸展试验：患者伸展髋关节，治疗师的右拇指置于髂后上棘下部，感受髋骨向上、向外的运动

端，拇指指腹放在同侧髂后上棘后部。嘱患者在舒适的情况下尽可能向左侧弯（并保持脊柱不向前弯曲），治疗师可以观察到腰椎呈平滑的"C"型曲线和丰隆的竖脊肌（此案例中为右侧），由于脊柱力学的Ⅰ型中立位机制的特点，隆起侧在侧屈的对侧，如图 12.25a 所示。

如图 12.25b 所示，若观察到腰椎侧弯的凹侧面（侧弯同侧）较为膨隆，或腰椎曲度变直，则说明试验结果为阳性。这些阳性结果表明存在非中立性的脊柱力学功能障碍（Ⅱ型）。

**注意：** 治疗师在观察腰椎曲线的同时，还应了解髂后上棘的触诊结果。正常情况下，躯干向

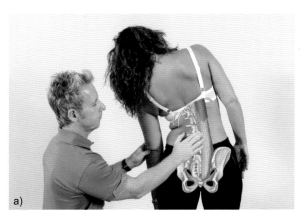

图 12.25　腰椎侧弯试验：a）患者向左侧屈则右侧竖脊肌隆起

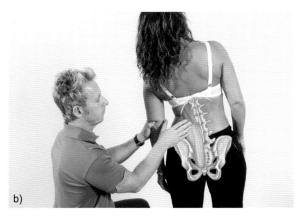

图 12.25　b）患者向左侧弯时，左侧竖脊肌膨隆（同侧）

右侧弯的运动将导致腰椎左旋，并将通过中立位脊柱力学（Ⅰ型）作用于骶骨使其向相反方向右旋。

简单来说，若患者的腰骶运动正常，当腰椎向右侧弯时，在中立脊柱力学（Ⅰ型）的作用下，会引起向左旋转，并且骶骨也会产生反向旋转，即向左侧屈向右旋转。而骶骨的这一运动可通过置于右侧髂后上棘的右手拇指来感知。

### 骨盆旋转试验

当治疗师以直立位评估患者时，通常认为骨盆处于不对称的位置。如果患者出现典型的旋转不对位综合征，你可能会注意到骨盆在逆时针（左）方向旋转，以右侧髋骨旋前和左侧髋骨旋后时最为常见，如图 12.26a 所示，一般说来旋转的度数比另一侧增加 5°～10°；如图 12.26b 所示，治疗师要求患者躯干向右旋转，患者大约旋转至 45°；如图 12.26c 所示，治疗师要求患者躯干向左旋转，患者大约旋转至 35°。

在上述例子中，躯干右旋角度之所以大于左旋角度（尽管骨盆由于功能障碍轻微向左旋转），在于髋骨最开始就处在一个旋后的位置上（由于功能障碍模式）。这一基础体位使得左侧髋骨在旋前至关节活动度的末端时，可以取得相较于正常的起始位更大的活动度。这一原理也同样适用于右侧髋骨，它最开始位于旋前位置上，在旋后（顺时针方向）过程中所能达到的关节活

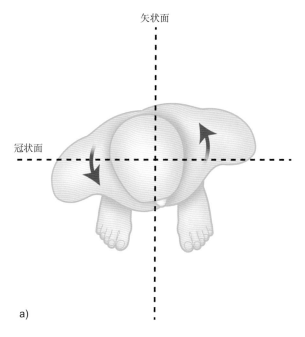

图 12.26　骨盆旋转试验：a）典型的旋转不良综合征——右侧髋骨向前旋转，左侧髋骨代偿性地向后旋转

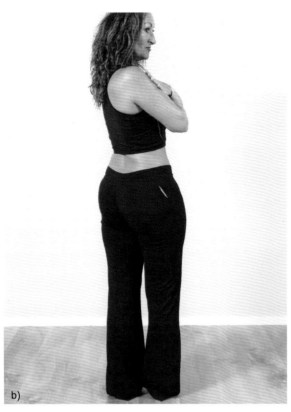

b)

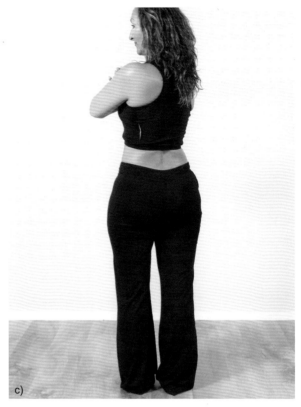

c)

图 12.26　b）治疗师要求患者躯干向右旋转（顺时针方向），旋转角度大约为 45°

图 12.26　c）治疗师要求患者躯干向左旋转（逆时针方向），旋转角度大约为 35°

动度比从正常位置开始更大。

　　Schamberger（2013）认为，由于骶骨的楔入，左侧髋骨略向内，右侧髋骨略向外，因此骨盆向右侧旋转（顺时针方向）的角度更大。

　　**注意**：若骨盆处于中立位，没有明显的不对称／旋转（与上例相反），可以判断躯干向左侧（逆时针方向）的旋转角度等于向右侧（顺时针方向）旋转的角度。

# 评估程序：第 2 部分

## 触诊评估——患者俯卧位

　　在此标准评估部分当中，我们按照如下所述

来进行操作，就能够发现解剖学标志的不对称。评估时患者俯卧于床上。治疗师立于患者的一侧以优势眼观察以下部位的水平状态：臀沟、坐骨结节、骶结节韧带、骶骨下外侧角、髂后上棘、骶骨沟、第 5 腰椎、髂嵴、股骨大转子。附录一的表 A1.5 俯卧触诊评估表对治疗师记录不对称信息有一定的价值。

### 臀沟和坐骨结节

　　首先，观察臀沟水平，然后轻轻触碰以明确位置。如图 12.27 所示，从臀沟向头部方向移动拇指直到碰触坐骨结节。拇指水平抵于坐骨结节下，记录该水平位置。

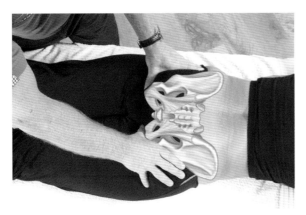

图 12.27　臀沟和坐骨结节对称性触诊

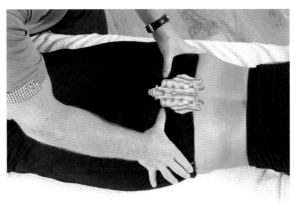

图 12.29　骶骨下外侧角对称性触诊

### 骶结节韧带

触诊坐骨结节后，如图 12.28 所示以拇指向中间及头部方向定位直到找到骶结节韧带。轻触韧带以感受有无过紧或过度松弛的情况，这与骶髂或髂骶功能障碍密切相关。

### 骶骨下外侧角

接着，轻触坐骨结节，沿骶结节韧带向其近心端移动，即可轻易找到 ILA。换言之，先定位骶管裂孔，然后触诊该区域侧面大约 2cm 处，即 ILA 标志。如图 12.29 所示将拇指平垫于 ILA 后方检查其是否存在不对称。

### 髂后上棘

确定 ILA 的位置后，向头侧移动拇指直到接触到两侧体表骨性标志——髂后上棘，如图 12.30a。观察两侧拇指位置，记录其不对称性。

### 髂嵴

沿髂后上棘，如图 12.30b 所示以手指轻触嵴顶就能明确髂嵴位置及其水平。

### 骶骨沟

骶骨沟通常位于两侧骶骨底部与相应髂骨连接处。俯卧时可看到相当于骶骨沟处的浅凹。这

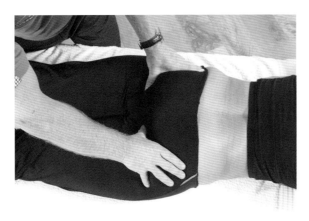

图 12.28　骶结节韧带触诊

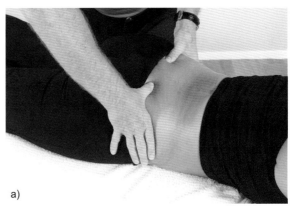

a)

图 12.30　a）髂后上棘对称性触诊

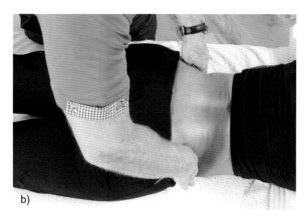

图 12.30　b）髂嵴对称性触诊

左右两个浅凹也被称为维纳斯酒窝。于髂后上棘处，拇指以 45° 角缓慢指向 L5 和 S1 的连接处，直至接触到骶骨底部。在确定适合位置前最好先待相关局部组织稳定后再触摸定位。骶骨沟深度（在骶骨底部和 PSIS 之间）通常为 0.4 ~ 0.6 英寸（1.0 ~ 1.5cm），但通常情况下因为骶骨上覆盖有软组织的原因，所以实际上是会更低一点的。正常情况下，如图 12.31 所示，骶骨沟或骶骨底部，拇指触诊两侧是对等、同水平的。

### 骶旋转

试想触诊骶骨沟时拇指的不对称感，如右拇指在骶骨底部按压（触诊）深一些，左拇指浅一些。这表明可能较深的右侧骶骨底向前（旋转或下垂），而较浅的左侧骶骨底向后（反向旋转或上抬）。如图 12.32 所示，不论如何，骶骨都被"旋转"到左侧。

在 Jordan（2006）年《骶髂关节力学再现》（*Sacroiliac Joint Mechanics Revisited*）一文中，提及通过区域触诊确定骶骨沟深度的研究。临床医生提出触诊骶骨沟以检查骶骨沟的相对深度，但该相对深度并不能反映骶骨的位置。确切而言，因为多裂肌的厚度，即使是瘦小的患者也会影响到骶骨位置的判断。此外，多裂肌表面覆盖着腰骶部筋膜，这是一层很厚的胶原结缔组织，常因坚硬感而被错认为骨骼。如一侧的多裂肌较另一侧过度收缩，就会产生较大的横断面，骶骨沟自然变浅。

谨记，骶骨沟触诊只是整个评估过程的一部分。我们可以把评估过程想象成七巧板，而骶骨沟的触诊只是其中的一块，就像前面提过的一样，还有许多其他板块，所以不要只局限于一部分。

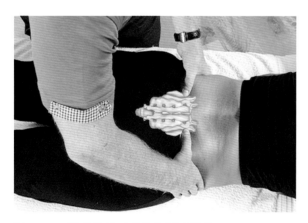

图 12.31　骶骨沟的对称性和深度触诊

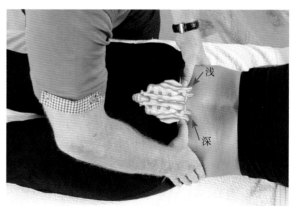

浅

深

图 12.32　骶骨沟对称性触诊——图例中右拇指深，左拇指浅

在讨论骶骨沟相对深度时，必须考虑髋骨的位置。举个例子，如果右侧骶骨沟触诊较浅，即表明右侧髋骨有向前的旋转（髂骶功能障碍的常见表现）。另一类型的旋转错位就会有相反的发现，如果骶骨沟触诊在右侧更深，则相当于右侧髋骨向后旋转（较不常见表现）。

最常见的错位情况是旋转，较典型的是右前侧旋转，也就是相对髋骨的左后方旋转。此时，即使骶骨处在一个相对正中的位置，骶骨沟深度触诊依然可发现右拇指触诊较浅，左拇指触诊较深。这个案例是髋骨（髂骶）结构功能紊乱，但却有一种骶骨右旋的印象（即使并不是右旋），主要因为左侧髋骨后旋导致左侧的骶骨沟触诊更深。

在第 2 章和第 4 章中我们知道骶骨具有侧弯并伴有旋转的耦合运动，即步行周期中体重可从一条腿转移到另一条腿，重心的改变会使骶骨出现侧弯伴旋转的运动。骶骨运动符合第一定律，侧弯与旋转的方向相反，称为运动扭转。例如，如果左骶基底在后方，骶骨就是向左旋转或向左扭转，同时向右侧屈。当患者处于正中位（俯卧位）时触摸骶骨底及 ILA，若发现骶骨底和 ILA 不对称，就可以确定患者存在功能障碍，以及骶髂关节缺乏灵活性。

在此提一个问题：你是如何确定固定侧的？好吧，你已在一定程度上回答了这个问题，但并未真正理解其内涵。为什么？因为此前已完成了坐位体前屈测试，该特殊 SIJ 测试可检出功能障碍的一侧。如，坐位体前屈测试左侧阳性（左拇指头侧滑动较右拇指明显）；再者触诊左侧骶骨沟，左侧的拇指会较右拇指进一步陷入（即左侧触诊较深）。那么，我们就知道骶骨须处于左前

的位置，因为它已经旋转向右侧，侧弯向左侧，即右 – 右骶骨扭转（见图 12.33）

另一种情况：虽然坐位体前屈测试得出左侧为阳性表现，但左侧骶骨沟触诊变浅而不是变深。所幸的是，我们现在知道骶骨左侧为后仰，即骶骨向左旋转并向右侧屈。如图 12.34 所示，左 – 右骶骨扭转（左侧骶骨向后扭转）。

### 后／向后（反向旋转）：固定的骶骨扭转

继续骶扭转的进一步评估。通过患者简单地向后和向前弯曲躯干来确定或评估骶骨功能障碍／扭转的情况，以确定骶骨沟深度的变化。

现在我们继续讨论上一个例子，即在中立位姿势时左侧骶骨底部向后的情况。中立位时让患者向前屈曲躯干，骶骨功能障碍历经出现再到消失（测试者拇指在一个水平位）。然后让患者做后弯试验（Sphinx 试验），骶骨旋转加剧，此时

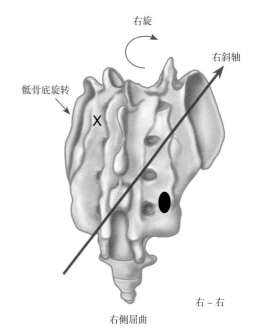

图 12.33　右 – 右前骶骨扭转；X 表示前或深，● 表示后或浅

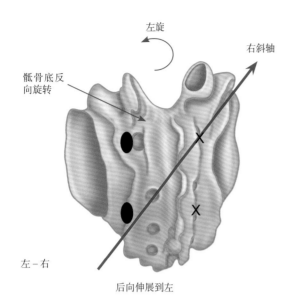

图 12.34 左 - 右后骶骨扭转；X 表示前或深，● 表示后或浅

骶骨底部位置错位更严重，即在骶骨左侧的拇指触诊较浅（或右侧骶骨沟触诊更深）。这就可以确定左侧骶骨底部被固定在后方，也就是之前提及的左 - 右骶骨扭转。为什么呢？让我们想一下。我们让患者后伸他们的腰椎，双侧骶骨就会向前旋转（可理解为腰椎的相对运动）。如果左侧骶骨被固定在后方 / 向后位置，那么就意味着左侧将不能向前旋转（到前方），所以它一定是固定在一个反向旋转的位置（向后扭转的骶骨）。换言之，后仰时左侧骶骨底部在后方固定的位置；但右侧骶骨底部会更靠向前方，因为患者后仰时会让旋转加剧。

当患者前屈时，左侧固定在后方（左侧反向旋转），同时右侧骶骨继续向后旋转（右侧反向旋转），骶骨沟也将在同一水平，以至于旋转看起来没有表现。

### Sphinx 试验 / 躯干伸展

Sphinx（斯芬克司）试验要求患者按照指示做出动作，以确定骶骨后扭转的存在。测试时患者俯卧在床上，治疗师立于患者旁边，将拇指或示指直接置于患者左右骶骨底部，以优势眼观察骨盆。

试验较为简单，测试时让患者抬起其手肘[也就是一种类似狮身人面像（Sphinx）的姿势]，状若阅读。如果骶骨向后扭转存在，那么骶骨沟就会不对称（触诊较浅的一侧骶骨在后方）。如图 12.35 所示，如果骶骨沟是左侧较浅，那就是左 - 右骶扭转（或者右侧骶骨沟会深一些）；同理，如果右侧骶骨沟较浅，那么就是右 - 左骶骨扭转（或左侧骶骨沟更深一些）。

**注意：** Sphinx 试验时，若骶骨沟变浅或变正常（在一个水平），就是骶骨向前扭转。向前扭转既可能是右 - 右骶骨扭转，也可能是左 - 左骶骨扭转（也可称为骶前固定功能障碍）。

### 腰椎前屈试验

继续左 - 右骶骨扭转的案例（左侧骶骨后仰固定）。当患者摆出 Sphinx 试验姿势时，标记骶骨沟平面，然后让患者做脊柱向前弯曲的动作（腰椎前屈）。如图 12.36a 所示案例，其左侧骶骨固定在后方，右侧骶骨可正常向后旋转（后

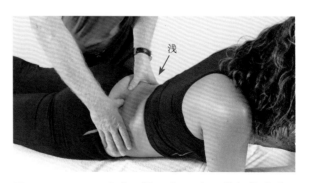

图 12.35 Sphinx 试验：提示左 - 右骶骨扭转（图例显示左拇指触诊较浅）

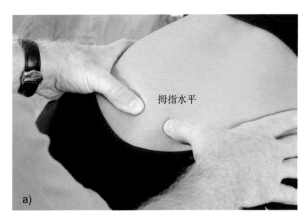

图 12.36　a）腰椎前屈试验：提示左 – 右（后／向后）骶骨扭转（两拇指变成水平位置）

仰），这样两侧的骶骨沟处于一个水平面，以至于骶骨旋转看起来像没有发生。

如果你倾向于让患者俯卧位下前屈腰椎，而不是在坐位下进行，那么可让患者跪坐于足跟处，双臂向前伸展，如图 12.36b 所示。

### （向）前固定的骶骨功能障碍

再看另一个骶骨前扭转的案例。患者取俯卧位，正中位姿势触诊，左侧骶骨沟会更深一些，此外，坐位体前屈试验中患者的左侧也为阳性表现。据此，我们几乎可以认定患者存在右 –

右骶骨向前扭转。令患者躯干前屈，以拇指轻触其骶骨沟就能确认该问题。如图 12.37 所示，患者在这个体位下左侧骶骨底部会更深，在后仰时（Sphinx 试验）两侧骶骨沟会在同一水平（图 12.38）。

这意味着之前提到的相反情况是存在的：个体会有左侧骶骨向前旋转固定（右 – 右骶骨扭转）。为什么呢？因为当患者前屈躯干时，其左侧骶骨底部仍固定在前方位置，而右侧骶骨底部正常地向后旋转（后仰），这会令旋转看起来更明显（左侧拇指触诊更深）。当患者后仰

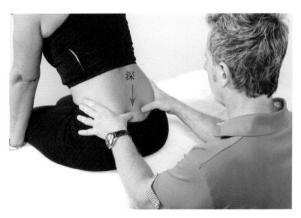

图 12.37　前屈试验，提示右 – 右（前／向前）骶骨扭转（左拇指触诊更深）

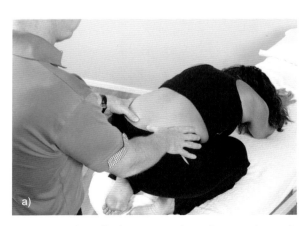

图 12.36　b）腰椎前屈试验：提示左 – 右（后／向后）骶骨扭转（两拇指变成水平位置）

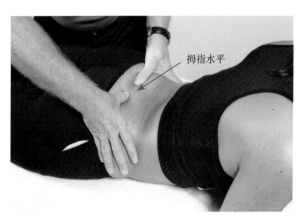

图 12.38　Sphinx 试验：提示右 – 右（前／向前）骶骨扭转（两拇指触诊在同一水平）

时，左侧骶骨底部仍固定在前方，而右侧骶骨底部正常地向前旋转，因此看起来骶骨旋转障碍像是消失了一般，且两侧骶骨沟触诊也在同一水平。

### 腰椎（L5）

#### *Spring 试验*

患者俯卧于床上，治疗师面向患者。观察以下体位状态下的腰椎：平背（屈曲体位）、增强脊柱前凸（伸展体位）、自然中立体位。如果患者相对平背姿势，表明腰椎处于前屈位，骶骨处于后仰位。如果患者脊柱前凸，表明患者腰椎处于伸展位，骶骨在相应的前屈位。如图 12.39 所示，在观察腰椎和骶骨位置后，治疗师将其惯用手置于第 5 腰椎棘突处，向床面施加柔和且稳定的压力。

阳性表现为在第 5 腰椎处施加压力时，可感受到坚实的阻力感，且下方的组织没有弹力。这种阻力感提示第 5 腰椎固定于前屈位。结果提示两侧骶骨都反向旋转或存在一侧骶骨后 / 向后扭转（左 - 右或右 - 左）。

如果 Spring 试验结果为阴性（在试验中可

能会出现的运动，如弹起）且腰椎前凸增加（曲度增加），即提示存在双侧骶骨旋转或单侧骶骨前 / 向前扭转（左 - 左或右 - 右）。

**注意：**如果患者处于自然中立姿势，Spring 试验也可能为阴性，因为腰椎本身就有其生理曲度。

#### *第 5 腰椎姿势——自然中立位*

定位骶骨底位置，并将拇指指向第 5 腰椎棘突水平可检查受试者有无潜在的骶骨扭转。从第 5 腰椎棘突位置横移拇指，距棘突 1~1.4 英寸（2.5~3cm），此时拇指应与相应的左右横突在一条直线上，以便确定 L5 的位置。如图 12.40a、b 所示，如果右侧触诊更浅，说明该案例的 L5 向一侧旋转（右侧）。

但回顾第 6 章：若 L5 向右旋转，其实我们并不知道是 L5/S1 的左侧关节突关节固定在闭合位置还是右侧的固定在打开位置。正如我在第 6 章已经解释的那样，此时还需要让患者做一些特定的动作如躯干伸展和屈曲运动来确定 L5/S1 关节突关节的位置。

**注意：**一般而言，L5 的位置很大程度取决

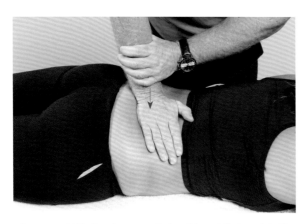

图 12.39　腰椎（L5）Spring 试验：提示骶骨后 / 前扭转

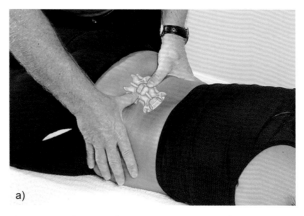

a)

图 12.40　a）L5 触诊：右侧较浅，提示第 5 腰椎向右旋转

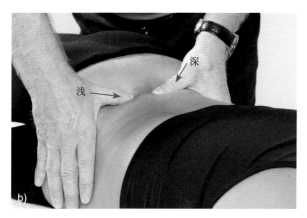

图 12.40　b）L5 位置的近观图，右侧较浅

于骶骨底部的位置。在之前讨论过的章节里，4 种骶骨扭转位置中，L5 的位置各不相同。

在之前提到的左 – 左或右 – 右骶骨运动为正常的骶骨生理运动，符合步行周期中腰椎的脊柱力学第 I 定律（侧屈与旋转方向相反）。但如下所示，如果骶骨被固定于向前 / 向下（例 1~2）或向后 / 上抬的（例 3~4）扭转的位置，再通过自然代偿，腰椎以某种形式改变了它的位置，这样就可能符合脊柱力学的第 II 定律，即侧屈与旋转方向相同（无论是伸展位还是屈曲位）。

### 例 1

左 – 左骶骨扭转会使 L5 符合脊柱力学第 I 定律，即右旋时伴有向左侧屈。若为慢性骶骨功能障碍，那么骶骨位置改变也导致 L5 位置为 ERS(R)，即 L5/S1 的右侧关节突关节是闭合的。

为什么？因为 L5 椎体的运动（向右）与骶骨向下运动（向左）相反，即 L5 处于伸展、侧屈及向右旋转，也就是 ERS(R)。简单地说，骶骨旋向左前方，L5 则旋向右后方。腰椎右旋是骶骨左旋的脊柱力学第 I 定律的一部分。但若骶骨前扭转，腰椎曲度增加，那么 L5 椎体就不得不符合脊柱力学第 II 定律，随后发展至 ERS(R)。

### 例 2

右 – 右骶骨扭转会使 L5 处于 ERS(L)，即 L5/S1 的左侧关节突关节是闭合的。

由于 L5 的运动与骶骨运动相反，因此椎体处于 ERS(L) 位置。为什么呢？简而言之，若骶骨旋向右前方，那么意味着 L5 就会旋向左后方。

### 例 3

左 – 右骶骨扭转会使 L5 处于 FRS(R) 位置，即 L5/S1 的左侧关节突关节是打开的（记住，是旋转一侧的对面）。

L5 运动与骶骨运动相反，所以腰椎处于 FRS(R) 位置。为什么呢？简而言之，若骶骨旋向左后方（反向旋转），那么 L5 则旋向右前方。

### 例 4

右 – 左骶骨扭转会使 L5 处于 FRS(L) 位置，即右侧 L5/S1 关节突关节是打开的（记住，是旋转一侧的对面）。

L5 的运动与骶骨运动相反，所以腰椎处于 FRS(L) 位置。为什么呢？简而言之，若骶骨旋向右后方（反向旋转），那么 L5 旋向左前方。

### 以上规则的例外情况

请回顾我们在第 6 章中讨论过的 L5 运动方向与骶骨扭转方向相同脊柱力学情况。例如，我们在慢性腰椎功能障碍患者中发现骶骨与 L5 一起旋向右侧。另外，骶骨与 L5 一起旋向左侧也是有可能的。之前（第 10 章）提及的例子里，主要是因为患者的腰椎功能障碍导致骶骨与腰椎旋向同侧，因此腰椎功能障碍应首先予以解决。

### 髂嵴——后面观

检查者将双手置于患者髂嵴顶端，并标记相关位置。如图 12.41 所示，如果髂嵴水平较高，提示腰方肌短缩，骨盆旋转或髂骶上移。

### 股骨大转子

如图 12.42 所示，触诊髂嵴后，将手直接移至股骨大转子，检查两侧是否处于同一水平。

## 触诊评估——患者仰卧位

患者仰卧于床上，治疗师立于患者身旁，以优势眼观察以下标志的水平。附录 1 中表 A1.6 可用来记录仰卧位触诊评估中发现的任何非对称情况。

- 髂前上棘（ASLS）
- 髂嵴
- 耻骨结节
- 腹股沟韧带
- 内踝

### 髂前上棘

如图 12.43 所示，先观察髂前上棘水平，然后触诊髂前上棘的顶端以确定其位置。

### 髂嵴——前面观

如图 12.44 所示，将手从髂前上棘位置移到髂嵴，检查其位置。

### 耻骨结节和腹股沟韧带

检查前令患者放松，并告知检查过程中要做什么（征得其同意）。检查时以掌根轻触腹部，慢慢下移直至感受到耻骨结节。如图 12.45a 所示，将拇指指端或示指置于耻骨结节顶端（耻骨

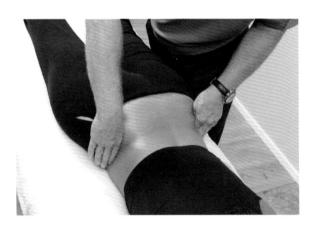

图 12.41　髂嵴触诊，右侧较高

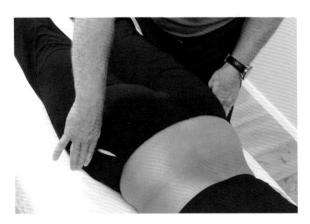

图 12.42　股骨大转子触诊

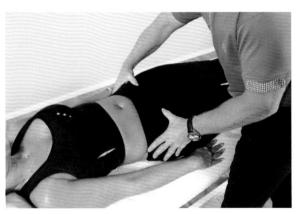

图 12.43　髂前上棘触诊

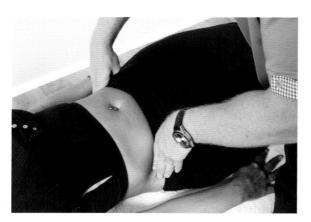

图 12.44　髂嵴触诊

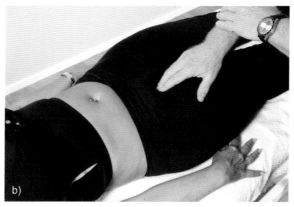

图 12.45　b）腹股沟韧带触诊

联合）以检查其位置。比较两侧耻骨结节，若一侧处于较前或较上位置则为阳性表现。

触及左右耻骨结节后，横移拇指定位至腹股沟韧带——连接耻骨结节和髂前上棘。如图 12.45b 所示，腹股沟韧带软组织摸起来较硬也为阳性表现。

### 内踝（腿长）

检查腿长前，握住患者小腿令其屈膝 90°，然后如图 12.46a 所示骨盆抬离床面 2~3 次（令骨盆在一个水平面上），再伸腿。紧接着如图 12.46b 所示握住患者足踝，拇指置于内踝处，确认下肢是否变长、变短，还是一样长。

### 仰卧位到长坐位测试（回到仰卧位）

该测试目的是为明确骶髂关节与假性或真实的腿长差异的相关性。治疗师比较患者仰卧位时内踝位置，检查是否存在差异。如图 12.46c 所示，患者仰卧位时，左侧内踝较短，右侧内踝较长。

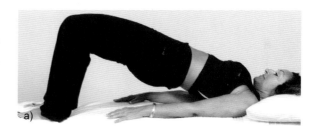

图 12.46　a）患者将骨盆抬离床面 2~3 次，注意骨盆是否在一个水平面上

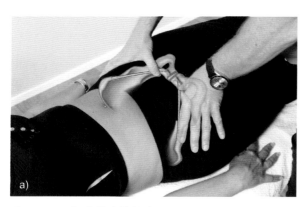

图 12.45　a）耻骨结节触诊

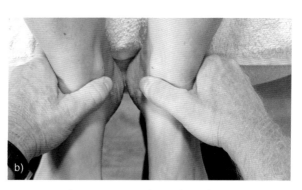

图 12.46　b）内踝的位置（腿长）触诊

令患者保持双腿伸展坐起。如图 12.46d 所示，再次比较内踝的位置，看是否有变化。如果左侧髋骨旋后，显得较短的腿将随着其坐起变长。如果右侧髋骨旋前，显得较长的腿在坐起中将会变短。

从长坐位测试看，要求患者躺下是有意义的，方便自仰卧位起始观察内踝在活动中发生了什么变化。如果发现在长坐位下右腿比左腿短，而在仰卧位下右腿比左腿长，那么即可确定右侧髋骨旋前和左侧髋骨旋后。

Schamberger（2013）提出记忆这一过程

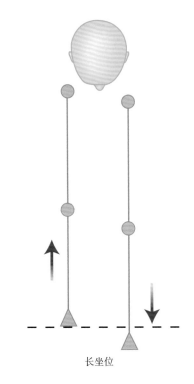

d) 长坐位

图 12.46　d）仰卧位到长坐位测试后观察内踝位置（腿长）；右腿显得较短且左腿较长，提示髋骨右侧旋和左侧旋后

的 5L 法则，与一侧的髋骨旋前有关："Leg Lengthens Lying, Landmarks Lower"（卧位时腿变长，骨性标志变低）。在此，我们回顾一下思维过程。Schamberger（2013)称之为坐 – 卧试验，而不是仰卧位 – 长坐位测试。虽然他所说的是一回事，但过程恰好相反。他从观察患者长坐位内踝开始，记录位置，当患者躺回到仰卧位时检查一侧踝关节是否变得更长。如图 12.46e 所示，如果发现右侧足踝变得更长（与左侧相比），则右侧更可能被固定在旋前位置（回想下 5L 法则），并伴有补偿性的左髋骨旋后。

### 真性腿长差异

如图 12.46f 所示，如果存在真性腿长差异，右侧腿在仰卧位和长坐位下都会显得更长。

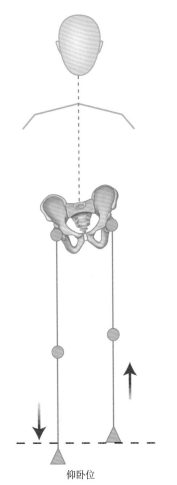

c) 仰卧位

图 12.46　c）患者仰卧位，似乎左侧内踝较短，右侧内踝较长

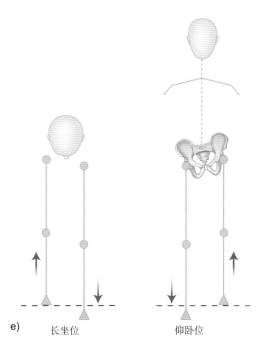

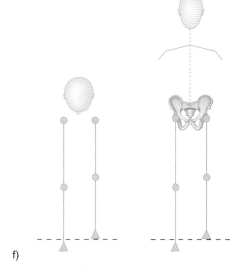

e)

长坐位　　　　仰卧位

图 12.46　e）观察内踝位置；右侧腿在长坐位时显得较短，但在仰卧位变得更长，提示右侧髋骨旋前

f)

图 12.46　f）观察内踝位置；在长坐位和仰卧位下右腿显得更长，提示右腿真性腿长

通常，骨盆骨性标志在腿更长的一侧都会更高些，但这种情况仅限于站立位；如下图所示，坐位或卧位时骨盆骨性标志处于同一水平。

### 上移

如图 12.46g 所示，右侧髋骨上移意味着仰卧位时右侧腿较短，在长坐位姿势时也较短。观察发现右侧骨盆的骨性标志与左侧相比都是偏上的，提示可能存在右侧髂骶上移。

### 外倾／内倾

当患者存在外倾或内倾式髂骶功能障碍时，仰卧位或长坐位下内踝位置没有差别。

以上演示的测试可帮助区分真性长短腿和骶髂／髂骶功能障碍。仰卧位－长坐位－仰卧位测试有价值的原因是在仰卧位时，髋臼相对坐骨结节在前面，从仰卧位到长坐位时，骨盆向前倾斜但在坐骨结节枢轴上转动。若无功能障碍，则两

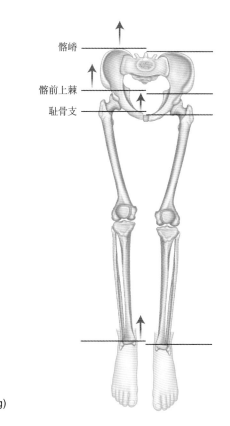

髂嵴

髂前上棘

耻骨支

g)

图 12.46　g）观察内踝位置可见右侧上移，仰卧位和长坐位下右腿均较短

腿等长。若存在旋转功能障碍，骨盆仅依靠一侧而非作为一个整体移动，因此腿看起来会变长或变短。

Schamberger（2013）提到，在长坐位-仰卧位测试中如腿长度变化则可作为证明存在"旋转失调"的指标，且有助于区分解剖性（真性）长短腿和髋骨向上移位，但并不能排除同时存在解剖性长短腿或髋骨向上移位，或两者皆有。该测试提供了确定患者哪一侧已经向前或向后旋转的简便方法。

图片有点混淆，在实际检查中较复杂。Schamberger（2013）也说过，即使知道哪侧髂嵴在站立时更高对预测在长坐位或仰卧位下哪条腿更长并没有帮助，也不能帮助明确哪一侧存在"旋前"或"向上移位"。

事实上，从长坐位到仰卧位有 0.8~1.6 英寸（2~4cm）的差异也是可以被逆转的。通过矫正，大多数人的双腿都可以变成相等的长度！

Armour、Scott（1981）和 Schamberger（2002）证实，经调整后仅有 6%~12% 的人存在相差 0.2 英寸（5mm）以上的解剖性（真性）长短腿。

# 骨盆带功能障碍

一些学者指出，骨盆带复合体至少存在 14 种不同的可能性功能障碍。髂骶关节、骶髂关节和耻骨联合关节三个区域都有可能存在肌肉骨骼功能障碍，并可能同时出现。

## 髂骶功能障碍（固定）

可能存在以下六种髂骶功能障碍或固定类型，表 12.1 和 12.2 总结了六种髂骶功能障碍类型的所有具体评估和触诊发现。

- 髋骨旋前
- 髋骨旋后
- （受到）上方剪力——上移
- （受到）下方剪力——下移
- 髋骨外倾
- 髋骨内倾

表 12.1　髂骶功能障碍——左侧

| 功能障碍 | 左侧 | 立位体前屈试验 | 内踝 | 髂前上棘 | 髂后上棘 | 骶骨沟 | 坐骨结节 | 骶结节韧带 |
|---|---|---|---|---|---|---|---|---|
| 旋前 | 左 | 左 | 左侧长 | 下方 | 上方 | 左侧浅 | 上方 | 左侧松 |
| 旋后 | 左 | 左 | 左侧短 | 上方 | 下方 | 左侧深 | 下方 | 左侧紧 |
| 外倾 | 左 | 左 | 无改变 | 左外侧 | 左内侧 | 左侧窄 | 无改变 | 无改变 |
| 内倾 | 左 | 左 | 无改变 | 左内侧 | 左外侧 | 左侧宽 | 无改变 | 无改变 |
| 上移 | 左 | 左 | 左侧短 | 左侧高 | 左侧高 | 无改变 | 上方 | 左侧松 |
| 下移 | 左 | 左 | 左侧长 | 左侧低 | 左侧低 | 无改变 | 下方 | 左侧紧 |

表 12.2　髂骶功能障碍——右侧

| 功能障碍 | 右侧 | 立位体前屈试验 | 内踝 | 髂前上棘 | 髂后上棘 | 骶骨沟 | 坐骨结节 | 骶结节韧带 |
|---|---|---|---|---|---|---|---|---|
| 旋前 | 右 | 右 | 右侧长 | 下方 | 上方 | 右侧浅 | 上方 | 右侧松 |
| 旋后 | 右 | 右 | 右侧短 | 上方 | 下方 | 右侧深 | 下方 | 右侧紧 |
| 外倾 | 右 | 右 | 无改变 | 右外侧 | 右内侧 | 右侧窄 | 无改变 | 无改变 |
| 内倾 | 右 | 右 | 无改变 | 右内侧 | 右外侧 | 右侧宽 | 无改变 | 无改变 |
| 上移 | 右 | 右 | 右侧短 | 右侧高 | 右侧高 | 无改变 | 上方 | 右侧松 |
| 下移 | 右 | 右 | 右侧长 | 右侧低 | 右侧低 | 无改变 | 下方 | 右侧紧 |

**髋骨旋前 / 旋后**

当我到世界各地举办课程讲座时，总会用到骨盆旋前、旋后等术语，通常认为这是髋骨常见的功能障碍类型。目前，我们明确将这种旋转归类为髂骶（而非骶髂）功能障碍，因为是髋骨相对于骶骨旋转。

表 12.1 和 12.2 表明旋前和旋后会改变 ASIS（髂前上棘）、PSIS（髂后上棘）和内踝（腿长）位置。最早通过立位体前屈试验和其他一些测试确认这些髂骶功能障碍类型。例如，立位体前屈试验触诊显示左侧阳性，即与之相比左侧 ASIA 在上、左侧 PSIS 在下、左侧内踝（腿长）较短，表明患者存在髋骨左后旋。如图 12.47 所示，这种功能障碍被归类为左髂骶旋后。另外，如图 12.48 所示，如果立位体前屈试验右侧呈阳性，但右侧 ASIS 在下、PSIS 在上且右侧内踝（腿长）较长，则表明存在右髂骶旋前。

我们设想一下患者最常见的表现：右侧髋骨旋前和左侧髋骨代偿性旋后，此时右侧骶髂关节如图 12.49a 所示为锁定状态。由图可见：①右侧耻骨下移（尾侧）；②骶骨绕左斜轴（L–on–L）左旋代偿旋转失调；③腰椎向左侧旋凸起代偿。

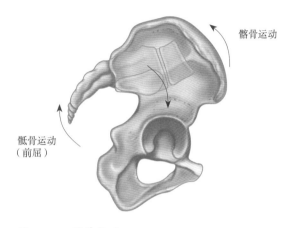

图 12.47　髋骨旋后

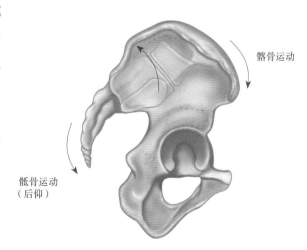

图 12.48　髋骨旋前

在图 12.49b 中，可见最常见的右髋骨旋前和代偿性左后旋表现，图中患者体前屈双手可以无障碍地超出脚趾，但如图 12.49c 所示，患者

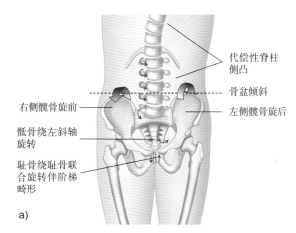

代偿性脊柱侧凸

骨盆倾斜

右侧髋骨旋前

左侧髋骨旋后

骶骨绕左斜轴旋转

耻骨绕耻骨联合旋转伴阶梯畸形

a)

图 12.49　a）常见旋转失调综合征——右旋前和左后旋；代偿由耻骨联合关节下移、骶骨绕左斜轴（L-on-L）左旋及腰椎左旋脊柱侧凸来代偿旋转失调

明显无法触及脚趾。

图 12.49d 调整治疗后功能改善（第 13 章）。患者左侧受限原因为左髋骨锁定于旋后位，但完成前屈（如图所示）需要髋骨向前的运动。第 13 章中表明纠正右侧髋骨旋前，而非左侧髋骨旋后，将有助于左侧代偿（旋后）恢复中立位。

### 案例分析

在阅读 Schamberger（2013）关于生物力线紊乱综合征的一书时，令我感兴趣的是作者是位非常健康的马拉松选手，但曾遭受持续多年的右

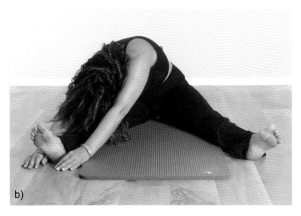

b)

图 12.49　b）患者可正常触及右侧脚趾

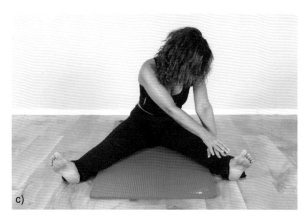

c)

图 12.49　c）患者无法触及左侧脚趾

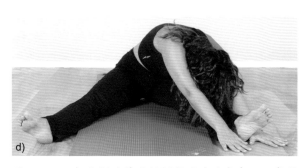

d)

图 12.49　d）右侧髋骨旋转调整治疗后患者可正常触及左侧脚趾

足跟痛。他的踝足都处于过度旋前的位置，尤其是右脚。他曾经试用过矫形器，但是问题并未得到纠正。每次跑步时，疼痛都会影响到足跟着地和蹬离，而且他开始注意到右腿肌肉有萎缩，甚至右大腿肌肉（特别是股四头肌）痛。他也曾尝试后跟疼痛区域注射局部麻醉剂，但并未得到任何哪怕是短暂的缓解。

随着时间的推移，足后跟疼痛也在持续。一次，作者参加了一个医疗会议，其中有位讲者提及骶结节和骶棘韧带引致的腿部（尤其是足后跟）疼痛，如图 12.49e 所示。当天下午，Schamberger 接受了整骨医生的检查，注意到他力线的失调，且其右侧的髋骨已旋前。整骨医生使用 MET 矫正技术（第 13 章）纠正了其右侧

髋骨的旋前。操作非常简单，由于重新调整了力线，足跟痛奇迹般地完全消失了。甚至当天晚上他就跑了 12 英里（20km），多年来第一次在大腿和足跟都无痛情况下跑完全程。

### （受到）上 / 下方剪力——上移 / 下移

髂骶上移（上方剪力，也称为髋骨剪切）功能障碍通常与某种类型的创伤或事故有关：如车祸，或楼梯跌落并以一侧坐骨结节着地，或从高处（如马上）跌落，或可能是跑步或行走时踩空。甚至有人认为，从地面搬重物时腰方肌的拉伤也有可能造成髂骶上移。

Williams 和 Warwick（1980）发现，SIJ（骶髂关节）通常可有髋骨相对骶骨的向上（头侧）和向下（尾侧）2°微动。患有慢性背部疼痛和盆腔疼痛的患者中这样的功能障碍不太常见

（10% ~ 20%，而髋骨旋转约为 80%）。这种类型的功能障碍需要通过治疗来纠正，因为患者很难自我纠正（对此，一个非常有效的治疗方案将在第 13 章中演示）。

初始诊断源自立位体前屈试验。如图 12.50a 所示，试验中阳性一侧，髂前上棘、髂后上棘、髂嵴和耻骨的解剖标志（在耻骨联合处触诊可能存在 0.08 ~ 0.12 英寸或 2 ~ 3mm 的阶梯畸形）以及坐骨结节等解剖标志都看起来比对侧稍高。在较高（功能障碍）的一侧，骶结节韧带松弛，内踝（腿长）似乎较短。

髋骨上移可与旋转（前）和（或）外倾 / 内倾共存，这意味着一些触诊标志可被"掩盖"，因此，如图 12.50b 所示，上移并不明显。这种类型的功能障碍是可能存在的，特别是当损伤持续时，相应的膝关节处于伸直位而髋并不处于自然中立位，由此可能导致髋骨的旋转及上移。

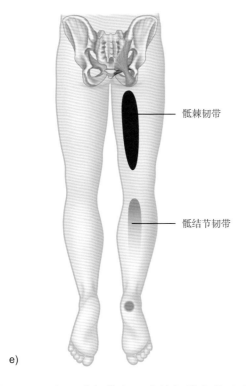

e)

图 12.49 e）骶棘韧带和骶结节韧带介导的疼痛模式，尤其是足跟骨区域

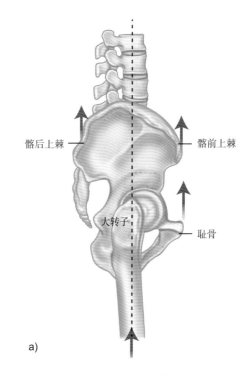

a)

图 12.50 a）髋骨上移（受上方剪力）

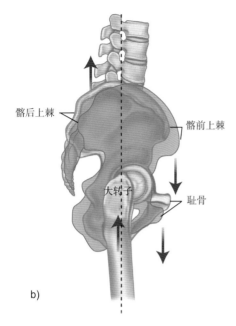

b)

图 12.50　b）由于髋骨旋前，上移被"掩盖"

Schamberger（2013）根据经验发现站立位或坐位时骨盆高的一侧并不与上移的一侧对应。例如，有站立位、坐位和俯卧位时，右侧髂嵴均处于高位，但左髋骨上移者；卧位时，左髂嵴处于高位，而右髂嵴通常在站立位和坐位却较高。这些发现提示髋骨上移可能与骨盆的旋转有关。换言之，如果有人在这种情况下出现右侧上移，与右旋前和左旋后相结合，那么某些解剖学标志可能会改变：如耻骨联合关节的阶梯畸形消失，与对侧相比髂前上棘变得水平，右侧的髂后上棘与左侧相比更加突出。Schamberger 说，纠正旋转失调将揭示潜在的右侧上移，骨盆右侧所有解剖标志都会相应高于左侧。

如果怀疑患者有髂骶下移（受到下方剪力），初步诊断可通过立位体前屈试验发现：测试阳性一侧与对侧相比，髂前上棘、髂后上棘、髂嵴和坐骨结节等解剖学标志将在尾部或下方。

如图 12.51 所示，在低侧（功能不良侧），骶结节韧带会较紧，内踝（腿长）看起来更长些。

在步行时这种类型的功能障碍往往会自我矫正。从逻辑上思考，如果右侧疑似下移，当重量放在右腿上时，骨盆的右侧背部会被自然推到中立位置，因此，通常不需要治疗干预。

### 髋骨外倾 / 内倾

外倾和内倾分别指的是髋骨向外和向内的运动。通常认为外倾与髋骨的旋前相结合，而内倾与旋后相结合，这是因为髋骨在步行周期以及躯干前屈时执行这种特定类型的旋转运动。

DonTigny（2007）指出，骶髂关节功能障碍主要是由于髋骨的旋前和相对于骶骨的外倾所引起的。旋转发生在骶骨相对于髂骨的旋后和骶骨下垂。根据 Kapandji（1974）的研究，直立位躯干前屈 50°～60°时，骶骨下垂，髂骨旋前并外倾。

触诊 ASIS 时，对髋骨两侧骨性标志进行对称性检查，如果发现任何不对称，请记下。如果双

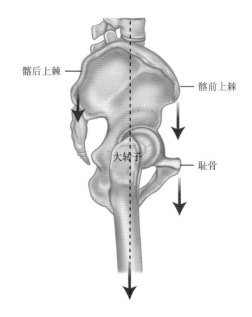

图 12.51　髋骨下移（受下方剪力）

侧存在差异，想象有一条沿着身体中心穿过肚脐的直线，比较两侧拇指距脐中心线的距离。如图12.52a 所示，如果置于患者右侧髂前上棘的左拇指比对侧离脐更远，那么患者可能存在内倾或外倾。

那如何判断功能障碍类型？是的，你已猜到正确答案——立位体前屈试验和 Stork 试验。如果这两个测试都是阳性结果，如图 12.52b 所示，在患者右侧可发现髂骶外倾；相反，如图12.52c 所示，立位体前屈试验和 Stork 试验左侧为阳性，则可以认为髂骶内倾。

DeStefano（2011）有个有意思的解释，摘

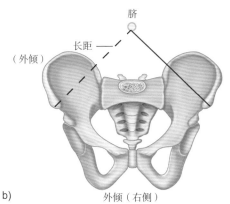

图 12.52　a）触诊评估髂前上棘至脐距离，检查外倾 / 内倾情况

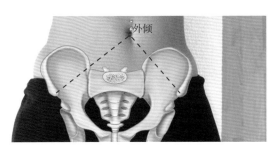

图 12.52　b）髂骶关节髋骨外倾

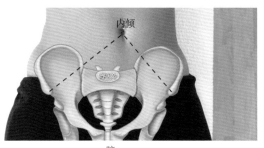

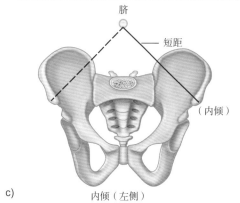

c)

图 12.52　c）髂骶关节髋骨内倾

要如下：

"外倾和内倾这两种功能障碍都很少见，只有在骶骨侧凸和髂骨侧凹关系与相对于 S2 的凸凹关系改变的骶髂关节中才会发现。且只有在矫正现有的髋骨旋转功能障碍后才能诊断出来。"

## 骶髂关节功能障碍

骶髂关节可能的功能障碍。

- 左 - 左向前骶骨扭转
- 右 - 右向前骶骨扭转
- 左 - 右向后骶骨扭转
- 右 - 左向后骶骨扭转
- 双侧骶骨旋转
- 骶骨反向旋转

表 12.3、12.4 和 12.5 总结了所有的骶骨扭转和骶骨功能障碍的具体检查和触诊发现。

#### 表 12.3　骶骨向前扭转（正常生理动作）

| | 左 – 左骶骨扭转（向前旋转） | 右 – 右骶骨扭转（向前旋转） |
|---|---|---|
| 深骶骨沟 | 右 | 左 |
| 浅骶骨沟 | 左 | 右 |
| 骶骨下外侧角后部 | 左 | 右 |
| 第 5 腰椎旋转 | 右侧——伸展、旋转、侧弯（右） | 左侧——伸展、旋转、侧弯（左） |
| 坐位体前屈试验 | 右 | 左 |
| Spring 试验 | 阴性 | 阴性 |
| Sphinx 试验 | 骶骨沟水平 | 骶骨沟水平 |
| 腰椎屈曲测试 | 右侧骶骨沟深 | 左侧骶骨沟深 |
| 腰椎前凸 | 增加 | 增加 |
| 内踝（腿长） | 左侧短 | 右侧短 |

#### 表 12.4　骶骨向后扭转（非生理性动作）

| | 左 – 右骶扭转（向后 / 后仰） | 右 – 左骶扭转（向后 / 后仰） |
|---|---|---|
| 深骶骨沟 | 右 | 左 |
| 浅骶骨沟 | 左 | 右 |
| 骶骨下侧角后面 | 左 | 右 |
| 第 5 腰椎旋转 | 右侧屈曲、旋转、侧弯（右） | 左侧屈曲、旋转、侧弯（左） |
| 坐位体前屈试验 | 左 | 右 |
| Spring 试验 | 阳性 | 阳性 |
| Sphinx 试验 | 左侧骶骨沟浅（右侧骶骨沟深） | 右侧骶骨沟浅（左侧骶骨沟深） |
| 腰椎屈曲测试 | 骶骨沟水平 | 骶骨沟水平 |
| 腰椎前凸 | 减少 | 减少 |
| 内踝（腿长） | 左侧短 | 右侧短 |

#### 表 12.5　双侧骶骨旋转和反向旋转

| | 双侧骶骨旋转（向前） | 双侧骶骨反向旋转（向后） |
|---|---|---|
| 立位体前屈试验 | 阴性 | 阴性 |
| 坐位体前屈测试 | 双侧阳性 | 双侧阳性 |
| Stork 试验 | 双侧都阳性 | 双侧都阳性 |
| 骶骨底 | 左侧和右侧前面 | 左侧和右侧后面 |
| 骶骨下侧角 | 左侧和右侧后面 | 左侧和右侧前面 |
| Spring 试验 | 阴性 | 阳性 |
| 腰椎前凸 | 增加 | 减少 |
| 内踝（腿长） | 相等 | 相等 |

简单回顾一下，在本书这个阶段，应已知道骶髂关节功能障碍可以由骨盆（髋骨）影响骶骨，也可以由骶骨影响骨盆（髋骨）。如果骨盆固定于骶髂关节上（如前几章所述），称为髂骶功能障碍；如果骶骨固定在骨盆上，则称为骶髂关节功能障碍。

我们来看看能否找到一个与我已经解释过的不同的（希望会更简单的）骶骨扭转。患者取俯卧位，最好处于中立位，检查者的拇指置于其左右骶骨沟内。此时，右拇指较浅，而左拇指较深，这意味着什么？ 在解释前先考虑下，骶骨底部的右侧在后方，右旋，而左侧在前方，但也是右旋。如果骶骨基部在中立位旋转，则必然引起功能障碍：右侧固定在后方（反向旋转）或左侧（较深）固定在前方（旋转）。

### 如何判定固定

患者继续俯卧位，检查者拇指置于两侧骶骨沟上，嘱患者向后弯（类似阅读姿势，提升以肘部支撑），然后向前弯曲（要求患者向后倾斜骨盆或进行腰椎屈曲试验）。如果向后弯曲时（右拇指变浅，左拇指变深）旋转增加（变差），然后看到旋转在向前弯曲位消失，则右侧被固定在后部位置并向右旋，如右－左骶骨扭转。这是因为当要求患者向后弯曲时，骶骨必须能够向前移动，但这并不能实现。因此，右侧固定的骶骨变成了一个固定的枢轴点，因为右侧骶骨底部固定于后侧，所以无法完成向前的运动，所以旋转看起来更严重些。使用这些类型的后部固定，腰椎前凸减少（背部变平），并且 L5 Spring 试验当施加压力时触诊可感觉到坚实的稳定感（阳性）。

另一种情况则是左骶骨底部固定在前位（前屈）。继续嘱患者进行向后弯曲和向前弯曲的运动。但向前弯曲令旋转增加，而向后弯曲使得骶骨底部水平。这是因为前弯运动中，左侧骶骨底部固定在前方，因此不能向后移动，由此成为一个枢轴点。但当患者的右骶骨底部向后移动时，旋转变得更糟。这种功能障碍称为右－右骶骨扭转。使用这些类型前部固定，腰椎前凸增加，L5 Spring 试验，当施加压力时触诊可感觉到弹性（阴性）。

**注意：** 确定哪一侧是固定的简单经验法则，即如果患者向后弯曲时骶骨旋转增加，则骶骨旋转向（浅侧）的一侧是固定在后侧的一侧。功能障碍为左－右骶骨扭转或右－左骶骨扭转的骶骨后仰扭转。

然而，如果患者仍处于后倾位置，骶骨旋转变得水平（似乎消失），那么与旋转侧相反的一侧（回想骶骨沟的中性测试）是固定在前的一侧。称为右－右骶骨扭转或左－左骶骨扭转的骶骨屈曲扭转。

我更接受 DeStefano（2011）的解释，其中包含骶骨扭转的陈述如下："前弯令前向扭转变得不对称，但在后弯时变得对称。后向扭转则相反，在后弯时变得更不对称，而在前弯时变得对称。"

### 双侧骶骨旋转 / 反向旋转

我已将双侧骶骨旋转（向前）和双侧骶骨反向旋转（向后）留到后面讨论，因为不常发生，且经常容易被忽略。大部分初步测试（如立位体前屈试验）都是阴性的，且骶骨底部和骶骨下侧角连线也是水平的；但若 Stork 试验表现为双侧限制，则对整体诊断有所价值。这些骶骨功能障碍通常与 L5 有关。如果骶骨是双侧旋转的话，则会引起 L5 处于伸展位置。而如果骶骨是双侧反向旋转，则 L5 保持在屈曲位置。其结果将是腰椎前凸曲度的改变和腰椎 Spring 试验的阳性或阴性结果。

## 耻骨联合功能障碍

一些学者论述了耻骨联合功能障碍（SPD），并归结为耻骨上或耻骨下的问题。在此，重点关注：耻骨上，耻骨下。

表 12.6 和 12.7 总结了 SPD（耻骨联合功能障碍）的所有具体测试和触诊结果。

表 12.6　耻骨联合功能障碍——左侧

|  | 耻骨向上 | 耻骨向下 |
| --- | --- | --- |
| 立位体前屈试验 | 左 | 左 |
| 耻骨结节 | 上 | 下 |
| 腹股沟韧带 | 触诊压痛 | 触诊压痛 |

表 12.7　耻骨联合功能障碍——右侧

|  | 耻骨向上 | 耻骨向下 |
| --- | --- | --- |
| 立位体前屈试验 | 右 | 右 |
| 耻骨结节 | 上 | 下 |
| 腹股沟韧带 | 触诊压痛 | 触诊压痛 |

说实话，我觉得骨盆带（耻骨联合）区域可能评估最少，因此也较少被干预，这在我处理自己的患者时也是如此。我想说的是，有些治疗师可能更倾向于关注疼痛区域，而没有意识到有时问题可能源自其他不同区域。回想起 Ida Rolf 博士的精辟之语："疼痛在，而问题不在。"这与在 SPJ 内寻找功能障碍的情况相比，再贴切不过了。

### 案例分析

Gordon Bosworth 是一名优秀的物理治疗师，也是我的朋友。他在我早期的整骨研究中给予我指导。我记得 Gordon 曾评估过一名年轻男性奥林匹克（雪橇）运动员，该运动员被诊断为长收肌的典型腹股沟拉伤，队医建议使用类固醇注射治疗。

但患者决定不注射，而是去球队的物理治疗师处就诊（Gordon）。我当时就在现场看着患者接受评估（与本章提到的类似）。Gordon 认为这名患者右侧髂骶功能障碍，并使用了我在第 13 章中展示的技术纠正了这种功能障碍。然后，我看着他评估患者的耻骨联合（SPJ）并检视功能障碍，再通过对 SPJ 使用特定的 MET 技术来纠正底层问题（在第 13 章中也有过解释）。调整之后，他对内收肌进行抗阻试验来复测疼痛区域，令我吃惊的是，患者的痛苦已然消失。从那一刻起，我知道需要更多的关注这个 SPJ（耻骨联合关节），因为它有可能是解决整体问题的关键。

当试图确定功能障碍的一侧时，首先要做的就是立位体前屈试验。所以，假如左侧立位体前屈试验左侧是阳性，即存在功能障碍，且在左侧。其次，是骨性标志触诊。如果触诊耻骨结节区域，并与对侧相比处于头向 / 上位水平，即知存在耻骨上问题（只有立位体前屈试验在该侧为阳性的情况下）。然后，通过腹股沟韧带的压痛触诊进一步证实诊断。

## 如何确定存在哪些功能障碍

在所有展示的测试中，最关键的是立位和坐位前屈测试。因为这些测试能具体提示身体的哪一侧存在功能障碍。如果患者立位体前屈时左侧髂后上棘比右侧活动更远，提示左侧髂骶关节功能障碍或耻骨联合功能障碍。但如果立位体前屈试验为阴性（即当患者向前弯曲时，测试者双侧拇指对称性移动），而坐位前屈试验左侧的拇指比右侧更向头端移动，提示骶髂关节功能障碍存在左侧。

就现实的功能障碍而言，立位和坐位体前屈测试实际上并没有告诉我们什么是错误的，测试只提供了一些有关功能障碍存在于哪一侧的必要信息。因此，一开始的时候，治疗立位 / 坐位体前屈测试中的阳性侧有一定的道理。随着检查的进行，我们发现存在问题的一侧可能并不是患者出现症状那一侧。疼痛侧有可能是做所有动作（活动性增高）并补偿固定（低可动性）的那一侧。

作为回顾（我希望能够帮助你准确理解我试图解释清楚的内容），让我们回想一下上一段所说的。通常，如果立位体前屈试验左侧为阳性，功能障碍存在于同一侧，提示髂骶关节甚至是耻骨联合功能障碍。这个试验是帮助我们确定功能障碍并制定治疗计划的过程的一部分。但如果坐位体前屈试验为阳性，则提示测试侧骶髂关节功能障碍，而不是髂骶关节功能障碍或耻骨联合功能障碍。如果稍微复杂点，可以同时进行，可能得到阳性结果是立位体前屈试验左侧阳性（髂骶关节 / 耻骨功能障碍）和坐位体前屈试验右侧阳性（骶髂关节功能障碍）。

但不幸的是，它并不像看起来那么容易。请记住 Schamberger（2013）曾说过的："单独的髂骶关节上移与下肢真性不等长和立位体前屈试验并没有关系。"举例来说，右侧上移时，右侧髂后上棘在站立或坐位的整个屈曲范围内都高于左侧。基本上，由于右侧髂后上棘的移动，结果会呈现为假阳性；但左侧髂后上棘移动了相等的距离，从而令结果变为阴性。因此，当你阅读腰椎骨盆复合体的其他文献，特别是当你评估自己的患者和运动员时，请牢记这些并试着开放思维。

## 下一步

我希望现在的你已达到了这本书的水平，能力拼图正形成一个可识别的画面。或许这个画面还不是很清晰，但如果你理解我说的内容，那么至少在你心中应已构建出一些画面。建议：如果尚未相当了解每个章节的内容，那么建议在继续第 13 章和开始实际操作治疗常见的盆腔功能障碍之前，再一次阅读，或至少再次阅读某些章节。

如果不理解骨盆带概念及其生物力学，我们又将如何有效地治疗患者呢？ 此外，在下一章节中展示的操作技术较为安全，因为大多是软组织技术，特别如肌肉能量技术（MET）。因此，如果你想实际应用在患者之前事先在同事身上练习一下，也是可以接受的。不过，我仍然建议在你对患者介绍自己是一名有能力的治疗师前，应很好地了解来你诊所的患者的所有潜在功能障碍，再计划给你的患者做什么有价值的治疗。

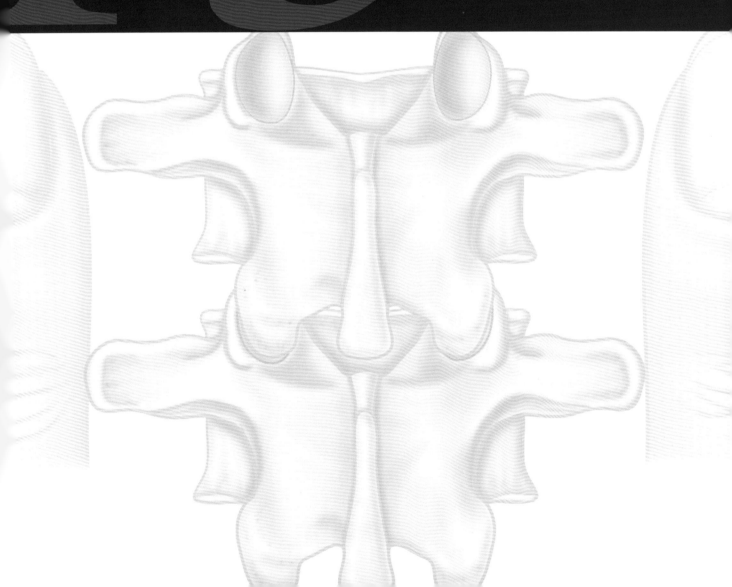

# 13

骨盆的治疗

也许你已经预料到了，这是本书的最后一章。我们希望你能享受前几章的阅读，同时，我们也十分荣幸能够完成本书最为重要的一个部分——不同类型的骨盆与腰椎功能障碍——这一部分早已在整本书中进行了广泛的讨论。

在这一特殊章节中，我们将聚焦于应用特定的重整技术治疗骨盆的三个主要区域（耻骨、髂骨肌和骶髂关节）的功能紊乱，这些功能紊乱往往是在对运动员和患者进行评估的过程中最为常见的。

腰椎作为骨盆的自然连接，该部位的治疗策略将会在本章的最后加以介绍。我经常对我的学生说，如果你接诊了一位原发性骨盆带功能障碍的患者，那么在他的整个腰椎区域都会出现某种形式的持续性代偿机制，甚至连胸椎和颈椎也将参与到代偿过程中来。最后，这些区域都有可能成为患者疼痛的潜在部位，应当引起我们广泛的关注。后面我会展示一些关于骨盆带的重整技术，这些技术可以确保腰椎处于相对水平的位置，在临床应用中将是十分明智的选择，本章最后还会对适当的治疗方案进行讨论。

在前面章节中，我们详细讨论了如何对骨盆带的三个区域进行全面的评估，以确认是否存在对位对线的紊乱。现在我们需要把所有的东西都应用到实践之中，通过应用以下的技术来纠正和规范你在初步评估/筛选过程中可能发现的各种肌肉骨骼功能障碍。

## 治疗策略

在复杂的手法治疗领域，其他专家常常先从纠正腰椎的位置着手制订治疗策略，然后，对髂

骶区域和骶髂区域内的功能障碍进行治疗，最后以耻骨联合关节的治疗收尾。

在 DeStefano(2011) 的书中讲到，Greenman 推荐的治疗顺序是：耻骨联合、髋骨剪切（又称上滑移）功能障碍、骶髂关节功能障碍和髂骶功能障碍。

下面我将说说我个人的偏好（我认为自己的策略与 Greenman 的方法相似，因为我在早期的骨病训练中学习了他的手法治疗原理），我建议首先进行耻骨联合的纠正治疗，然后治疗髂骶功能障碍（首选上滑移），接着再转入骶髂功能障碍的治疗。如果腰椎区域存在任何代偿性的功能障碍，我会在必要的情况下结束治疗。

Greenman（DeStefano 2011）建议，在评估过程中尽早实施耻骨联合关节的治疗。原因是骶髂关节（SIJ）的功能障碍在患者俯卧位的时候十分典型且易于发现。如果耻骨联合功能障碍出现在身体前部，俯卧位时两侧髂前上棘（anterior superior spine，ASIS）和耻骨联合形成的三脚架无法提供稳定的支撑，患者的姿势是不对称的。

Greenman 还建议处理完耻骨联合后治疗髋宽剪切（上滑移）。他发现，滑移限制了骶髂关节的所有其他运动，应在治疗早期给予足够的重视。他曾提到，只有两侧的髋骨对称，才能够准确评估它们之间的骶骨的位置。

在患者评估和治疗方面，我的理念/方法与 Greenman 相似。当我向学生讲授骨盆和 SIJ 相关课程时，倾向推荐《格林曼手法治疗原理》（DeStefano 2011）一书。这是一本很棒的书，可以帮助学生了解这一领域的相关知识。同时，我也强烈推荐专家 Lee，Vleeming 和 Schamberger 等人撰写的物理治疗书籍给我的学生（详见参考

书目）。我认为，如果物理治疗专业的学生能努力阅读我所推荐的书籍（包括这本书）中的一部分，或者读完所有推荐书目，他们就极有希望能够对自己的患者和运动员进行准确的评估、鉴别和治疗，胜任自己的临床岗位。

以下展示的大部分技术都是非常安全的，可以在诊疗过程中加以应用。如果不确定哪种技术（取决于你的技能水平和资格）对患者最好，那么首推软组织 MET 方法。该技术一般而言不会对人体造成伤害，且对纠正排列失序非常有效，恰当的时候使用效果尤为明显。但我们总会有迫切需要 HVT（一种高速冲击技术）的时候，此时有两个选择：一是选择合适领域的物理治疗培训，如美式整骨或美式整脊；二是将患者介绍给具有相关执业资格，并且精通脊柱手法治疗的老手，在我看来这相对更容易些。

**注意**：本章所展示的调整技术主要是软组织技术，特别是第 7 章所述的肌肉能量技术。但自从我成为整骨治疗师并接受脊柱手法治疗培训后，冲击整复 / 高速冲击（High-velocity thrust，HVT）这类专业名词就常被提及。只有具备必要的培训并取得相关资格认证者才能将这些先进的技术应用于临床治疗之中。

# 第 1 部分：耻骨联合功能障碍的治疗方案

耻骨联合功能障碍（symphysis pubis dysfunctions，SPDs）在临床上十分常见，但是在物理治疗中却常常被忽视。之所以出现这种情况，可能是因为耻骨联合关节（symphysis public joint，SPJ）未出现症状性疼痛。耻骨有向上或

向下移位的趋势（一些学者已经对其他类型的潜在功能障碍进行了讨论）。在这一部分，我们将重点讨论：

- 耻骨上 / 下功能障碍
- 耻骨向上功能障碍
- 耻骨向下功能障碍

**诊断：耻骨上 / 下功能障碍**

**治疗**：MET/ 冲击技术（霰弹枪技术）
**体位**：仰卧位

患者取仰卧位，髋、膝关节屈曲，双足平放于床面。治疗师立于床侧并将双手置于患者双膝外侧。

如图 13.1a 所示，嘱患者双髋关节抗阻外展 10 秒，此时内收肌出现交互抑制（reciprocal inhibition，RI）效应。收缩形式为等长收缩，重复 3 次。接着，如图 13.1b 所示，治疗师将紧握的拳头置于患者双膝之间，嘱其双膝紧压拳头（内收）。此时已足以引起耻骨联合调整——在此过程中常会听见一声关节内特征性的弹响声（空化现象），是关节放松的表现。这一技术没有用到直接的推力，执行起来非常安全。

如果使用上述技术没有任何空化迹象，并且你仍然认为存在关节功能障碍，此时应用冲击 / HVT 技术较为合适。如图 13.1a 所示，患者髋关节外展 3 次后，治疗师将手置于患者的双膝内侧（如图 13.2a），甚至可将前臂置于双膝之间（如果方便的话），如图 13.2b 所示。然后要求患者抵抗较强大的阻力来快速内收髋关节。当患者内

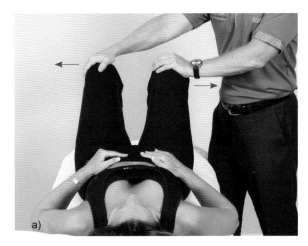

收髋关节的时候，治疗师可以如图13.3所示做一个快速外展的动作。如果耻骨联合关节存在功能障碍，这一特殊技术将导致耻骨联合的空化，因此，这种技术被称为"霰弹枪技术"。

图13.1　a）患者抵抗治疗师的阻力外展髋关节

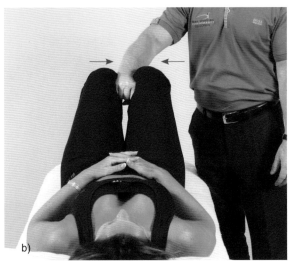

图13.1　b）治疗师将握紧的拳头置于患者双膝之间，患者用力内收髋关节

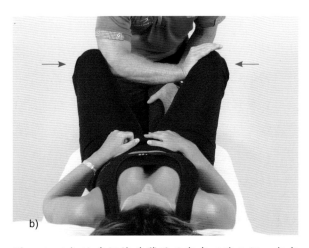

图13.2　b）治疗师将前臂置于患者双膝之间，患者用力内收髋关节

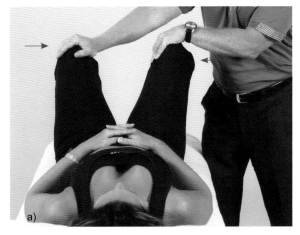

图13.2　a）治疗师将手置于患者双膝之间，患者用力内收髋关节

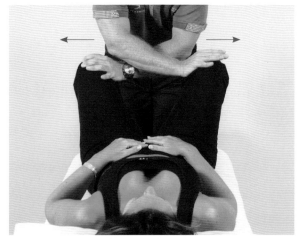

图13.3　治疗师在患者内收髋关节时快速分离其双膝，当耻骨联合关节空化的时候会听到弹响声

## 诊断：左耻骨向上功能障碍

**治疗**：MET

**体位**：仰卧位

患者取仰卧位，躺于治疗床边，双臂上举过头，以获得额外的支持。治疗师立于患者功能障碍的同一侧，将患者的左腿移至床外侧，使其大腿远端悬空。治疗师用左手固定患者骨盆的右侧，并将右手放在左边的髌骨上方，以稳定患者的左腿，如图 13.4 所示。

如图 13.5 所示，嘱患者对抗治疗师的阻力屈曲髋关节 10 秒。

放松阶段，治疗师引导患者的左腿进一步后伸，这将引起左侧耻骨联合关节向下移动，如图 13.6 所示。

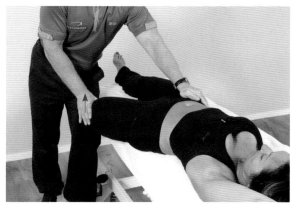

图 13.5　患者对抗治疗师的阻力屈曲左侧髋关节

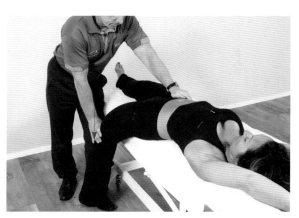

图 13.6　患者放松 10 秒后，治疗师将其左腿后伸至更大角度，引起耻骨联合关节向下移动

## 诊断：右耻骨向下功能障碍

**治疗**：MET

**体位**：仰卧位

患者采用仰卧位姿势，躺在治疗床边，双臂上举过头，以获得额外的支持。治疗师站在患者功能障碍的对侧。

治疗师施加一个轻微内旋的力，使患者的右侧下肢屈曲内收，这一运动将会促进耻骨联合的右侧向上活动。治疗师以患者的腿为杠杆，将其右侧骨盆抬离床面，这样，治疗师即可将左手置于患者右侧髂后上棘处，并将该手的掌根部置于

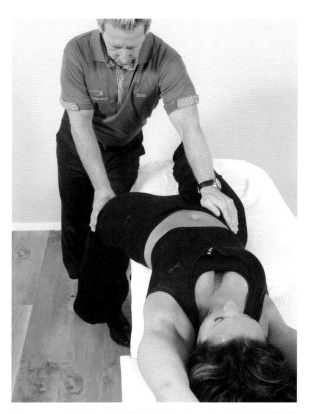

图 13.4　患者左下肢悬挂于床边，治疗师为其提供支撑

坐骨结节下方，如图 13.7 所示。

治疗师将手置于患者的骨盆之下，如图 13.8 所示，嘱患者对抗治疗师的阻力保持伸髋 10 秒。如图 13.9 所示，在放松阶段鼓励患者进一步屈曲髋关节，同时治疗师向其坐骨结节施压，可促使患者的耻骨联合右侧向上移动。

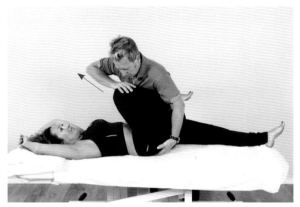

图 13.9　治疗师向患者的坐骨结节施压，并嘱其屈曲髋关节到更大的角度

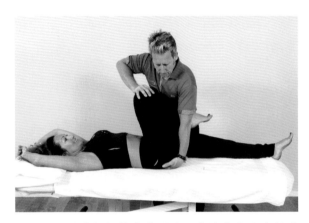

图 13.7　治疗师指导患者屈曲、内收和内旋右侧髋关节

# 第 2 部分：髂骶功能障碍的治疗方案

髂骶功能障碍的可能类型：

- 髋骨旋前
- 髋骨旋后
- （受到）上方剪力——上移
- （受到）下方剪力——下移
- 髂骨外倾（髋骨向外侧旋转）
- 髂骨内倾（髋骨向内侧旋转）

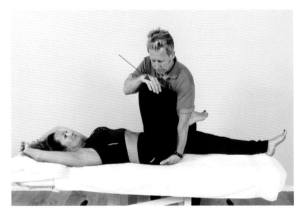

图 13.8　患者对抗治疗师的阻力伸展髋关节

### 诊断：右侧髋骨旋前（最常见）

**治疗**：MET

**体位**：侧卧位

*技术 1*

患者取侧卧位，治疗师立于患者功能障碍侧。治疗师将患者的髋、膝关节被动屈曲至 90° 并拉至治疗床边缘。治疗师用左手固定患者的右

侧髋骨，用右手触诊患者的髂后上棘（PSIS），如图 13.10a 所示。

治疗师根据右手触诊髂后上棘来调整患者的姿势，使患者的髋关节屈曲，直至在 PSIS 水平触碰到一个阻碍（束缚点）。如图 13.10b，在该姿势下，治疗师施加大约 20% 的阻力，患者对抗治疗师所施加的阻力伸展髋关节（臀大肌和股二头肌）10 秒。

如图 13.10c 所示，在收缩后完全放松阶段，治疗师以左手引导患者的右侧髋骨到达旋后位，同时进一步屈曲患者的髋、膝关节。重复（通常 3 次）这一操作直至到达一个新的束缚点。

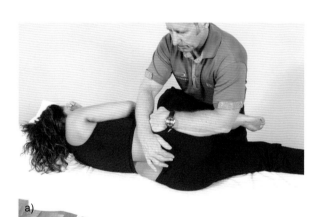

图 13.10　a）治疗师固定患者的髋骨，并将其膝关节和髋关节屈曲 90°

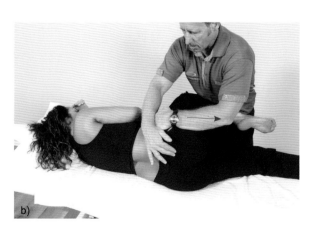

图 13.10　b）患者对抗治疗师的阻力伸展髋关节

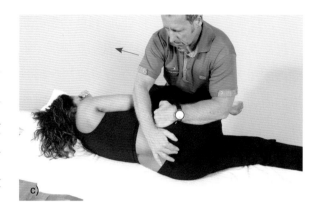

图 13.10　c）患者屈曲其髋、膝关节，治疗师引导其髋骨于旋后位

## 诊断：左侧髋骨旋前（较不常见）

**治疗：** MET

**体位：** 侧卧位

### 技术 2( 一种纠正左侧髋骨旋前的技术 )

该技术和前面介绍的技术类似，但做了一些改良：当功能障碍发生在左前髋骨处而非右前髋骨处时，患者取侧卧位，治疗师立于患者功能障碍侧。将患者的躯干上部稳定于正确的旋转位置，这样可以降低腰骶关节的张力并防止腰椎出现不必要的运动。接着，治疗师屈曲患者的左侧髋关节，将其大腿后侧靠在治疗师的腰臀部上（患者将左腿抬起勾于治疗师身上），如图 13.11a 所示。患者的右小腿置于伸展体位。

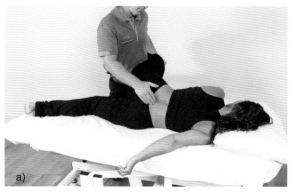

图 13.11　a）患者的躯干置于稳定的旋转位置，治疗师在触诊髂后上棘的同时，屈曲患者的髋关节到 90°

治疗师在触诊髂后上棘的同时，鼓励患者屈曲髋关节，直至触及束缚点。在这个姿势下，治疗师施加大约20%的阻力，患者对抗治疗师施加的阻力伸展髋关节（臀大肌和股二头肌）10秒，如图13.11b所示。

如图13.11c所示，在完全放松阶段，治疗师以右手引导患者的左侧髋骨于旋后位，同时屈曲患者的髋、膝关节。重复（通常3次）这一操作直至到达一个新的束缚点。

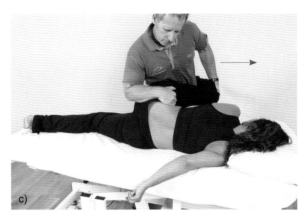

图13.11　c）患者屈曲其髋、膝关节，治疗师引导其髋骨于旋后位

## 诊断：右侧髋骨旋前（较为常见）

**治疗**：MET

**体位**：侧卧位

### 技术3（一种纠正右侧髋骨旋前的技术）

下面介绍的是另一种纠正髋骨向前方旋转的技术，可以用于右侧功能障碍的患者。操作时治疗师立于患者的身后以双手用力固定其髋骨，患者主动屈曲膝关节90°。如图13.12所示，在该姿势上，治疗师调整患者的髋骨至旋后方向，以远离束缚点。然后嘱患者以自己的手施加阻力，

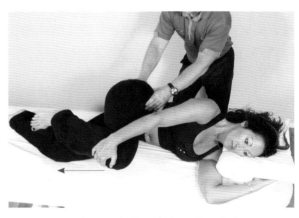

图13.12　治疗师用力抱住患者髋骨，患者以90°屈膝，对抗自己所施加的阻力伸展髋关节

抗阻伸展髋关节10秒。

如图13.13所示，在收缩10秒后的完全放松阶段，治疗师引导患者的右侧髋骨于旋后位，同时患者缓慢屈曲其右侧髋关节。

## 诊断：左侧髋骨旋后（常见）

**治疗**：MET

**体位**：俯卧位

### 技术1

患者取俯卧位，治疗师立于患者功能障碍

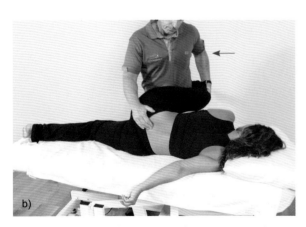

图13.11　b）患者在治疗师触诊左侧髂后上棘的同时，伸展髋关节10秒

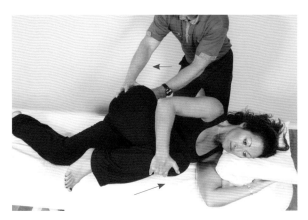

图 13.13　患者屈髋，治疗师引导其髋骨于旋后位

侧。患者略上抬患侧腿，以便治疗师将手臂置于其大腿下面；治疗师双手十指交叉紧扣，前臂置于患者的左侧髂后上棘处。

治疗师通过缓慢伸展和内收微调患者的髋关节位置，直至触及束缚点。如图 13.14 所示，在此束缚点，嘱患者轻轻对抗阻力同时屈曲受影响侧髋关节 10 秒。

在完全放松的情况下，治疗师引导患者后伸的大腿进一步后伸、内收，并以前臂引导患者的骨盆向前旋转。如图 13.15 所示，髋关节和骨盆的联合运动可令髋骨向前旋转。重复（通常 3 次）这一操作直至到达一个新的束缚点。

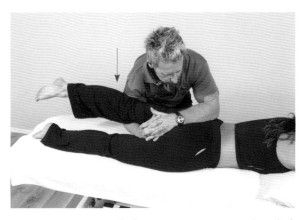

图 13.14　治疗师为患者的大腿提供支撑，并以前臂控制髋骨；患者对抗治疗师施加的阻力屈曲髋关节

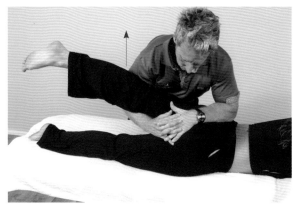

图 13.15　患者伸展、内收髋关节，治疗师引导其髋骨至旋前位

## 诊断：右侧髋骨旋后（较不常见）

**治疗**：MET

**体位**：俯卧位

### 技术 2（替代技术，可应用于较不常见的髋骨向后旋转治疗）

有些患者的腿很沉重；此时，以下替代方法实施起来可能较为轻松。治疗时，治疗师立于患者功能障碍对侧（如立于左侧，则障碍侧右侧将被固定）。患者将左腿上抬几英寸（约 10cm），以便治疗师将右手置于其右膝下，将左手置于患者右侧髂后上棘水平。治疗师通过缓慢伸展和内收微调患者的髋关节位置，直至触及束缚点。如图 13.16 所示，在此束缚点位置，嘱患者轻轻对抗阻力并屈曲受影响侧髋关节 10 秒。

在完全放松的情况下，治疗师引导患者进一步后伸、内收大腿，并以左手在患者右侧髂后上棘处施加阻力。如图 13.17 所示，髋关节和骨盆的联合运动可令右侧髋骨向前旋转。重复（通常 3 次）这一操作直至到达一个新的束缚点。

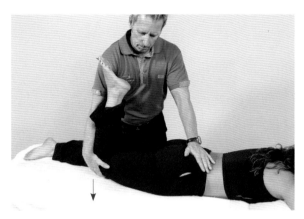

图 13.16　治疗师为患者的大腿提供支撑，以前臂控制其髋骨；患者对抗治疗师施加的阻力屈曲髋关节

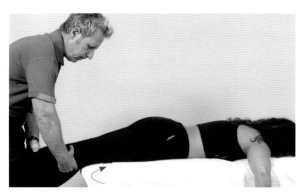

图 13.18　治疗师跨坐于患者右腿上，内旋其大腿至髋关节锁定位置

右腿，通过尾向牵拉牵伸患者的右腿，直至触及束缚点。在束缚点处，可以进行 MET 治疗。如图 13.19 所示，治疗师跨坐于患者大腿上，患者对抗阻力并上提骨盆 10 秒，以激活腰方肌（quadratus lumborum，QL）。

如图 13.20 所示，在收缩后的放松阶段，可通过向尾部 / 远端牵伸大腿至新的束缚点，重复这一技术 3 次。关节松动术或手法治疗（HVT）技术也可以在该位置进行，鼓励患者的右侧髋骨向尾端 / 向下移动。

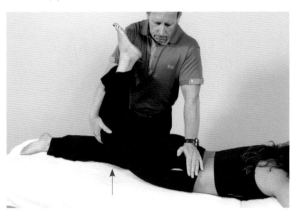

图 13.17　患者屈曲、内收髋关节，治疗师引导其髋骨至旋前位

### 诊断：右上方剪切力（头部方向）——上滑移

**治疗：** MET/ 关节松动术 / 高速冲击技术

**体位：** 俯卧位

患者取俯卧位，治疗师立于患者功能障碍侧。患者向足端移动，直至双侧膝超出治疗床边。嘱患者看向一侧（任意一侧），且不能试图抓握物品来固定身体。如图 13.18 所示，治疗师跨坐于患者右腿上，内旋其大腿至髋关节锁定位置。

治疗师以右手触诊患者右侧髂后上棘，以左手稳定其骶骨或左侧大腿。治疗师紧握患者

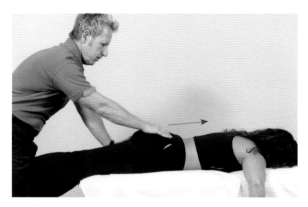

图 13.19　患者使用腰方肌，向头部方向上提骨盆 10 秒

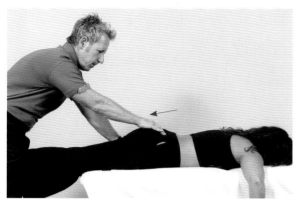

图 13.20　在 MET 牵伸 / 治疗后，治疗师对患者患腿实施尾向牵伸 / 关节松动术或手法治疗（HVT）技术

### 诊断：左上方剪切力（头部方向）—— 上滑移

**治疗**：MET/ 关节松动术 / 高速冲击技术

**体位**：仰卧位

患者取仰卧位，屈膝 90°（避免右侧髋骨出现不必要的活动）。治疗师立于患者功能障碍侧，内旋患者的大腿以锁定左侧髋关节。

治疗师以双手轻握患者下肢远端，尾向牵拉左腿，直至到达束缚点。如图 13.21 所示，在束

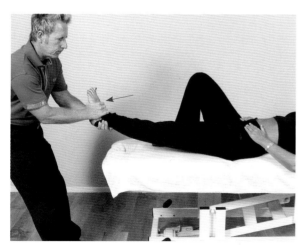

图 13.21　在该特殊体位，治疗师可选择关节松动术、MET 或高速冲击技术进行治疗

缚点处选择关节松动术、MET 或高速冲击技术（HVT）治疗，鼓励患者髋骨尾向 / 向下移动。

### 诊断：右侧髂骨外旋（髋骨向外侧旋转）

**治疗**：MET

**体位**：仰卧位

患者取仰卧位，治疗师立于患者功能障碍侧。治疗师屈曲患者的髋、膝关节，并以大腿为杠杆抬起患者骨盆，以便治疗师将手放置于右侧髂后上棘处。治疗师降低患者的骨盆至自己的手上，然后以右手内收患者的髋关节，直至到达髋骨内旋的束缚点。如图 13.22 所示，在束缚点处，患者需外旋、外展髋关节 10 秒。

在放松阶段，找到新的内旋束缚点。如图 13.23 所示，治疗师对患者右侧髂后上棘进行牵引治疗。

### 诊断：左侧髂骨内旋（髋骨向内旋转）

**治疗**：MET

**体位**：仰卧位

患者取仰卧位，治疗师立于患者功能障碍侧。治疗师屈曲外旋患者的左侧髋关节，并令其

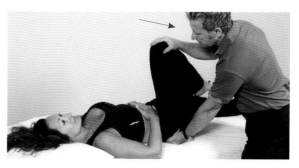

图 13.22　治疗师屈曲患者的右侧髋关节并将手放置于患者的髂后上棘处，患者对抗治疗师的阻力外旋髋关节

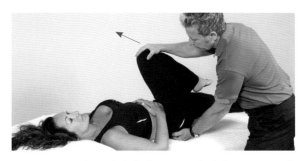

图 13.23　治疗师引导患者右侧髋关节内旋，同时牵引髂后上棘使髋骨保持自然中立位

左脚置于右膝上方。治疗师以右手稳定患者的右侧骨盆，以左手固定患者的左侧膝关节。治疗师鼓励患者外旋髋关节，直至到达束缚点。如图 13.24 所示，在束缚点处，患者需内旋髋关节 10 秒。

　　如图 13.25 所示，在放松阶段，外旋至新的束缚点。

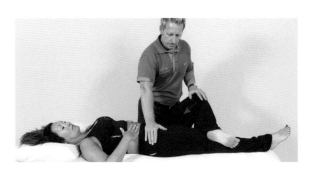

图 13.24　治疗师外旋患者的左侧髋关节，并令其将左足置于对侧膝关节上；患者对抗治疗师的阻力内旋髋关节

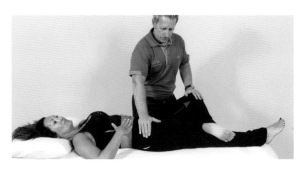

图 13.25　治疗师引导患者髋关节外旋，并保持其髋骨处于中立位上

# 第 3 部分：骶髂关节功能紊乱的治疗方案

以下是骶髂关节功能障碍的可能情况。

- 左 – 左前（向前）骶骨旋转
- 右 – 右前（向前）骶骨旋转
- 左 – 右后（向后）骶骨旋转
- 右 – 左后（向后）骶骨旋转
- 双侧骶骨旋前（旋转）
- 双侧骶骨旋后（反向旋转）

### 诊断：左 – 左前（向前）骶骨旋转

**治疗**：MET

**体位**：Sims 体位（半俯卧位，也称侧俯卧位，患者面向一边侧躺，下侧的上肢置于身后 / 体前。下侧腿伸直，上侧腿屈曲，并用一两个枕头垫起来，身体就像一个转轴，不完全地转向前方。）

　　如图 13.26 所示，在此类型功能障碍中，骶骨在左斜轴上向左旋转（向右侧弯），右侧骶骨底向前旋转。

　　患者俯卧于治疗床，治疗师立于患者右侧，屈曲其膝关节至 90°。如图 13.27 所示，治疗师旋转患者的左侧髋关节至 Sims 体位。注意，患者的左臂置于身后，右臂置于身前。

　　如图 13.28 所示，患者的膝关节置于治疗师左腿上，治疗师以左手触诊其腰骶关节，引导患者躯干向左旋转，直至感觉到 L5 向左旋转。

　　如图 13.29 所示，在该体位，治疗师以右手

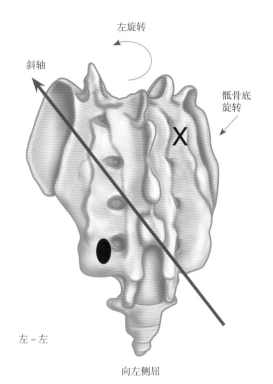

图 13.26　左 - 左骶运动 / 旋转；X 表示前部或深层，●表示后部或浅层

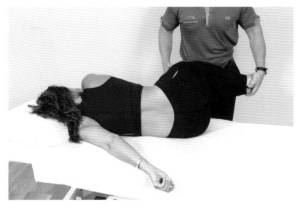

图 13.27　治疗师屈曲患者的膝关节至 90° 并将患者置于 Sims 体位

触诊患者的腰骶关节和右侧骶骨底，并以患者的大腿作为杠杆来诱发腰部的屈曲，直至到达束缚点。

　　如图 13.30 所示，患者对抗治疗师阻力并尽力上抬大腿（激活右侧梨状肌），持续 10 秒。

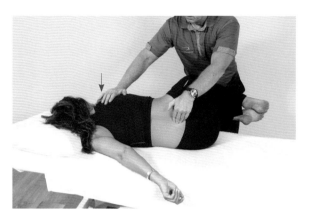

图 13.28　治疗师调整患者的姿势，并引发 L5 向左旋转

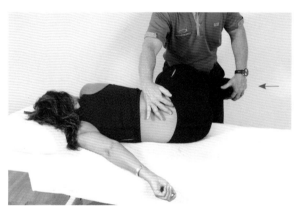

图 13.29　治疗师以患者的大腿作为杠杆，屈曲其腰部直至腰骶关节触及束缚点

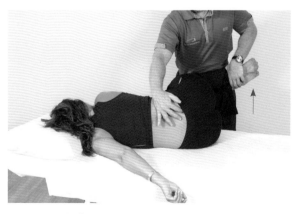

图 13.30　患者尽力上抬大腿，该动作可激活右侧梨状肌

如图 13.31 所示，在放松阶段，治疗师向地面方向带动患者的大腿，直到他们感受到右侧骶骨底向后移动。

**注意：** Sims 技术通过腰椎和下肢的运动来纠正骶骨的位置，效果很好。例如，有左 – 左功能障碍时，右侧的骶骨底将会前移到一个固定的回旋位置，由于右侧骶骨底不能反向旋转，就会出现活动限制。首先，技术诱导腰椎屈曲，以促使骶骨的伸展。其次，腰椎向左旋转以促进骶骨右旋（注意，骶骨实际上并不可动）。第三，下肢运动和 MET 结合，引入右侧梨状肌来帮忙恢复骶骨的位置。

## 诊断：右 – 右前（向前）骶骨旋转

**治疗：** MET

**体位：** Sims 体位

如图 13.32 所示，此类型功能障碍中，骶骨在右斜轴上向右旋转（向左侧弯），左侧骶骨底向前旋转。

患者俯卧于治疗床，治疗师立于患者左侧，

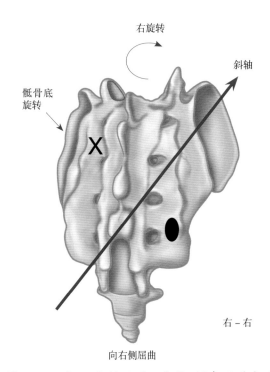

图 13.32　右 – 右骶运动 / 旋转；X 表示前部或深层，●表示后部或浅层

屈曲其膝关节至 90°。如图 13.33 所示，治疗师旋转患者的右侧髋关节至 Sims 体位（患者的左臂置于身前，右臂置于身后）。

患者的膝关节放置于治疗师的右侧大腿上，治疗师以右手触诊患者的腰骶关节，直至感觉到 L5 向右旋转，并引发患者的躯干向右旋转，如图 13.34 所示。

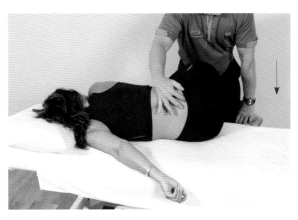

图 13.31　向地面方向带动患者大腿的过程中，治疗师触诊患者的右侧骶骨底，并感受到向后的移动

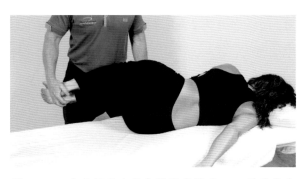

图 13.33　治疗师屈曲患者的膝关节至 90° 并将患者置于 Sims 体位

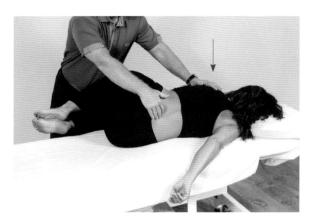

图 13.34　治疗师调整患者的姿势，并引发 L5 向右旋转

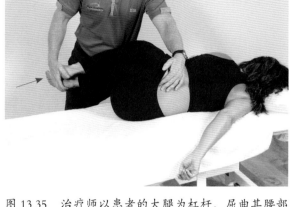

图 13.35　治疗师以患者的大腿为杠杆，屈曲其腰部直至腰骶关节处触及束缚点

如图 13.35 所示，在该体位，治疗师以左手触诊患者的腰骶关节和右侧骶骨底，并用患者的大腿作为杠杆来引导腰部的屈曲，直至到达束缚点。

如图 13.36 所示，患者对抗治疗师阻力尽力上抬大腿（激活左侧梨状肌），持续 10 秒。

如图 13.37 所示，在放松阶段，治疗师向地面带动患者的大腿，直到他们感受到左侧骶骨底向后移动。

**注意：**右 – 右骶旋转和左 – 左骶旋转的理念是一致的。Sims 技术通过腰椎和下肢的运动来纠正骶骨的位置，再一次显示出良好的效果。例如，右 – 右功能障碍时，左侧骶骨底部将会前移至固定的旋转位，由于左侧骶骨底不能反向旋转，就会出现活动的限制。该技术首先诱导出腰椎的屈曲，以促使骶骨的伸展。其次，腰椎向右旋转，促使骶骨左旋（注意，骶骨实际上并不可动）。最后，运动和 MET 结合，引入左侧梨状肌来帮忙恢复骶骨的位置。

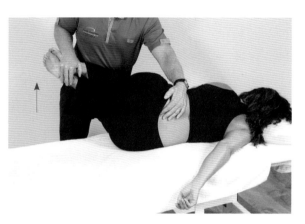

图 13.36　患者尽力上抬大腿，该动作可激活其左侧梨状肌

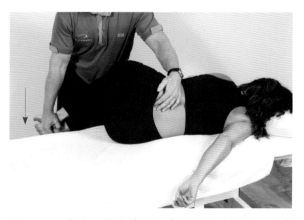

图 13.37　向地面方向带动患者大腿的过程中，治疗师触诊患者的左侧骶骨底，并感受其向后的移动

## 诊断：左－右后（向后）骶骨旋转

**治疗**：MET

**体位**：侧卧位

如图 13.38 所示，在此类型功能障碍中，骶骨在右斜轴上向左旋转（向右侧弯），左侧骶骨底向后反向旋转。

患者取右侧卧位，屈膝 45°，治疗师面对患者站立。如图 13.39 所示，治疗师以右手触诊患者的腰骶关节，并向尾端缓慢地牵拉患者的右上肢（这将引发腰椎的伸展、右侧屈和左侧旋转）直至感受到 L5 向左旋转。

如图 13.40 所示，在该体位，治疗师以右手伸展患者的右下肢，以左手控制患者的左侧骶骨底，直至感受到其骶骨向前运动。

接着，如图 13.41 所示，治疗师保持接触 L5，并将患者的左（上侧）腿从治疗床的一侧放下以朝向地面，向其股骨远端施加压力。

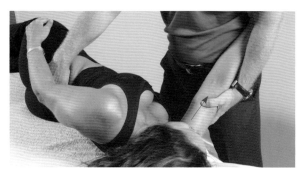

图 13.39　引导患者至一定体位，治疗师触诊 L5 并感受其向左旋转

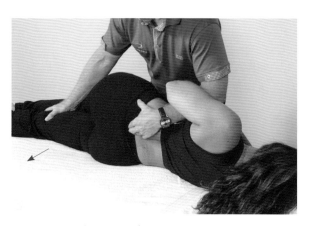

图 13.40　患者下肢被带至伸展位置，治疗师触诊患者左侧骶骨底并感受其向前的运动

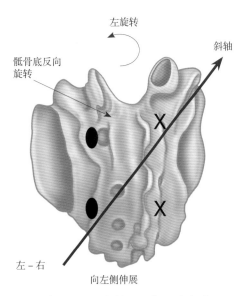

图 13.38　左－右骶旋转；X 表示前部或深层，●表示后部或浅层

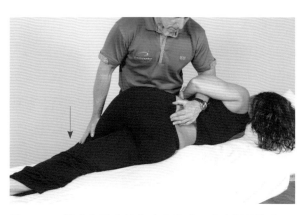

图 13.41　将患者的左腿向地面放时，治疗师触诊其 L5

如图 13.42 所示，患者对抗治疗师的阻力并尽力上抬左（上侧）腿，持续 10 秒。放松阶段包括以下两部分：①治疗师鼓励患者的左腿继

续朝向治疗床 / 地板运动几秒；② 如图 13.43 所示，在继续监测患者骶骨底的同时，治疗师进一步伸展患者的右（底部）腿。重复这个阻力 / 放松过程 3 ~ 5 次，直至感觉到左侧骶骨底向前运动。

注意：该技术通过腰椎和下肢的运动来纠正骶骨的位置，效果很好。例如，有左 – 右功能障碍时，左侧的骶骨底将会向后移动，即可以反向旋转，出现限制主要是因为左侧骶骨底部无法向前旋转。首先，促进腰椎伸展，以促使骶骨向前旋转。其次，腰椎向左旋转以促进骶骨的右旋（注意，骶骨实际上并不可动）。最后，运动和特定的 MET 技术结合。该 MET 技术主要应用于降低上方的大腿时（在最初 10 秒的收缩之后），

以诱发左侧梨状肌的活动和腰椎的右侧屈，最终共同帮助调整骶骨位置。另外，下方腿的伸展促进了左侧骶骨底的进一步旋转，最终将纠正功能障碍。

## 诊断：右 – 左后（向后）骶骨旋转

治疗：MET

体位：侧卧位

如图 13.44 所示，在此类型功能障碍中，骶骨在左斜轴上向右旋转（向左侧弯），右侧骶骨底向后反向旋转。

患者取左侧卧位，屈膝 45°，治疗师面对患者站立。如图 13.45 所示，治疗师以左手触诊患者的腰骶关节，并向尾端缓慢地牵拉患者的左臂（这将引发腰椎的伸展、左侧屈和右侧旋转）直至感受到 L5 向右旋转。

如图 13.46 所示，在该体位，治疗师以左手

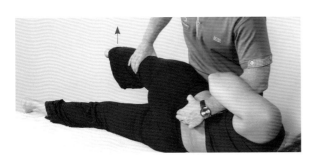

图 13.42　患者对抗治疗师的阻力上抬左腿，这将诱发左侧梨状肌以辅助骶骨位置的调整；在放松阶段，治疗师施加了一个向下的压力

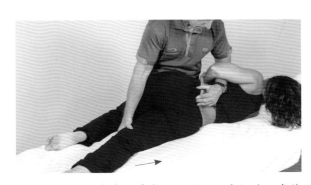

图 13.43　监测患者骶骨底的同时，治疗师进一步伸展患者的右（底部）腿

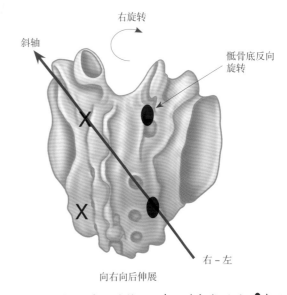

图 13.44　右 – 左骶旋转；X 表示前部或深层，●表示后部或浅层

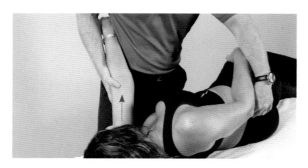

图 13.45 引导患者至一定的体位，治疗师触诊 L5 并感受其向右旋转

伸展患者的左下肢，以右手控制患者的右侧骶骨底，直至感受到其骶骨向前运动。

接着，如图 13.47 所示，治疗师保持与 L5 的接触，并将患者的右（上）腿从治疗床的一侧放下以朝向地面，治疗师向患者的股骨远端施加压力。

如图 13.48 所示，患者对抗治疗师的阻力尽力上抬右（上部）腿，持续 10 秒。放松阶段包括以下两部分：①治疗师鼓励患者的右腿继续朝向治疗床／地板运动几秒钟；②如图 13.49 所示，在继续监测患者骶骨底的同时，治疗师进一步伸展患者的左（底部）腿。重复这个阻力／放松过程 3~5 次，直至感觉到左侧骶骨底向前运动。

**注意：**该技术通过腰椎和下肢的运动来纠正骶骨的位置，效果很好。例如，有右－左功能障碍时，右侧的骶骨底将会向后移动，即可以反

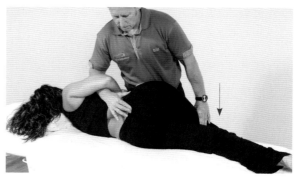

图 13.47 治疗师在患者的右腿向地面下放时触诊患者的 L5

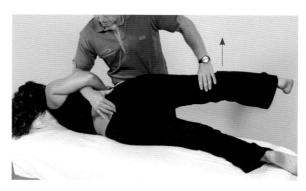

图 13.48 患者对抗治疗师的阻力上抬右腿，这将诱发梨状肌参与骶骨位置的调整；在放松阶段，治疗师施加了一个向下的压力

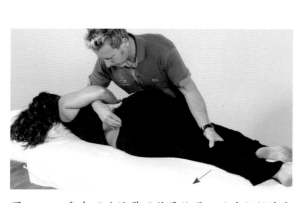

图 13.46 患者下肢被带至伸展位置，治疗师触诊患者右侧骶骨底并感受其向前的运动

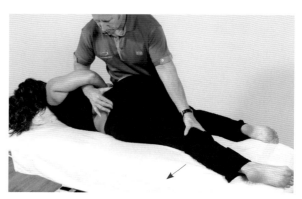

图 13.49 监测患者骶骨底的同时，治疗师进一步伸展患者的左（底部）腿

向旋转，出现限制主要是因为右侧骶骨底部无法向前旋转。首先，促进腰椎伸展以促使骶骨向前旋转。其次，腰椎向右旋转以促进骶骨左旋（注意，骶骨实际上并不可动）。最后，运动和特定 MET 技术结合。该 MET 技术主要应用于降低上方的大腿（在最初 10 秒的收缩之后），以诱发右侧梨状肌的活动和腰椎的左侧屈，最终共同帮助调整骶骨位置。另外，下方腿的伸展促进了右侧骶骨底的进一步旋转，最终将纠正功能障碍。

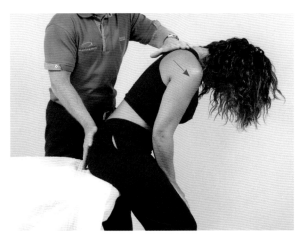

图 13.51　患者的躯干屈曲，治疗师触诊患者的骶骨尖并监测其活动

## 诊断：双侧骶骨旋前（点头）

**治疗**：MET

**体位**：坐位

如图 13.50 所示，此种类型的功能障碍是两侧骶骨旋转。

患者取床旁坐位，两脚分开，治疗师面向患者的背部站立。如图 13.51 所示，治疗师以右手触诊患者骶骨尖，以左手引导患者屈曲躯干，直至感受到骶骨开始移动。

如图 13.52 所示，在该体位，患者对抗治疗

师的阻力尽力后伸上背部。

如图 13.53 所示，在收缩 10 秒后的放松阶段，治疗师引导患者屈曲躯干至更大角度，同时以右手鼓励患者的骶骨向后运动（反向旋转）。

## 诊断：双侧骶骨旋后（反点头）

**治疗**：MET

**体位**：坐位

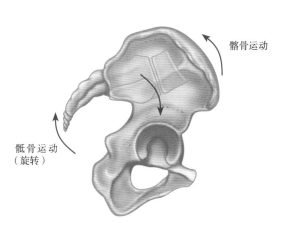

髂骨运动

骶骨运动
（旋转）

图 13.50　两侧骶骨的旋转

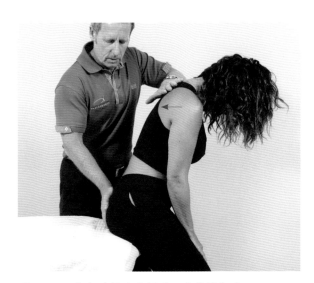

图 13.52　患者对抗治疗师的阻力伸展躯干

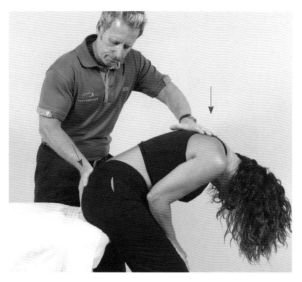

图 13.53 治疗师引导患者屈曲躯干至更大角度，同时鼓励患者的骶骨反向旋转

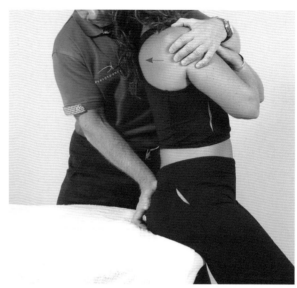

图 13.55 患者的躯干伸展，治疗师触诊患者的骶骨底并监测其活动

如图 13.54 所示，此种类型的功能障碍是两侧骶骨反向旋转。

患者取床旁坐位，双脚分开，治疗师面向患者的背部站立。如图 13.55 所示，治疗师以右手触诊患者骶骨底，以左手引导患者伸展躯干，直至感受到骶骨开始移动。

如图 13.56 所示，在该体位，患者对抗治疗师的阻力尽力前屈躯干。

如图 13.57 所示，在收缩 10 秒后的放松阶段，治疗师引导患者伸展躯干至更大角度，同时以右手鼓励患者的骶骨向前运动（旋转）。

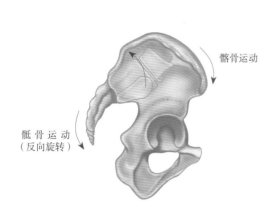

髂骨运动

骶骨运动
（反向旋转）

图 13.54 两侧骶骨的反向旋转

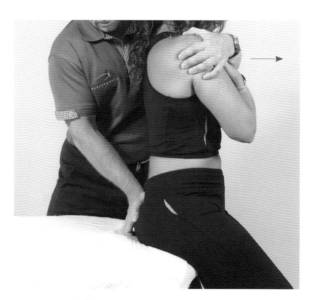

图 13.56 患者对抗治疗师的阻力前屈躯干

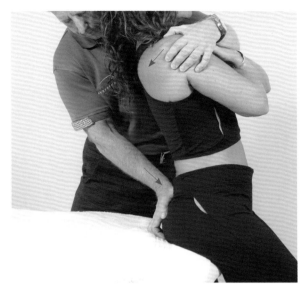

图 13.57　治疗师引导患者的躯干伸展至更大角度，同时鼓励患者的骶骨旋转

# 第 4 部分：腰椎功能障碍的治疗方案

我认为潜在的骨盆姿势异常会引发相关的代偿机制，从而产生腰椎功能障碍。在我看来，腰椎的功能障碍是由于骨盆内的原发性功能障碍所引起的一种继发性的功能障碍，这也是我为什么要把腰椎的治疗放在最后的原因。当然，也有例外情况，有时腰椎自身就是产生功能障碍的主要原因，而不是补偿性的次要原因。但无论如何，以下快速演示的调整技术都是有价值的，这些技术有助于纠正一些常见的腰椎异常表现。

尽管这个主题理解起来并不容易，但我想先从简单的方面开始。在第一个例子中，当我们说关节突关节被固定于闭合的位置时，这涉及特定位置的下关节突关节处于下方椎体的上关节突外缘，在伸展、侧屈和旋转（通常为一侧）时是闭合的。在第 6 章关于脊柱力学的讨论中，我把这

种情况称为"ERS"，这是一种 II 型功能障碍（非中立位力学），旋转和侧屈耦合在一起，但伸展分向左〔ERS(L)〕或者向右〔ERS(R)〕。

相反的运动可见第二个例子，此时关节突关节需固定于开放的位置，这涉及特定位置的下关节突关节处于下方椎体的上关节突外缘，在屈曲、侧屈和旋转（通常为一侧）时是打开的。这种类型的脊柱功能障碍称为"FRS"，也是一种 II 型功能障碍（非中立位力学），旋转和侧屈耦合在一起，但屈曲分向左〔FRS(L)〕或向右〔FRS(R)〕。

**注意：**请记住前面章节所提到过的知识点，对于一个固定在打开位置的关节突关节而言，关节会在相对的另一侧打开。例如，一个FRS(L)，即屈曲、旋转和左侧屈，表明关节突关节右侧被固定于打开的位置。

腰椎功能障碍讨论：

- L5 ERS(L)
- L4 ERS(R)
- L5 FRS(L)

### 诊断：L5 ERS(L)

**治疗：**MET

**体位：**侧卧位

该特殊腰椎功能障碍与 L5 椎体关节突关节的下关节面有关，相对于 S1 椎体的上关节面而言，它被固定在伸展、旋转和左侧屈的体位上。如图 13.58 所示，L5/S1 的左侧关节突关节被固定于闭合的位置上，左侧关节突关节的运动限制

将会影响对侧的屈曲、右旋和右侧屈运动。

患者取侧卧位，面对治疗师，功能障碍侧的 L5 横突靠近治疗床（例如，在本案例中，功能障碍侧下沉，左侧向下滑动）。如图 13.59 所示，治疗师以左手触诊患者 L4/L5 棘间隙，以右手托起患者的左臂，引导患者躯干屈曲和右旋降至相关的腰椎水平。

如图 13.60 所示，治疗师托起患者的双下肢，引导其髋关节屈曲，以左手触诊患者 L5/S1 棘突间隙。

如图 13.61 所示，在该体位上，患者的双下肢向地面滑动（左侧屈曲），运动方向如图中箭头所示，患者以 10%~20% 的最大力量收缩 10 秒。

如图 13.62 所示，在收缩后的放松阶段，治疗师鼓励患者的腿抬向天花板，使腰椎向右侧屈曲，以打开左侧本处于闭合位置的 L5/S1 关节突关节。

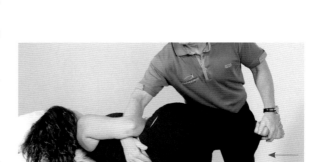

图 13.60　治疗师触诊患者 L5/S1 棘间隙，引导患者双下肢行髋关节屈曲活动

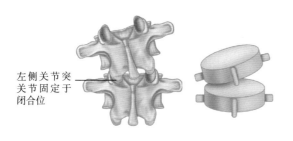

图 13.58　L5 在 S1 上的伸展、旋转和侧屈（左侧）

左侧关节突关节固定于闭合位

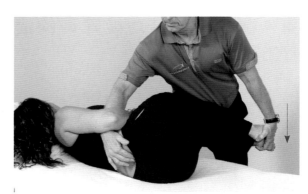

图 13.61　患者将双脚朝向地面方向运动 10 秒

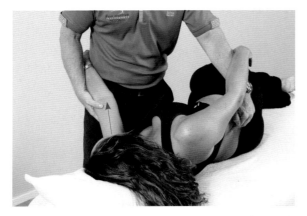

图 13.59　治疗师触诊患者 L4/L5 棘间隙，并将腰椎的屈曲和右旋降至该水平，使其躯干伸展到更大的角度，以防止过度锁定 L5/S1 关节

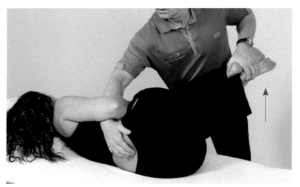

图 13.62　在收缩后，治疗师通过患者将腿抬向天花板来引发腰椎向右侧屈曲的运动，从而打开左侧的关节突关节

## 诊断：L4 ERS(R)

**治疗：**MET/ 高速冲击技术

**体位：**侧卧位

该特定的腰椎功能障碍与 L4 椎体的下关节突关节有关，相对于 L5 椎体的上关节突关节而言，它被固定于伸展、右旋和右侧屈体位。如图 13.63 所示，L4/L5 关节的右侧关节突关节被固定于闭合位。右侧关节突关节的运动限制将会影响对侧屈曲、左旋和左侧屈运动。

患者取侧卧位，面对治疗师，将 L4 后方的横突朝向天花板（例如，在本案例中，功能障碍侧上抬，左侧向上滑动）。如图 13.64 所示，治疗师以右手触诊患者 L3/L4 的棘间隙，治疗师以左手引导患者躯干屈曲和右旋降至 L4 水平。

接着，患者的右手置于其右臀以稳定该姿势。治疗师以右手触诊 L4/L5 棘间隙，当患者下侧腿屈曲时，可感觉到此处特定的运动。

如图 13.65 所示，患者屈曲于上方的下肢，将足置于左膝后褶皱处，手自然搭于髋处。治疗师的右手穿过患者的肘下以拇指触诊 L4/L5 棘间隙，左手置于患者的左膝处控制运动，引导患者的躯干向地面方向屈曲。

如图 13.66 所示，位置调整好后患者需对抗治疗师施加的阻力外展右侧髋关节 10 秒。

如图 13.67 所示，在收缩后的放松阶段，治疗师鼓励患者的腿向地面运动，使腰椎向左侧屈，以打开右侧本处于闭合位置的 L4/5 关节突关节。

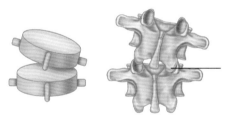

图 13.63　L4 在 L5 上方的伸展、旋转和侧屈（右侧）

右侧关节突关节被固定于闭合位

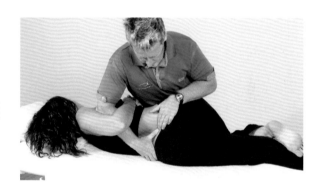

图 13.65　治疗师触诊患者的 L4 处，并利用患者的上方腿姿势微调

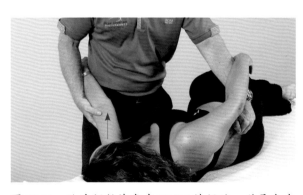

图 13.64　治疗师触诊患者 L3/L4 棘间隙，引导患者躯干屈曲和右旋降至 L4 水平

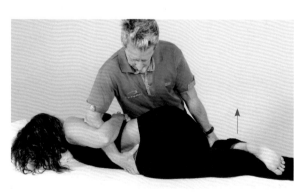

图 13.66　患者外展髋关节 10 秒

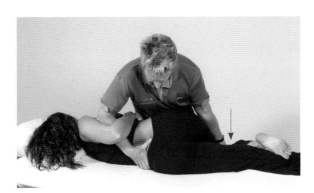

图 13.67　在收缩后，治疗师通过引导患者的腰椎向左侧屈，从而打开右侧 L4/5 关节突关节

如果一个人能够完成上述动作，如图 13.68 所示，治疗师可在调整好的位置上（如上所示）实施高速冲击技术（HVT），将股骨的长轴向地面方向移动。高速冲击的运动可使 L4/5 右侧屈，且关节处可能会产生空化现象。

### 诊断：L5 FRS(L)

**治疗：** 软组织技术

**体位：** 俯卧位

该特定的腰椎功能障碍与 L5 椎体的下关节

突关节有关，相对于 S1 椎体的上关节突关节而言，它被固定于伸展、左旋和左侧屈的体位上。如图 13.69 所示，L5/S1 的右侧关节突关节被固定于开放位。随后的活动限制将会影响到对侧的运动，即伸展、右旋和右侧屈曲。

如图 13.70 所示，在患者俯卧的情况下，治疗师通过拇指的位置确认患者 L5 左侧的横突位置较为表浅，而右侧的横突较深，从而推断出腰椎向左旋转。当患者做腰部后伸运动时，左侧横突会更为表浅，而右侧横突变得更深，这就证实了 FRS(L) 的存在，右边的关节突关节被固定于开放位。

脊柱功能障碍在某些情况矫正非常简单，后

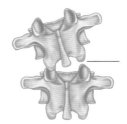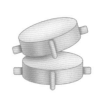

右侧关节突关节被固定于开放位

图 13.69　L5 在 S1 上方屈曲、旋转和侧屈（左侧）

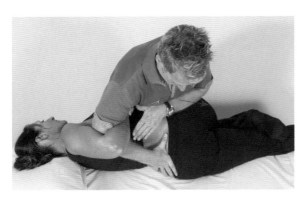

图 13.68　在调整好的姿势上，治疗师实施高速冲击技术来促使患者的腰椎向右侧屈，且在右侧 L4/L5 关节突关节处可产生空化现象

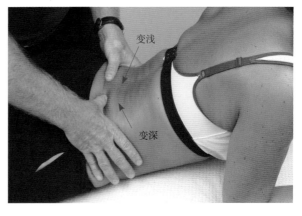

变浅

变深

图 13.70　患者处腰后伸俯卧位，治疗师以拇指触诊发现患者左侧的横突位置较浅，右侧的横突位置较深，提示存在 FRS(L)

伸运动即可纠正。治疗师可以 5 ~ 10 磅（2 ~ 4kg）的压力直接作用于患者右侧的 L5 横突上，或如图 13.71 所示以拇指施压，也可如图 13.72 所示以肘部施压。待组织松解以后，治疗师再对该部位重新测试，观察是否有变化。在出现 FRS(R) 的情况下，需要采取相反的步骤进行治疗。

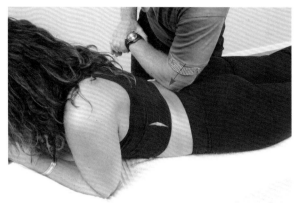

图 13.72　当患者处于俯卧位腰部后伸的位置时，治疗师用肘关节直接向患者右侧的 L5 横突施压，以诱导出右侧关节突关节的锁定

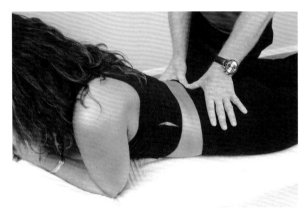

图 13.71　当患者处于俯卧位腰部后伸的位置时，治疗师以拇指直接向患者右侧的 L5 横突处施压，以诱导出右侧关节突关节的锁定

如果你很喜欢本书，并且希望能够进一步了解盆骨带及其复合体的相关知识，以下特别推荐的几本书可能会对你有所助益：Schamberger(2002；2013)；Vleeming, Mooney, and Stoeckart（2007）；Lee(2004)；DeStefano(2011)。预祝你在这一领域的学习和实践中取得成功。

# 附录 1：功能障碍测试表

以下表格可用于治疗师的临床工作中（准予复制）。

## 髋关节伸展模式

表 A1.1　髋关节伸展模式——左侧

| 左侧 | 第 1 | 第 2 | 第 3 | 第 4 |
|---|---|---|---|---|
| 臀大肌 | ○ | ○ | ○ | ○ |
| 腘绳肌 | ○ | ○ | ○ | ○ |
| 对侧竖脊肌 | ○ | ○ | ○ | ○ |
| 同侧竖脊肌 | ○ | ○ | ○ | ○ |

表 A1.2　髋关节伸展模式——右侧

| 右侧 | 第 1 | 第 2 | 第 3 | 第 4 |
|---|---|---|---|---|
| 臀大肌 | ○ | ○ | ○ | ○ |
| 腘绳肌 | ○ | ○ | ○ | ○ |
| 对侧竖脊肌 | ○ | ○ | ○ | ○ |
| 同侧竖脊肌 | ○ | ○ | ○ | ○ |

## 初步观察——患者站位

表 A1.3　观察评估——站立位

| 观察 | 左侧 | 右侧 |
|---|---|---|
| 骨盆嵴（后面观） | | |
| 髂后上棘（PSIS） | | |
| 大转子 | | |
| 腰椎 | | |
| 臀纹 | | |
| 腘窝皮纹 | | |
| 足 / 踝姿势 | | |
| 骨盆嵴（前面观） | | |
| 髂前上棘（ASIS） | | |
| 耻骨结节 | | |

# 骨盆功能障碍评估

表 A1.4　评估骨盆功能障碍的详细测试

| 测试 | 左侧 | 右侧 |
|---|---|---|
| Mens | | |
| 立位体前屈 | | |
| 后伸 | | |
| 坐位体前屈 | | |
| Stork 试验——上极 | | |
| Stork 试验——下极 | | |
| 髋关节伸展 | | |
| （躯干）侧屈 | | |
| 骨盆旋转 | | |

# 触诊评估

## 俯卧位

表 A1.5　触诊——俯卧位

| 触诊区域 | 左侧 | 右侧 |
|---|---|---|
| 臀纹 | | |
| 坐骨结节 | | |
| 骶结节韧带 | | |
| ILA 外侧下角 | | |
| PSIS 髂后上棘 | | |
| 骶骨沟——中立位 | | |
| 骶骨沟——伸展（Sphinx 试验） | | |
| 骶骨沟——屈曲 | | |
| L5 Spring 测试（阴性或阳性） | | |
| L5 姿势 | | |
| 髂嵴 | | |
| 大转子 | | |

## 仰卧位

表 A1.6　触诊——仰卧位

| 触诊区域 | 左侧 | 右侧 |
|---|---|---|
| ASIS 髂前上棘 | | |
| 髂嵴 | | |
| 耻骨结节 | | |
| 腹股沟韧带 | | |
| 内侧踝（腿的长度） | | |
| 仰卧位至长坐位试验 | | |
| 长坐位至仰卧位试验 | | |

# 髂骶关节功能障碍总结

表 A1.7　髂骶关节功能障碍——左侧

| 功能障碍 | 左侧 | 立位体前屈试验 | 内侧踝 | 髂前上棘 | 髂后上棘 | 骶骨沟 | 坐骨结节 | 骶结节韧带 |
|---|---|---|---|---|---|---|---|---|
| 旋前 | 左 | 左 | 左长 | 下部 | 上部 | 左浅层 | 上部 | 左部松弛 |
| 旋后 | 左 | 左 | 左短 | 上部 | 下部 | 左深层 | 下部 | 左部绷紧 |
| 外倾 | 左 | 左 | 无变化 | 左外侧 | 左中部 | 左窄部 | 无变化 | 无变化 |
| 内倾 | 左 | 左 | 无变化 | 左中部 | 左外侧 | 左深部 | 无变化 | 无变化 |
| 上移 | 左 | 左 | 左短 | 左上部 | 左上部 | 无变化 | 上部 | 左部松弛 |
| 下移 | 左 | 左 | 左长 | 左下部 | 左下部 | 无变化 | 下部 | 左部绷紧 |

表 A1.8　髂骶关节功能障碍——右侧

| 功能障碍 | 右侧 | 立位体前屈试验 | 内侧踝 | 髂前上棘 | 髂后上棘 | 骶骨沟 | 坐骨结节 | 骶结节韧带 |
|---|---|---|---|---|---|---|---|---|
| 旋前 | 右 | 右 | 右长 | 下部 | 上部 | 右浅层 | 上部 | 右部松弛 |
| 旋后 | 右 | 右 | 右短 | 上部 | 下部 | 右深层 | 下部 | 右部绷紧 |
| 外倾 | 右 | 右 | 无变化 | 右外侧 | 右中部 | 右窄部 | 无变化 | 无变化 |
| 内倾 | 右 | 右 | 无变化 | 右中部 | 右外侧 | 右深部 | 无变化 | 无变化 |
| 上移 | 右 | 右 | 右短 | 右上部 | 右上部 | 无变化 | 上部 | 右部松弛 |
| 下移 | 右 | 右 | 右长 | 右下部 | 右下部 | 无变化 | 下部 | 右部绷紧 |

表 A1.9  骶骨向前扭转（正常的生理运动）

|  | 左 – 左骶骨扭转<br>（向前 / 扭转） | 右 – 右骶骨扭转<br>（向前 / 扭转） |
|---|---|---|
| 骶骨沟深部 | 右 | 左 |
| 骶骨沟浅部 | 左 | 右 |
| 外侧下角前部 | 左 | 右 |
| L5 旋转 | 右—ERS(R) | 左—ERS(L) |
| 坐位体前屈试验 | 右 | 左 |
| 腰椎 Spring 试验 | 差 / 阴性 | 差 / 阴性 |
| Sphinx 试验 | 骶骨沟水平 | 骶骨沟水平 |
| 腰椎屈曲试验 | 右骶骨沟深部 | 左骶骨沟深部 |
| 腰椎前凸 | 增加 | 增加 |
| 内踝（腿的长度） | 左短 | 右短 |

表 A1.10  骶骨向后扭转（无生理运动）

|  | 左 – 右骶骨扭转<br>（向后 / 反向扭转） | 右 – 左骶骨扭转<br>（向后 / 反向扭转） |
|---|---|---|
| 骶骨沟深部 | 右 | 左 |
| 骶骨沟浅部 | 左 | 右 |
| 外侧下角前部 | 左 | 右 |
| L5 旋转 | 右——FRS(R) | 左——FRS(L) |
| 坐位体前屈试验 | 左 | 右 |
| 腰椎 Spring 试验 | 好 / 阳性 | 好 / 阳性 |
| Sphinx 试验 | 左骶骨沟浅部<br>（右骶骨沟加深部） | 右骶骨沟浅部<br>（左骶骨沟加深） |
| 腰椎屈曲试验 | 水平沟 | 水平沟 |
| 腰椎前凸 | 减少 | 减少 |
| 内踝（腿的长度） | 左短 | 右短 |

表 A1.11　骶骨的旋转和反向旋转

| | 双侧骶骨旋转<br>（向前） | 双侧骶骨反向旋转<br>（向后） |
|---|---|---|
| 立位体前屈试验 | 反面 | 反面 |
| 坐位体前屈试验 | 双边正面 | 双边正面 |
| Stork 试验 | 双边正面 | 双边正面 |
| 骶平面 | 左和右前部 | 左和右后部 |
| ILA 外侧下角 | 左和右后部 | 左和右前部 |
| 腰椎 Spring 试验 | 反面 | 正面 |
| 腰椎前凸 | 增加 | 减少 |
| 内踝（腿的长度） | 同等 | 同等 |

# 耻骨联合功能障碍总结

表 A1.12　耻骨联合功能障碍——左侧

| | 耻骨向上 | 耻骨向下 |
|---|---|---|
| 立位体前屈试验 | 左 | 左 |
| 耻骨结节 | 上部 | 下部 |
| 腹股沟韧带 | 触痛 | 触痛 |

表 A1.13　耻骨联合功能障碍——右侧

| | 耻骨向上 | 耻骨向下 |
|---|---|---|
| 立位体前屈试验 | 右 | 右 |
| 耻骨结节 | 上部 | 下部 |
| 腹股沟韧带 | 触痛 | 触痛 |

# 附录 2：外部核心稳定性练习表

下列运动可以用于临床物理治疗。每项后的空白区域用以记录患者的重复次数和组数。

| 训练项目 | 组数 | 重复次数 |
|---|---|---|
| 1. 推<br> | | |
| 2. 拉<br> | | |
| 3. 蹲——屈曲到伸展<br><br>阶段 1：负重<br> | | |

| 训练项目 | 组数 | 重复次数 |
|---|---|---|
| 阶段 2：负重无球<br> | | |
| 4. 旋转屈伸<br><br> | | |

| 训练项目 | 组数 | 重复次数 |
|---|---|---|
| 5. 单腿站立 | | |
| 侧方牵拉和后斜方牵拉 | | |
| 6. 旋转 | | |
| 向后旋转 | | |

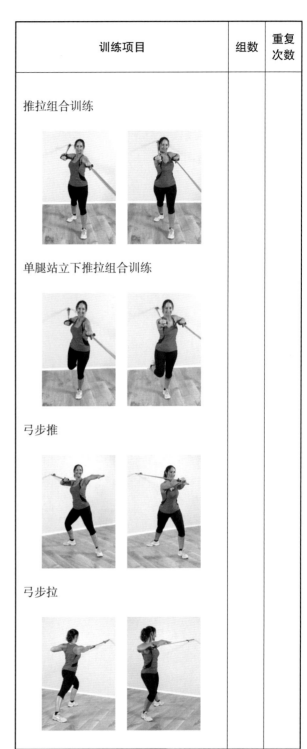

| 训练项目 | 组数 | 重复次数 |
|---|---|---|
| 推拉组合训练 | | |
| 单腿站立下推拉组合训练 | | |
| 弓步推 | | |
| 弓步拉 | | |

| 训练项目 | 组数 | 重复次数 |
|---|---|---|
| 不稳定站立上推 | | |
| 不稳定站立上拉 | | |
| 不稳定站立旋转拉伸训练 | | |
| 下蹲侧方拉伸（伐木） | | |

| 训练项目 | 组数 | 重复次数 |
|---|---|---|
| 起立侧方拉伸（反向伐木） | | |
| 起立侧方拉伸（单臂） | | |
| 斜拉——不稳定站立旋前 | | |
| 斜拉——单腿站立旋前 | | |

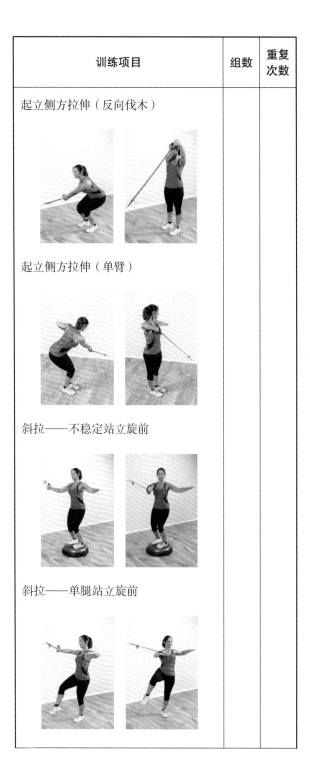

| 训练项目 | 组数 | 重复<br>次数 |
|---|---|---|
| 跪位旋前<br><br>跪位旋后<br> | | |

1. Abernethy, B., Hanrahan, S., Kippers, V., et al. 2004. *The Biophysical Foundations of Human Movement*, Champaign, IL: Human Kinetics.

2. Armour, P.C., and Scott, J.H. 1981. "Equalization of limb length," *J Bone Joint Surg* 63B, 587–592.

3. Basmajian, J.V., and De Luca, C.J. 1979. *Muscles Alive: Their Functions Revealed by Electromyography*, 5th edn, Baltimore, MD: Williams & Wilkins, 386–387.

4. Bullock–Saxton, J.E., Janda, V., and Bullock, M.I. 1994. "The influence of ankle sprain injury on muscle activation during hip extension," *Int J Sports Med* 15, 330–334.

5. Chaudhry, H., Schleip, R., Ji, Z., et al. 2008. "Three–dimensional mathematical model for deformation of human fasciae in manual therapy," *JAOA* 108(8), 379–390.

6. Chek, P. 1999. "The outer unit," C.H.E.K. Institute, Vista, CA.

7. Chek, P. 2009. *An Integrated Approach to Stretching*, Vista, CA: C.H.E.K. Institute.

8. Cohen, S.P. 2005. "Sacroiliac joint pain: A comprehensive review of anatomy, diagnosis, and treatment," *Anesth & Analg* 101, 1440–1453.

9. DonTigny, R.L. 2007. "A detailed and critical biomechanical analysis of the sacroiliac joints and relevant kinesiology: The implications for lumbopelvic function and dysfunction," in Vleeming et al. (2007), 265–278.

10. DeStefano, L. 2011. *Greenman's Principles of Manual Medicine*, 4th edn, Baltimore, MD: Lippincott Williams & Wilkins.

11. Egund, N., Olsson, T.H., Schmid, H., et al. 1978. "Movement of the sacroiliac joint demonstrated with roentgen stereophotogrammetry," *Acta Radiol Diagn* 19, 833–846.

12. Farfan, H.F. 1973. *Mechanical Disorders of the Back*, Philadelphia, PA: Lea and Febiger.

13. Fortin, J.D., and Falco, F.J.E. 1997. "The Fortin finger test: An indicator of sacroiliac pain," *Am J Orthop* 24(7), 477–480.

14. Fortin, J.D., Dwyer, A.P., West, S., and Pier, J. 1994. "Sacroiliac joint: Pain referral maps upon applying a new injection/arthrography technique. Part 1: Asymptomatic volunteers. Part 2: Clinical evaluation," *Spine* 19(13), 1475–1489.

15. Friel, K., McLean, N., Myers, C., and Caceras, M. 2006. "Ipsilateral hip abductor weakness after inversion ankle sprain," *J Athl Train* 41, 74–78.

16. Fryette, H.H. 1918. "Physiological movements of the spine," *J Am Osteopath Assoc* 18, 1–2.

17. Fryette, H. 1954. *Principles of Osteopathic Technic*, Indianapolis, IN: The Academy of Applied Osteopathy, 16.

18. Gibbons, J. 2011. *Muscle Energy Techniques: A Practical Guide for Physical Therapists*, Chichester, UK: Lotus Publishing.

19. Gibbons, J. 2014. *The Vital Glutes: Connecting the Gait Cycle to Pain and Dysfunction*, Chichester, UK/Berkeley, CA: Lotus Publishing/North Atlantic Books.

20. Gracovetsky, S. 1988. *The Spinal Engine*. New York: Springer–Verlag.

21. Grieve, G.P. 1983. "Treating backache—a topical comment," *Physiother* 69, 316.

22. Hall, T.E. 1955, in Wernham, S.G.J. (ed.), *Year Book 1956*. Maidstone, UK: The Osteopathic Institute of Applied Technique.

23. Hammer, W.I. 1999. *Functional Soft Tissue Examination and Treatment by Manual Methods: New Perspectives*, 2nd edn, Gaithersburg, MD: Aspen.

24. Inman, V.T., Ralston, H.J., and Todd, F. 1981. *Human Walking*, Baltimore, MD: Williams & Wilkins.

25. Janda, V. 1983. *Muscle Function Testing*, London: Butterworth–Heinemann.

26. Janda, V. 1987. "Muscles and motor control in low back pain: Assessment and management," in Twomey, L.T. (ed.), *Physical Therapy of the Low Back*, New York: Churchill Livingstone, 253–278.

27. Janda, V. 1992. "Treatment of chronic low back pain," *J Man Med* 6, 166–168.

28. Janda, V. 1996. "Evaluation of muscular imbalance," in Liebenson, C. (ed.), *Rehabilitation of the Spine: A Practitioner's Manual*, 1st edn, Baltimore, MD: Lippincott, Williams & Wilkins, 97–112.

29. Jordan, T.R. 2006. "Conceptual and treatment models in osteopathy. II. Sacroiliac mechanics revisited," *AAOJ*, 11–17.

30. Kampen, W.U., and Tillmann, B. 1998. "Age–related changes in the articular cartilage of human sacroiliac joint," *Anat Embryol* 198, 505–513.

31. Kapandji, I.A. 1974. *The Physiology of the Joints: III. The Trunk and Vertebral Column*, 2nd edn, Edinburgh: Churchill Livingstone/Elsevier.

32. Kendall, F.P., McCreary, E.K., Provance, P.G., et al. 2010. *Muscle Testing and Function with Posture and Pain*, 5th edn, Baltimore, MD: Lippincott, Williams & Wilkins.

33. Kiapour, A., Abdelgawad, A.A., Goel, V.K., et al. 2012. "Relationship between limb length discrepancy and load distribution across the sacroiliac joint—a finite element study," *J Orthop Res* 30, 1577–1580.

34. Klein, K.K. 1973. "Progression of pelvic tilt in adolescent boys from elementary through high school," *Arch Phys Med Rehabil* 54, 57–59.

35. Koushik physio 2011. "Fryette's Laws," *Truth about Fitness* (blog), November 19. http://koushikphysio.blogspot.co.uk/2011/11/fryettes–laws.html.

36. Lee, D.G. 2004. *The Pelvic Girdle: An Approach to the Examination and Treatment of the Lumbopelvic–Hip Region*, Edinburgh: Churchill Livingstone.

37. Lee, D.G., and Vleeming, A. 2007. "An integrated therapeutic approach to the treatment of the pelvic girdle," in Vleeming et al. (2007), pp. 621–638.

38. Lovett, R.W. 1903. "A contribution to the study of the mechanics of the spine," *Am J Anat* 2, 457–462.

39. Lovett, R.W. 1905. "The mechanism of the normal spine and its relation to scoliosis," *Boston Med Surg J* 13, 349–358.

40. Maitland, J. 2001. *Spinal Manipulation Made Simple: A Manual of Soft Tissue Techniques*, Berkeley, CA: North Atlantic Books.

41. Martin, C. 2002. *Functional Movement Development*, 2nd edn, London: W.B. Saunders Co.

42. Mens, J.M., Vleeming, A., Snijders, C.J., et al. 1997. "Active straight leg raising test: A clinical approach to the load transfer of the pelvic girdle," in Vleeming et al. (1997), 425–431.

43. Mens, J.M., Vleeming, A., Snijders, C.J., et al. 1999. "The active straight leg raising test and mobility of the pelvic joints," *Eur Spine J* 8, 468–473.

44. Mens, J.M., Vleeming, A, Snijders, C.J., et al. 2001. "Reliability and validity of the active straight leg raise test in posterior pelvic pain since pregnancy," *Spine (Phila Pa 1976)* 26, 1167–1171.

45. Mens, J.M., Vleeming, A, Snijders, C.J, et al. 2002. "Validity of the active straight leg raise test for measuring disease severity in patients with posterior pelvic pain after pregnancy," *Spine (Phila Pa 1976)* 27, 196–200.

46. Mitchell, B., McCrory, P., Brukner, P., et al. 2003. "Hip joint pathology: Clinical presentation and correlation between magnetic resonance arthrography, ultrasound, and arthroscopic findings in 25 consecutive cases," *Clin J Sport Med* 13, 152–156.

47. Mitchell, F.L., Sr. 1948. "The balanced pelvis and its relationship to reflexes," *Academy of Applied Osteopathy Year Book 1948*, 146–151.

48. Nelson, C.R. 1948, Calvin R. Nelson Papers, MS15, University Archives, UTHSC Libraries, The University of Texas Health Science

Center at San Antonio.

49. Ober, F.R. 1935a. "Back strain and sciatica," *JAMA* 104(18), 1580–1581.

50. Ober, F.R. 1935b. "The role of the iliotibial band and fascia lata as a factor in the causation of low–back disabilities and sciatica," *J Bone Joint Surg Am* 18(1), 105–110.

51. Osar, E. 2012. *Corrective Exercise Solutions to Common Hip and Shoulder Dysfunction*, Chichester, UK: Lotus Publishing.

52. Richardson, C., Jull, G., Hodges, P., and Hides, J. 1999. *Therapeutic Exercise for Spinal Segmental Stabilization in Low Back Pain: Scientific Basis and Clinical Approach*, Edinburgh: Churchill Livingstone.

53. Richardson, C.A., Snijders, C.J., Hides, J.A., et al. 2002. "The relationship between the transversely oriented abdominal muscles, sacroiliac joint mechanics and low back pain," *Spine* 27(4), 399–405.

54. Sahrman, S. 2002. *Diagnosis and Treatment of Movement Impairment Syndromes*, 1st edn, St. Louis, MO: Mosby Inc.

55. Schamberger, W. 2002. *The Malalignment Syndrome: Implications for Medicine and Sport*, Edinburgh: Churchill Livingstone, 127–128.

56. Schamberger, W. 2013. *The Malalignment Syndrome: Diagnosing and Treating a Common Cause of Acute and Chronic Pelvic, Leg and Back Pain*, Edinburgh: Churchill Livingstone, Elsevier.

57. Schmitz, R.J., Riemann, B.L., and Thompson, T. 2002. "Gluteus medius activity during isometric closed–chain hip rotation," *J Sport Rehabil* 11, 179–188.

58. Shadmehr, A., Jafarian, Z., Talebian, S., et al. 2012. "Changes in recruitment of pelvic stabilizer muscles in people with and without sacroiliac joint pain during the active straight–leg–raise test," *J Back Musculoskelet Rehabil* 25, 27–32.

59. Sherrington, C.S. 1907. "On reciprocal innervation of antagonistic muscles," *Proc R Soc Lond [Biol]* 79B, 337.

60. Slipman, C.W., Jackson, H.B., Lipetz, J.S., et al. 2000. "Sacroiliac joint pain referral zones," *Arch Phys Med Rehab* 81(3), 334–338.

61. Snijders, C.J., Vleeming, A., and Stoeckart, R. 1993a. "Transfer of lumbosacral load to the iliac bones and legs. Part 1. Biomechanics of self–bracing of the sacroiliac joints and its significance for treatment and exercise," *Clin Biomech* 8(6), 285–295.

62. Snijders, C.J., Vleeming, A., and Stoeckart, R. 1993b. "Transfer of lumbosacral load to the iliac bones and legs. Part 2. The loading of the sacroiliac joints when lifting in a stooped posture," *Clin Biomech* 8(6), 295–301.

63. Stoddard, A. 1962. *Manual of Osteopathic Technique*, 2nd edn, London: Hutchinson.

64. Sturesson, B., Selvik, G., and Uden, A. 1989. "Movements of the sacroiliac joints: A roentgen stereophotogrammetric analysis," *Spine* 14(2), 162–165.

65. Sturesson, B., Uden, A., and Vleeming, A. 2000a. "A radiostereometric analysis of the movements of the sacroiliac joint in the reciprocal straddle position," *Spine* 25(2), 214–217.

66. Sturesson, B., Uden, A., and Vleeming, A. 2000b. "A radiostereometric analysis of the movements of the sacroiliac during the standing hip flexion test," *Spine* 25(3), 364–368.

67. Thomas, C.L. 1997. *Taber's Cyclopaedic Medical Dictionary*, 18th edn, Philadelphia, PA: F.A. Davis.

68. Tenney, H.R., Boyle, K.L., and DeBord, A. 2013. "Influence of hamstring and abdominal muscle activation on a positive Ober's test in people with lumbopelvic pain," *Physiother Can* 65(1), 4–11.

69. Umphred, D.A., Byl, N., Lazaro, R.T., and Roller, M. 2001. "Interventions for neurological disabilities," in Umphred, D.A. (ed.), *Neurological Rehabilitation*, 4th edn, St. Louis, MO: Mosby Inc., 56–134.

70. Vleeming, A., Stoeckart, R., and Snijders, D.J. 1989a. "The sacrotuberous ligament: A conceptual approach to its dynamic role in stabilizing the sacroiliac joint," *Clin Biomech* 4, 200–203.

71. Vleeming, A., Van Wingerden, J.P., Snijders, C.J., et al. 1989b. "Load application to the sacrotuberous ligament: Influences on sacroiliac joint mechanics," *Clin Biomech* 4, 204–209.

72. Vleeming, A., Stoeckart, R., Volkers, A.C.W., et al. 1990a. "Relation between form and function in the sacroiliac joint. Part 1: Clinical anatomical aspects," *Spine* 15(2), 130–132.

73. Vleeming, A., Volkers, A.C.W., Snijders, C.J., and Stoeckart, R. 1990b. "Relation between form and function in the sacroiliac joint. Part 2: Biomechanical aspects," *Spine* 15(2), 133–136.

74. Vleeming, A., Snijders, C.J., Stoeckart, R., et al. 1995. "A new light on low back pain," *Proc 2nd Interdisc World Congr Low Back Pain*, San Diego, CA.

75. Vleeming, A., Mooney, V., Dorman, T., et al. (eds) 1997. *Movement, Stability and Lower Back Pain: The Essential Role of the Pelvis*, Edinburgh: Churchill Livingstone, 425–431.

76. Vleeming, A., and Stoeckart, R. 2007. "The role of the pelvic girdle in coupling the spine and the legs: A clinical–anatomical perspective on pelvic stability," in Vleeming et al. (2007), 113–137.

77. Vleeming, A., Mooney, V., and Stoeckart, R. (eds) 2007. *Movement, Stability and Lumbopelvic Pain: Integration of Research and Therapy*, Edinburgh: Churchill Livingstone.

78. Vrahas, M., Hern, T.C., Diangelo, D., et al. 1995. "Ligamentous contributions to pelvic stability," *Orthoped* 18, 271–274.

79. Willard, F.H., Vleeming, A., Schuenke, M.D., et al. 2012. "The thoracolumbar fascia: Anatomy, function and clinical considerations," *J Anat* 221(6), 507–36.

80. Williams, P.L., and Warwick, R. (eds) 1980. *Gray's Anatomy*, 36th British edn, Edinburgh: Churchill Livingstone, 473–477.

# 索引